掌握健康的金钥匙

景国辉◎著

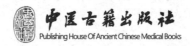

中医古籍出版社

Publishing House Of Ancient Chinese Medical Books

图书在版编目（CIP）数据

掌握健康的金钥匙 / 景国辉著 .—北京：
中医古籍出版社 , 2017.10
ISBN 978-7-5152-1543-3

Ⅰ . ①掌… Ⅱ . ①景… Ⅲ . ①中医学－保健－基本知识
Ⅳ . ① R212

中国版本图书馆 CIP 数据核字 (2017) 第 215169 号

掌握健康的金钥匙

作　　者	景国辉
责任编辑	梅　剑
出版发行	中医古籍出版社
社　　址	北京市东直门内南小街 16 号（100700）
编辑信箱	407274412@qq.com
购书热线	010-84023423（兼传真）　13521660464
经　　销	新华书店
印　　刷	北京文昌阁彩色印刷有限责任公司
开　　本	710mm×1000mm　1/16
印　　张	18.75
字　　数	325 千字
版　　次	2017 年 10 月第 1 版　2017 年 10 月第 1 次印刷
书　　号	ISBN 978-7-5152-1543-3
定　　价	48.00 元

P 前 言
PREFACE

中医学在长期的发展过程中形成了较为完善的预防学思想和有效的防治原则，早在《黄帝内经》中就提出了"上工治未病""不治已病治未病"的理念，喻示人们从生命的开始就要注意养生，在健康或亚健康的状态下，预先采取养生保健措施，才能做到保健防衰和防病于未然。

"治未病"是中医药奉献给人类最先进、最超前的思维之一，其实质是"人人享有健康"。发挥中医学的特色和优势，以"治未病"为核心，有效地提高人类的健康水平，促进和谐社会的建设，这种居安思危、防微杜渐的哲学思想是中国文化的精华。

养生文化和养生学与社会医学、心理医学、预防医学、行为科学，甚至是天文地理等等都有很大的关系。"上知天文，下知地理，中知人事，可以长久"，能否健康长寿，不仅在于是否懂得养生之道，而更为重要的是能否把养生之道贯彻应用到日常生活中去。

中医养生理论，特别强调人与自然环境、社会环境的协调，讲究体内气化升降，以及心理与生理的协调一致。人既是自然界的人，又是社会的人。影响健康和疾病的因素，既有生物因素，又有社会和心理的因素，这是自古以来人们已经感觉到的客观事实。在人体正常的生理状态下，保持阴阳相对平衡。如果出现一方偏衰，或一方偏亢，就会使人体正常的生理功能紊乱，从而出现病理状态。人体养生

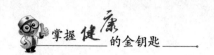
离不开协调平衡阴阳的宗旨。

养生要注重五个方面的平衡，分别是人与自然的平衡、人与社会的平衡、人体阴阳的平衡、人体脏腑的平衡、气血经络的平衡。而在这其中，对于当今社会，人们尤其要注意人与社会的平衡，健康的生活习惯和心态是最为重要的。

常观天下之人，凡温和者寿，质之慈良者寿，量之宽宏者寿，言之间默者寿。盖四者，仁之端也，故曰"仁者寿"。总结起来，就是温和、善良、宽宏、幽默。其实，掌握了温和、善良、宽宏、幽默，也就是掌握了健康的金钥匙。

C目录
ONTENTS

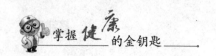

第一章　身体周身大保健

第一节　中医教您祛眼袋黑眼圈，立马年轻十多岁

自古有云：爱美之心人皆有之。每个人都有爱美的想法，这想法中数女性朋友最多。尤其是门面上的美丽，有一点不好就会严重影响到女性朋友的情绪。如果出现了黑眼圈和眼袋那是最要命的，因为不仅严重影响美丽，而且能影响到年龄。有了眼袋和黑眼圈后，足足可以让人老十多岁，所以有的女性总是很苦恼自己的眼袋，想尽方法祛除。

从发生原因上来看，眼袋可分为先天性和获得性两大类。前者多是由眼眶周围的纤维结缔组织强度和弹性不足造成的，这种类型的眼袋除非进行手术矫正，采用保守疗法是无济于事的。而绝大多数人的眼袋属于获得性，这与不恰当的按摩、爱流眼泪、常画眼线、惯于熬夜等因素有关，于是就导致眼睑部位的皮肤松弛、萎缩，眼下的结缔组织发生水肿，"水泡眼"就这样"诞生"了。

而中医认为，造成眼袋的原因有很多，脏腑功能失调是眼袋形成的根本原因。出现眼袋有五个原因：脾胃减弱：脾胃功能减弱，会导致体内水湿内停，致使下眼睑松弛，形成眼袋。肝功损伤：肝是排毒和造血系统之一。肝开窍于目，肝的问题全表现在双眼处，若肝无法排清毒素，就会形成眼袋。肾气亏虚：肾虚会发生体液代谢障碍，日久会导致气血不畅，出现眼袋。代谢紊乱：从经络学来看，下眼睑走胃经，眼袋的位置是胃经的承泣穴和四白穴所在。体液代谢功能出现衰退，承泣穴和四白穴阻塞会造成眼袋。血液循环不畅：眼部周围的血液循环容易因过劳而变得瘀滞，血管由于淤塞而回流不畅，造成淋巴代谢减缓，使多余的水分及血液积聚在眼睛下方，继而形成眼袋。

在这五种原因中，眼袋的形成与脾的功能有最直接的关系，也是最常见的原

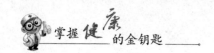

因。脾胃主运化水谷，脾胃功能直接影响到肌肉功能和体内脂肪的代谢，脾胃功能减弱，水湿运化不畅，皮肤和肌肉缺乏营养，松弛无弹性，久之则出现眼睑下垂，形成眼袋，因而提高脾胃功能可以辅助消除眼袋。除了多休息多睡觉，并且睡觉前不要大量喝水外，每天都能保证有充足的睡眠，因为脾虚的问题还可以服用一下具有健脾益气、渗湿之泻功能的参苓白术散，它可以从根本上消除眼袋产生的土壤。

方中的党参、白茯苓、白术、甘草是为君药，可补脾胃之气。再配合白扁豆、薏苡仁和山药的健脾渗湿功用，可使体内多余的水气尽快排出。而缩砂仁的辛温芳香，能促进精微的运化，彻底断绝水肿生成的可能，不仅能有效去除眼袋，还能消退皮肤的湿气，从而减少红肿、瘙痒等过敏症状发生的概率。按摩足阳明胃经通路上的足三里穴也有很好的效果。足三里位于膝盖的下方3厘米，在一块凸起骨头下方的凹陷处，用拇指按之可产生酸胀的感觉。经常按摩此穴，也能起到很好的补益作用，不妨一试。

黑眼圈是怎么形成的呢？一般来说，黑眼圈是由于熬夜、失眠等情况造成的，但是中医认为，黑眼圈的出现还与身体内部器官有关联，肾虚、脾脏与肝脏的功能失调都会引起黑眼圈，这种情况引起的黑眼圈还伴随着身体各个部位的不适。例如肾虚引起黑眼圈的同时还会让人感受到腰酸腿软、失眠多梦，男性会出现遗精、早泄的情况，而女性则会伴随着月经不调。

肝肾阴虚导致的黑眼圈可以通过滋阴补肾、清降虚火来去除黑眼圈。取艾叶一小把，煮水后泡脚或用纯艾叶做成的清艾条取1/4，撕碎后放入泡脚桶里，用滚开的水冲泡一会儿，等艾叶泡开后再兑入一些温水泡脚，泡到全身微微出汗。一般连泡数次，约2～3天后即可有效。同时要多喝温开水，不吃寒凉的食物，注意休息。坚持一段时间后，由体内虚火引起的黑眼圈就会明显好转。需要注意的是，用艾叶水泡脚时，必须停吃寒凉的食物。还可在用艾叶水泡脚的同时，喝一杯生姜红枣水。

想要效果更快，还可以用艾条或艾绒，灸肝俞、膈俞、三阴交穴，这三个穴位都是滋补肝肾的穴位。艾灸这些穴位可以活络经血、平衡阴阳，能达到美容的效果。每天在这三处按摩、艾灸各5分钟即可，10天为一个疗程，中午11时灸效果最佳。

也可以通过按摩调理黑眼圈，按摩前先把手指头搓热，用除了大拇指以外的4个手指头按压眼睑，从内往外按压，再用中指按摩太阳穴，来回做好3个回合。按摩眼部可以促进眼部的血液循环，从而达到消除黑眼圈的效果。还可以用土豆片敷眼：土豆刮皮（不要用发芽的土豆）、清洗后，切成2厘米的厚片，将土豆片敷在眼上约5分钟，再用清水洗净面部。此外，日常生活中要保证充足的睡眠，多吃鱼、瘦肉、蛋类、豆制品、花生米、核桃、水果、蔬菜等。

掌握健康小贴士

眼球突出：眼球突出可能是甲状腺疾病。

眼睑下垂：眼睑下垂可能是面神经瘫痪或脑卒中。

结膜变黄：肝脏疾病，包括肝炎和肝硬化，眼白就会出现黄色，主要是由胆红素引起。

白色光圈环：眼睛出现白色光圈环可能是高胆固醇信号。

眼睑苍白：眼睑内颜色浅（苍白）可能是贫血。

瞳孔大小不等：可能患有中风、大脑或视神经肿瘤、脑动脉瘤，或多发性硬化症。

眼底发红：这可能是患高血压的信号。

第二节　搓搓脸梳梳头，年轻看得见

说到美容养颜想必广大女性朋友们都有很多自己的心得体会，这个话题从古到今都一直是一个热门的话题。从现在来看，古代医书上记载了许许多多的关于美容养颜的各种各样的方法，有口服有外用也有口服加外用并用的。因为大家都是希望自己能够永葆青春没有皱纹，今天就介绍一种最简单最有效的方法，不用花费一分钱就可以达到意想不到的好功效，那就是搓脸。

面神经很丰富，才得以使人表现出喜、怒、忧、思、悲、恐、惊的情感。然而，这支来自于脑干的神经不仅较细，而且必须穿过几支动脉间隙及颞骨的一条小管道才能到达面部。这种结构上的特点决定了面神经的脆弱性，易受外界因素的影响而发生神经炎，出现口角歪斜，下睑外翻，甚至进食时漏汤漏饭。因此面神经必须细心呵护，除增强体质，不让风寒乘虚侵袭外，经常搓脸是一项很有效的保养措施。因为搓脸使面部血液循环加快，表情肌和面神经都得到了活动和滋养。与此同时，眼周的血液循环也会加快，不仅缓解视力疲劳，也会使视神经的活力增强，而

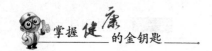
减缓眼睛的退行性病变。

经常搓脸可以促进脸部血液循环，同时脸上有些穴位对身体也有好处，同时打通毛孔，使得毛孔内的东西正常排出，不会出现痘痘、粉刺、黑头等，使得皮肤弹性变好。搓脸，不仅面部舒服，而且眼睛也明亮些，有一种神清气爽的惬意。搓脸对过冬很有益处，不但能舒展面神经和表情肌，更重要的是可防治面神经炎、视力减退和鼻炎，并预防感冒。因为脸的正面有足阳明胃经通过，所以经常搓有助于保持经络畅通，胃经畅通则消化能力更好，与脾的合作更好，有助于食物的吸收和转化为营养。

搓脸的方法是：先将两手搓热（两手互相搓），然后用两手掌在面部上上下下揉搓，搓脸时宜稍重些直到脸上发热为止。速度以每秒一次为宜，每日早、午、晚各一次，每次三至五分钟。搓脸时手掌和脸部皮肤互相摩擦，血管遇热扩张变粗，血液循环加快，新陈代谢旺盛。由于供给面部皮肤的营养增多，皮肤逐渐变得红润、光滑、丰满、皱纹减少，显得年轻。

经常搓脸，可以加快面部肌肤的血液循环，这样就能够起到很好的美容养颜作用了，而且这种方法，又不需要我们购买什么样的护肤保健品，比较经济实惠，所以要是有时间的话，我们都可以利用这样的方法，帮助自己护肤养颜。

脸上没有皱纹，皮肤白嫩、有光泽是显年轻的重要标志，然后却因为年龄增大或者其他原因导致掉发或者白发，那么形象就会大打折扣。所以，年轻美貌同样离不开一头乌黑靓丽的秀发。怎样才能得到一头乌黑头发呢？其实很简单，那就是常梳头。

从古到今人们都十分重视梳头，孙思邈善养生，坚持"发宜常梳"，年过一百依然身强体壮，精神硬朗；慈禧太后每天起床第一件事，就是让太监为她梳头按摩，据说花甲之年，秀发仍浓黑稠密。《养生论》中有"春三月，每朝梳头一二百下"之说。《黄帝内经》也有"一日三篦，发须稠密"之名言。在《养生方》中说到梳头，还浓墨重彩地描述了"发不落而生"和"头不白"的神奇效果。

为什么梳头会有这样好的效果呢？人体经络遍布全身上下，脏气的输养全靠循环功能起传导作用。头顶正中央的"百会穴"就是结合各经络的穴位。中医认为，不通则痛，通则不痛。"头为身主宰，诸阳所会，百脉相通；发为血之余、肾之华。"人体十二经脉和奇经八脉都汇聚于头部，有近50个穴位，梳头对这些穴位能起到按摩作用，可使头部经络气血通畅，加强头皮经络系统与全身各脏器间的沟通，清心醒目，开窍宁神。梳头时梳齿与头发间频繁接触摩擦，可产生静电感应，对头皮末梢神经是一种良性刺激，有利于中枢神经的调节，使老年人记忆力增强，延缓大脑衰老，改善头皮及颅内营养，对顽固性失眠症以及颈部酸痛有一定作用。

现代人头发早白、脱发现象日趋严重，不妨试试梳头的方法。梳头时最好在早晨，配合阳气升发的时候梳是最好的。可以用木梳也可以用牛角梳或者玉梳，顺经络走向从前额正中开始，以均匀的力量向头顶、枕部、颈项顺序梳理，逐渐加快速度，动作缓慢而柔和，然后再梳理左右两侧至头顶。梳理头发既能清理头发灰尘、污垢、皮脂腺和汗腺分泌物，还能改善头部皮肤的新陈代谢和皮脂腺分泌，实在是妙不可言的健身之法。

掌握健康小贴士

在搓脸的时候要注意干性皮肤的人在搓脸时手法不要太重，速度也不要过快，以免搓伤皮肤。脸部患有皮肤病如疖肿、顽癣、白癜风的人不要搓脸，以免使病变扩散。在梳头的时候要注意手法要轻要慢，不要过猛过快，以免伤到头皮。

第三节　除口臭防耳鸣，小方法就可以

在交往中尤其是在和人聊天谈话的时候，一口清新无味的口气会给自己的形象和谈吐增分。有口臭的患者多不能自觉口臭的存在，周围的人却能感觉到强劲的臭味，可谓未见其人，先闻其味，给本人形象带来不少损伤。

中医上讲口臭是由于胃火炽盛、湿热内蕴、食积不化、肠腑不通等因素所致，在治疗的时候也要对应病因去治疗，这样才能见到一个很好的效果。

胃火炽盛型：好发于火热体质的人。口气类似污水臭味，口渴喜冷饮，或伴有口舌生疮，或牙龈肿痛、出血等。多是由于火热之邪犯胃，胃火上蒸于口。饮食调理可选择苦菜、绿豆芽、青笋、西瓜、西红柿、梨、黄瓜、菠菜、荸荠、芹菜、茵陈嫩苗等。

食积不化型：好发于饮食不节、暴饮暴食的人。口气为酸臭味，伴有脘腹胀痛，不思饮食，嗳气吞酸等。多是由于暴饮暴食伤胃，素食停滞胃肠所致。饮食调理可选择山楂、麦芽、大麦茶、香蕉、无花果、菠萝、佛手、陈皮、小茴香、鸡胗

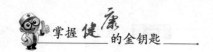

等消食导滞之品。

湿热内蕴型：好发于湿热体质的人。口臭日久，口气为腐臭味，口中黏腻感，伴头晕乏力，偶有泛恶，纳差，大便黏滞等。多是由于嗜好烟酒，或偏食肥甘厚味，湿热内蕴，脾失健运，胃失和降，清气不升，浊气上逆而致口臭。饮食调理可选择薏苡仁、白扁豆、红豆、冬瓜、黄瓜、芹菜、苦瓜、山药、白茯苓、金针菜等清热利湿之品。

虚热内扰型：好发于阴虚体质、劳损体质的人。病程较长，口气略带腥臭，伴口燥咽干，可伴有饥不欲食，大便干、怕热、烦躁等。多是由于久思伤脾，胃阴耗上，虚火上炎而致。饮食调理可选择百合、鸭肉、海蜇、泥鳅、藕、枸杞、广柑、山竹、猕猴桃、西洋参等滋阴清热之品。

另外，中医也认为与三焦积热、湿浊上侵有关。可以适当按揉后溪穴，不但能起到疏通三焦、清泻火热、化浊利湿的功效，还能尽快除口臭，是一种消除口臭的简便良方。后溪穴位于小指根部尺侧，第五指关节后方掌横纹尽头赤白交际处。按摩时微握掌，以另一只手拇指掐揉5分钟，换掌，按摩另一侧。早晚各一次。也可以经常吃一些小米、绿茶、柠檬、香芹、酸奶、新鲜蔬菜水果、槟榔等，这些都可以去除口臭。

耳鸣是听觉功能紊乱而产生的一种临床症状，患者自觉耳内有声，鸣响不断，时发时止，重者可妨碍听觉。除尽可能远离引起耳鸣的一切诱因，例如噪声、不良生活习惯、不良嗜好等，平日里也可以做一些护耳的保健操。

按捏耳郭：用食指和大拇指先从上至下按捏耳郭，然后从下至上按捏，反复按捏至双耳有发热感，一般一次1~2分钟；掩耳鸣鼓：两掌搓热，用两掌心分别掩住左右耳，手指托住后脑部，食指压在中指上，使食指从中指上滑下，以此弹击后颈发际处，可听到咚咚之声，如击天鼓，共击50次；掌心震耳：两手掌搓热，用搓热的两手掌心捂住两耳，手掌与耳朵完全封闭，然后两掌突然松开，听到叭的一声，起到震耳的作用，共50次；按揉穴位：用两手拇指端分别按揉两侧听宫穴（位于面部，耳屏间切迹前方下颌骨髁状突的后缘，张口有凹陷处）、翳风穴（位于两耳垂后，乳突与下颌骨之间的凹陷处），力度以感觉酸胀为佳。按揉时注意张开嘴，每穴1分钟；

除了做耳保健操外，还可以经常吃一些核桃，每天晨起吃5个核桃对由于肾虚导致的耳鸣有益。也可以买一只乌鸡加粳米来煮熬粥喝，或者可以柿饼、红枣各30克，山萸肉10克，面粉100克，制作成饼。每日两次，早晚服用。这个适合脾虚导致的耳鸣。如果是因为心脾两虚导致的耳鸣可以将莲子研为碎末，每次取莲子粉15克，加入糯米30克，煎煮服用；或新鲜莲子，放入粥中服用。

掌握健康小贴士

有口臭的人一定要注意保持口腔清洁，每天刷牙漱口是必要措施。不仅如此，口臭还是全身代谢失调的反应，消除口臭还要求生活要有规律，不能经常熬夜，学会放松心情，戒烟限酒。在做耳保健操的时候要注意力道、速度适中，以自己能承受为主。做完后有微热的感觉为佳。

第四节　脸色不同，养生方法大不同

常听人家说："你脸色看起来不好喔！"到底"脸色"代表着什么意义呢？其实严格地说，应该说"气色"才是，中医深谙此理，认为人的身体状况会形于色，"扁鹊见蔡桓公"，一见即知其病将入膏肓，面部气色可望表里。所以，脸色不同养生方法也不相同。

一般健康人的脸色应该黄中带红、明润含蓄，这代表着气血平和、精气充足、容光焕发，但也会因年龄、体质、遗传、职业、日晒程度等因素又有所差别。如果皮肤的颜色与其平时的肤色有较大的改变，排除了正常外来影响的因素外，就要考虑疾病或亚健康的可能性。

1. 脸色潮红

脸色红润常被人认为是身体健康的表现，但长期面色潮红，就不一定是好事了。因为心脏如果无法正常运作，也会造成内热分布不均而使得脸色容易潮红，患有狭心症、心肌梗死的人，或是有这些疾病潜在病因的人，多半拥有一张红扑扑的脸蛋。所以，长期面色发红的人，需要特别注意心脏方面的健康状况。如果面部红色浅淡，红色时间不持续，部位局限于颧部，且伴有手足心热、心烦失眠、盗汗等表现，则多为肾阴不足，阴虚内热，可以服用一些滋阴去火的食物，比如百合、枸杞、西洋参、石斛、银耳、雪梨、蜂蜜、鸭肉、牛奶、山药等，或六味地黄丸、知柏地黄丸等中成药。另外，面部潮红多由饮酒引起。除面部外，还可延至颈部、躯干和四肢，有时伴有风团和瘙痒，影响工作和休息，这是酒精引起的刺激和过敏现

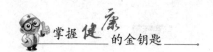
象，有这种反应的人要少饮酒或戒酒。可用醋、荸荠汤或罗汉果冲剂解酒，必要时可服用B族维生素、维生素C或扑尔敏等药物。

2. 赤红脸色

赤红可能是由于血液循环不好，特别是末梢部位血流不畅，蛋白质未充分消化就被吸收所致。为使蛋白质充分消化吸收，要多食用一些含B族维生素和维生素C的食物，多晒太阳。经常沐浴按摩，可加快血液循环，减少皮肤赤红的现象。根据五行对应之说，红色对应心，面色红多与心有关。心主血脉，心气能推动血液的运行，面部是血脉最为丰富的部位，所以心脏的盛衰都可以从脸色中看出来，可以多吃红色、苦味的食物，如胡萝卜、草莓、红豆、西红柿、苦瓜、西瓜等。

3. 苍白脸色

白色是肺经的本色，肺是专门负责气及血液运行的器官，因此白色是气、血的病候（也就是表现出来的颜色）。脸色苍白所代表的是肺运行到脸部的气血缺乏，脸色淡而苍白，再加上四肢冰冷、倦怠、语声低弱、头晕、容易感冒，就是一种气血不足的表现。常见于虚证、寒证、突然大出血、贫血、气喘、容易感冒的人，但是如果脸色虽然泛白但色润泽，也是健康无病的色泽。

4.青脸色

面色青是经脉阻滞，气血不通之象。寒气流于血脉，导致气滞血瘀，面色会发青，经脉气血不通，不通则身体会发痛，也会见青色；还有一种是肝不好，肝病导致血不养筋，也会导致面色青。青色与肝相对应，面色青多与肝有关。肝主藏血、疏泄，能调节血液流量和全身气机。肝好则气血平和，面部血液运行充足，面色红润有光泽，可以多吃黄绿色、酸味的食物，如菠菜、油菜、芹菜、橄榄、橘子等。肝脏的恢复、血液的净化都是在睡眠中进行的，所以养肝就要在23点之前入睡。生气或情绪紧张激动都会伤肝，尽量保持心态的平和安宁。

5. 橙黄脸色

由饮食引起的肤色橙黄多发于手掌、脚掌，是叶红质引起的。含叶红质较多的食物有柑橘、胡萝卜、番茄、黄花菜等，蛋黄及牛油中也含有少量叶红质。如果短期内食入过多高含量叶红质的食物，会使血液中叶红质含量骤增，并大量积存在皮肤内，致使手掌、足掌和面部出现橙黄色。停吃含叶红质的食物，多喝开水，促进叶红质的排泄，一段时间后，橙黄色即可消退。另外，还有一种原因是由于细胞损害或胆道阻塞，使血液中胆红素浓度超过正常范围而造成的，医学上称之为"黄疸"，主要见于急性黄疸型肝炎、胆结石、急性胆囊炎、肝硬化、肝癌、胰头癌等患者。此外，钩虫病患者由于长期慢性失血，也会出现脸色枯黄的症状。

6. 黑脸色

面色黑分为正常和异常的黑色，如晒黑或天生肤色黑，属于正常黑色；若本来无现在有的黑色，或一块黑色独显与脸上，多为异色。面黑干焦耳齿槁，多数是肾精久耗；面色黑而黯淡，属于阳气不振；面色黑而目白，是肾气内伤；吐泻之后的面黑气喘，是脱阳的症状。黑色对应肾，面色发黑多与肾有关。肾主藏精，肾精充盈、肾气旺盛，五脏功能才能正常运行，可以多吃黑色、咸味或腻滑的食物，如黑豆、黑木耳、黑芝麻、紫菜、海参等。腰腿部的衰弱表示肾功能衰弱，平时要多散步以锻炼下半身，避免长时间站立和久坐，让腰腿血液保持流畅。过冷是肾脏的大敌，冬季一定要好好保暖。冬天穿上厚衣服比待在有暖气的房间更好。

掌握健康小贴士

中医认为，五官与身体的五脏健康息息相关，五官气色之好坏透露出人体健康的蛛丝马迹。因此，只要善于每天早晨在照镜子时好好观察脸上一些变化，再综合自觉症状等，五脏六腑的健康状况就能大致掌握。

第五节 看看舌头知病态

中医里有望闻问切四大问诊方式，而看舌苔就是其中的一个很重要的辨别疾病的方式。舌苔是舌体上面所散布的一层苔垢。中医认为舌苔的形成是胃气上蒸而成的，所以胃气的盛衰，可以从舌苔上反映出来。正常人的舌苔为薄白而湿润，干湿适中，不滑不燥。由于病人的胃气有强弱，及机体的寒热，故可形成各种不同的病理舌苔。

1. **白苔** 一般表示为表证、寒证。舌苔薄白而润为正常人的舌苔，同时，苔薄白亦是表示病在体表而未入里。舌苔薄白而过于润滑，多见于表寒证。苔薄白而干燥，为

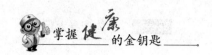

表热证或感受燥邪。舌苔白厚而干燥，代表湿浊化热伤津。舌苔布满白苔，摸之不干燥，称为"粉白苔"，表示得瘟疫病。苔白且干燥，称为"糙裂苔"，多见于温热病。舌淡苔白而滑润，代表寒证或寒湿证。舌苔白滑而黏腻，见于体内有痰湿或湿困于脾。舌苔白滑而腐，为胃腑蕴热。如果苔白如雪花片而质干枯者，称为"雪花苔"，表示脾冷。舌及满口生衣，出现霉苔或生糜烂点，为胃气衰败，脏气将绝之危候。

2. **黄苔** 黄苔主里热证。苔薄黄厚而干燥，则里热盛，津液受损。苔黄干燥生刺，舌有裂纹，为里热极盛，津液大伤，脏腑大热。舌苔黄厚而腻，多为痰热、食积或湿热内蕴。舌苔黄滑而润，为阳虚表现。

3. **灰苔** 为浅黑色，主里证。灰苔既主寒，也主热。苔灰薄而润滑，多为寒湿内阻，或痰饮内停。苔灰而干燥，为热病或阴虚火旺。

4. **黑苔** 黑苔大多由黄苔或灰苔转化而成，多属里证，主热极又主寒盛。表明了病情极其严重。苔黑而干燥少津，甚则舌生芒刺，为热盛津亏。舌尖苔黑而干燥，为心火盛。苔黑而润滑，为阳虚阴寒极盛。

5. **淡白舌** 舌色浅于淡红，多为气血亏虚，阳气不足之象。淡白而舌体瘦多为气血不足，淡白而舌体胖嫩多为阳气亏虚。

6. **红舌** 舌色深于正常人，多主热证。热盛气血上壅，故现红色。有虚实之分，既可见于实热证，又可见于虚热证。舌色鲜红，伴有苔黄为实热证，舌色鲜红，苔少或无苔为虚热证。舌红在不同部位可为不同脏腑的热证，如舌尖赤为心火上炎，舌边赤为肝胆有热，舌中心干红为胃阴亏。

7. **绛舌** 舌色深红为绛舌，多主热盛阴虚。外感热病中见绛舌，多为热入营血的标志，常见于热性病。内伤杂病中见绛舌，多属阴虚火旺。若舌尖独绛，多为心火上炎之证；舌绛而光亮无苔如镜面，为胃阴已亡。

8. **紫舌** 主病有寒热之分。舌呈淡紫色，主寒证；舌呈青紫色而有斑点，主瘀血证；舌呈绛紫色，主热证。

9. **青舌** 又名水牛舌，主寒证和瘀血证。

掌握健康小贴士

新生儿的舌质红色无苔和婴儿期的乳白色苔都属于正常现象，父母们不要将成人舌苔标准对号入座检查宝宝。此外，当宝宝正处在生病服药期间，如果舌苔变黄变厚，都不属于病苔，而仅仅可能是药物所致，很快就会消退。一般来讲，这类"染色"上去的苔色泽鲜艳且浮浅，而病苔则不易退去，家长可以从这一点进行区别，以免虚惊一场。

第六节　嘴唇干燥不要急，山药蜂蜜来解决

每到春冬季节，气候相对干燥，风也较大，人的嘴唇很容易脱皮、皲裂，这个时候很多人都习惯性地伸舌头去舔舐，这种做法是错误的，会越舔舐越干。该怎么办呢？首先应该多吃水果、青菜，多喝水，充分补充维生素和水分，还可以试试用山药和蜂蜜来解决。

山药其性平和，益气养阴，为补脾之上品。中医理论认为，脾开窍于口，其华在唇，意思是脾主肌肉，唇为肌肉组织，口唇的色泽与脾的运化有密切联系。因此，健脾是防止嘴唇干裂的关键。常吃山药对预防嘴唇干大有好处，中医认为山药能益肾气，健脾胃，止泄痢，化痰涎，能补五劳七伤，镇心神，安灵魂，补心气等。现代药理研究也证实，山药具有营养滋补、增强机体免疫力、镇咳祛痰平喘等功效。山药既可切片煎汁当茶饮，又可切细煮粥喝，对虚性咳嗽及肺痨发热患者都有很好的治疗效果。

还可以在每天晚上睡觉前在嘴唇上涂抹一层薄薄的蜂蜜，并且保留大概半小时左右，让嘴唇充分滋润，因为蜂蜜具有很强的保湿嫩肤效果。也可以将酸奶倒进蜂蜜里调成糊状，用手指把唇膜涂在嘴上轻按2～3分钟，用中指在唇部打小圈，将保鲜膜剪成小块敷在涂好唇膜的嘴上，15分钟后洗掉就好了！

掌握健康小贴士

一些人嘴唇干裂也有可能是维生素B$_2$缺乏、消化不良引起的，如果长时间出现嘴唇干裂的情况，最好请医生帮助诊断治疗。

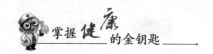

第七节　脊柱保健操，缓解多种脊柱疾病

脊柱慢性损伤是影响人们生活的最常见疾病之一，脊柱的柔韧性减弱也是人体衰老的征兆之一，还是颈椎病、腰椎病、骨质增生等脊柱病发生的原因。办公室职员由于长时间处于固定坐姿导致脊柱关节、肌肉韧带损伤，进而影响脊柱正常生物力学状态，容易引起颈肩腰痛。为了减少或延迟脊柱功能过早退化，可以做一下脊柱保健操，对办公室职员来说将会有效防治脊柱疾病。

侧卧转体：取侧卧位，下方腿伸直，上方腿屈曲，上方手叉腰。上身做后转体活动，幅度大些为好，使腰部充分旋转，左右各3～6下。反复重复做数遍，有助改善腰椎疼痛等症状。

仰卧推肩：取仰卧位，双臂平放床上，屈肘，双手放于胸前。头转右时，右肩用力向前推动（右肘不离床）。头转左侧，如法推动左肩，左右各3～6下（双手有晨僵或手有麻木感者可多做）。有肩周炎者加配合耸肩、摇肩动作，并做痛点按压。此法防治颈、肩疾病。

捏拿后颈：取仰卧位，一手托头后，用另一手掌放在颈后部，用2、3、4指与掌部用力捏拿后颈。手指触及肿痛或隆突的椎关节时，可多拿捏几次。左右两侧由上而下，由下而上往复2～3遍，达到左右转颈均感舒适为止。本法对缓解颈椎痛、头晕症状。

仰卧挺胸：取仰卧位，双手重叠托后颈部，双下肢伸直自然舒适，以头、臀部做支点将背部抬起离床（同时吸气），用力将背放回床上（同时呼气）。动作要自然，可酌情做10~100下，每做10下可稍停后再继续练习。此法对锻炼腰力和稳定脊柱有益，可以延迟脊柱病的发生和发展。

猫腰伸展：模仿猫伸腰动作。双腿跪地，猫腰，两手掌撑地，腰部缓慢下塌，头抬起。然后腰部缓慢拱起，吸气收腹，头下垂，腰部一起一伏约持续5秒钟。上述动作重复做10次。此法能强健脊柱，缓解腰脊疼痛。

引身舒脊：取仰卧位，双手重叠托住（稳定住）后颈枕部，双下肢屈曲，足跟尽可能向臀部靠近，臀部轻微抬起离床，双下肢同时用力将双膝向下按压，足部向上蹬，使身体受牵引力而下移。也可先做单腿牵引法，左右侧各牵拉2～3次后，再行双下肢牵引法。此法能使颈、胸、腰椎的椎间受到牵引，椎间距增宽或对位良好，有助于防治腰腿病。

蠕动脊柱：站立，双脚与肩宽，两手自然下垂，重心移至足跟。然后双膝下蹲，使整个脊柱慢慢轻轻地做顺时针方向呈波浪式蠕动。稍停后，又双膝下蹲，做向上反时针方呈波浪式蠕动，连做数遍后，最后整个脊柱做左右浪状大摆动3次结束。此法可以缓解腰脊酸痛，并有助于延缓脊柱功能性退化。

掌握按摩小贴士

①以上方法不必每次做完，可任选1~2种变换做。②晨起或睡前练习均可，每次练习至少要有5分钟时间，每天1~2次，但应持之以恒。③对老人或颈椎病较严重者，动作宜缓切忌过猛，操作次数、强度应根据自身状况循序渐进。

第八节　护心润肺健脾，按摩三穴

大家都知道五脏六腑对于人们来说都非常重要，而现在的人们对养生也逐渐重视起来。中医穴位养生也是历史悠久，古人从中也总结出来了一些很好的方法，现在就来介绍三个穴位，通过经常按摩这三个穴位就可以起到护心润肺健脾的功效。

一、养心——按极泉理气护心

入秋后偶尔的气温回升堪比盛夏。当气温超过30℃时，人便会出现胸闷的感觉。极泉穴是手少阴心经第一要穴，位于腋窝顶点，腋动脉搏动处，就是小时候挠痒痒逗你笑的那个位置。该穴对治疗心痛、胸闷、咽干烦渴有效。用食、中指并拢，伸入腋窝内，用力弹拨位于腋窝顶点的极泉穴，此处腋神经、腋动脉、腋静脉集合成束，弹拨时手指下会有条索感，注意弹拨时手指要用力向内勾按，弹拨的速度不要过急，会有明显的酸麻感，并向肩部、上肢放散。

二、祛燥——按迎香润肺防燥

秋燥容易危害肺脏。点揉迎香穴具有清热散风、祛燥润肺、宣通鼻窍的作用。迎香穴位于鼻翼外缘约0.5寸、鼻唇沟中。双手拇指分别按于同侧下颌部，中指分

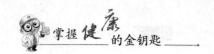

别按于同侧迎香穴，其余三指则向手心方向弯曲，然后使中指在迎香穴部延顺时针方向按摩36圈，以迎香穴发酸、发胀、发热为度。每天3次，天天坚持。

三、健胃——按四缝防秋膘增肥

立秋后正是进食肉类、贴秋膘的好时机，稍有不慎就会饮食积滞，损伤脾胃，增加体重。四缝穴有健脾行气、活血消瘀止痛、调节阴阳平衡、提高免疫力、促进生长发育等功效，也可以说四缝穴是消宿食、化积滞的专属穴。取穴位置在第2、3、4、5掌面第1、2节横纹中央点，最好用大拇指掐按，一般按10～20次效果显著。

掌握健康小贴士

弹按揉的时候力度应柔和，动作应连贯。每次弹按的量应因人而异，一般弹按10次左右。

第九节　颈椎保健操，颈好椎好大家好

颈椎病成为年轻人的"流行病"，患上颈椎病的原因和大家的工作及生活紧密相关，比如电脑族、司机长时间保持一个姿势，特别容易患上颈椎病，颈椎病病发时脖子酸痛、头晕目眩，甚至会耳鸣、头痛、下肢发软突然猝倒。颈椎疾病传统的治疗方法主要有牵引、针灸、按摩、外敷、理疗等，今天介绍一种颈椎保健操供大家在空闲的时候练习一下。

前俯后仰

做操前，先自然站立，双目平视，双脚略分开，与两肩平行，然后双手叉腰。动作时先抬头后仰，同时吸气，双眼望天，停留片刻；然后缓慢向前胸部位低头，同时呼气，双眼看地。做此动作时，要闭口，使下颌尽量紧贴前胸，停留片刻后，再上下反复做四次。

举臂转身

做操前，先自然站立，双目平视，双脚略分开，与肩同宽，双手自然下垂。动作时先举右臂，手掌向下，抬头目视手心，身体慢慢转向左侧，停留片刻。在转身时，要注意脚跟转动45°，身体重心向前倾，然后身体再转向右后侧，旋转时要慢慢吸气，回转时慢慢呼气，整个动作要缓慢、协调。转动颈、腰部时，要尽量转到不能转为止，停留片刻，回到自然式后，再换左臂。而换左臂时，放下的手要沿耳根慢慢压下，换好手臂后同样再做，来回反复做两次。

左右旋转

做操前，先自然站立，双目平视，双脚略分开，与肩平行，双手叉腰。动作时先将头部缓慢转向左侧，同时吸气于胸，让右侧颈部伸直后，停留片刻，再缓慢转向左侧，同时呼气，让左边颈部伸直后，停留片刻。这样反复交替做四次。

提肩缩颈

做操前，先自然站立，双目平视，双脚略分开，与肩平行，双手自然下垂。动作时双肩慢慢提起，颈部尽量往下缩，停留片刻后，双肩慢慢放松放低，头颈自然伸出，还原自然，然后再将双肩用力往下沉，头颈部向上拔伸，停留片刻后，双肩放松，并自然呼气。注意在缩伸颈的同时要慢慢吸气，停留时要憋气，松肩时要尽量使肩、颈部放松；回到自然式后，再反复做四次。

左右摆动

做操前，先自然站立，双目平视，双脚略分开，与肩平行，双手叉腰。动作时头部缓缓向左肩倾斜，使左耳贴于左肩，停留片刻后，头部返回中位；然后再向右肩倾斜，同样右耳贴于右肩，停留片刻后，再回到中位。这样左右反复摆动四次，在头部摆动时需吸气，回到中位时慢慢呼气，做操时双肩、颈部要尽量放松，动作以慢而稳为佳。

掌握健康小贴士

整套动作要保持舒展、轻松、缓慢，以不感到头晕难受为宜。

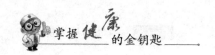

第十节　学会这几招，肩周炎康复不再愁

肩周炎病好发于50岁左右的中老年人，因此又称为"五十肩"。由于肩关节周围炎会引起整个关节僵硬，活动困难。患上肩周炎，首推运动疗法。锻炼初期，肩部较痛，但要坚持忍痛练习，不要恐惧，否则关节肌肉、肌腱粘连，就会加重病情，只要运动，病症就会逐步痊愈。除打太极拳、练八段锦外，还可做以下肩关节运动。

1. 甩手锻炼　两脚分开站立，先用手揉擦肩部，使局部肌肉松弛，然后甩动手臂，先前后，后左右，甩动幅度由小到大（与身体呈30°～90°），速度由慢到快（每分钟30～60次），每次1～5分钟。

2. 画圆圈运动　患者面向墙壁，伸直手臂，对墙象征性地做画圆圈的动作。经常重复这个动作，对肩周炎的恢复将会有很大帮助。

3. 爬墙锻炼　正面或侧面对墙，距离一臂远，伸直患臂以指尖触墙，沿墙缝慢慢上移，以达最高限度，再沿墙缝归回原处。每天这样训练若干次，就会天天有进步，越爬越高，对肩周炎的恢复有很大的帮助。

4. 冲天炮　立位或坐位均可，两手互握拳，先入在头顶上方，然后逐渐伸直两臂使两手向头顶上方伸展，直到最大限度，每次30～50下。

5. 展翅　站立，两脚同肩宽，两臂伸直向两侧抬起（外展）与身体成90°，两臂展开后停5～10秒钟后缓缓放下，每天做30～50次。

6. 摸颈　坐位或立位均可，两手交替摸颈的后部，每天两次，每次50～100下。

7. 耸肩　坐位或立位，两肩耸动，幅度由弱到强，每天两次，每次50～100下。以上运动可酌情选做或全部都做。

8. 钟摆疗法　患者弯腰，上身与下身成90°，患肢自然下垂。以地面为平面，做画圈运动，范围由小到大，顺时针、逆时针相互交替。

9. 持棒运动疗法　两足分立与肩同宽，两手持一根木棒分别做上举、侧举、后伸、颈后屈臂左右环转运动。

掌握健康小贴士

在做的时候要注意舒缓、顺着感觉走，不要勉强自己。由慢到快，由小到大。

第十一节 屈膝团滚法可治腰背痛

腰背痛是一种老年人常见的病症。经常腰背痛的人，吃药、打针、针灸、理疗等虽能减轻症状，但却除不了病根。中医按摩能调整机体气血阴阳，疏通气血、活血化瘀、消肿止痛，还可解除局部肌肉痉挛，促进局部血液、淋巴循环，改善皮肤肌肉的血液供应。但有的地方自己给自己按摩又不太方便。今天介绍一种方法，可收到意想不到的效果。

具体方法：患者仰卧床上，全身放松，两眼看天花板，屈膝屈髋，两大腿紧贴腹部。两手十指交叉，抱住膝盖下的两小腿，并将两小腿尽量向腹部压挤。使身体成了像不倒翁一样的圆球状。然后用力向左滚动，以左侧耳朵、肩膀、手臂挨着床为止，再回转身向右侧滚动，以右侧耳朵、肩膀、手臂挨着床为止，如此反复滚动30～50次，即感到浑身轻松，腰背部的疼痛减轻。每天早晨起床时及晚上睡觉前各滚动一次，便可收到很好的疗效。

原理：屈膝抱腿使身体形成圆团状，能牵伸腰背部的肌肉达到舒展状态。在床上滚动时让腰背部的肌肉和床面接触，发生机械的按摩作用，肌纤维拉长，血管扩张，血液循环加快，运送到腰背部的养料和氧气增多，腰背部肌肉的抵抗力增强，牵伸开挛缩的肌肉和韧带，防止了瘢痕粘连和肌肉萎缩，维持了正常的腰背部功能，腰背痛的症状逐渐减轻或消失。这种方法简便易行，没有副作用，有腰背痛的老年朋友不妨一试。

掌握健康小贴士

在做的过程中最好不要选择很软的床垫，如果身体条件比较好的话，可以在室内地上铺一凉席，上面再铺一垫子，这样做起来效果很好。需要注意的是速度不宜太快。

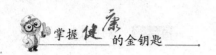

第十二节　平肝火揉腹部，防寒需从背足起

现代医学认为，揉腹可增加腹肌和肠平滑肌的血流量，增加胃肠内壁肌肉的张力及淋巴系统功能，使胃肠等脏器的分泌功能活跃，从而加强对食物的消化、吸收和排泄，明显地改善大小肠的蠕动功能，可起到排泄作用，防止和消除便秘。

中医认为揉腹部，能平熄肝火，使人心平气和，血脉流通。利于人体保持精神愉悦。睡觉前按揉腹部，有助于入睡，防止失眠。对于患有动脉硬化、高血压、脑血管疾病的患者，可起到辅助治疗的良好作用。

揉腹部具体操作方法：可在夜晚入睡前和起床前进行，排空小便，洗净双手，取仰卧位，双膝屈曲，全身放松，左手按在腹部，手心对着肚脐，右手叠放在左手上。先按顺时针方向绕脐揉腹50次，再逆时针方向按揉50次。按揉时，用力要适度，精神集中，呼吸自然。

俗话说，"寒从脚下起"，脚心离心脏最远，足部皮下脂肪薄，保温能力差，而脚掌与上呼吸道黏膜又有着密切的关系，一旦足部着了凉，容易引起上呼吸道黏膜内毛细血管的收缩，导致抗病能力降低，潜伏在鼻咽部的病菌、病毒乘虚而入，引起感冒、腹痛、腰腿痛、妇女痛经和泄泻等症。

防寒不仅要顾好足部的保暖顾好背部的保暖，中医学认为，背部是人体经脉中足太阳膀胱经循行的主要部位，而足太阳膀胱经主一身之表，好像"篱笆"一样，起着防御外邪侵入的作用。当风寒外邪侵入人体时，足太阳经往往首当其冲。所以背部保暖不好，风寒之邪极易通过背部侵入、直达与背部腧穴相关的脏腑和组织器官，损伤阳气而致病，或使旧病复发、加重。

掌握健康小贴士

揉腹时如果患有腹部皮肤有化脓性感染，或腹部有急性炎症时，不宜按揉，以免炎症扩散。腹部有癌症，也不宜按揉，以防癌症扩散或出血。揉腹时，出现腹内温热感、饥饿感，或产生肠鸣音、排气等，也属于正常反应，不必担心。

第十三节　养关节行天下，秋天凉先暖腿

中医认为，骨关节炎属"痹证"范畴，主要是由内虚复加外邪引起的。内虚，主要是肝肾气血衰少，肝血不能养筋，肾精不能充骨；外邪，主要是指风、寒、湿等自然界气候变化因素。人体正气虚弱，没有抵抗能力，风寒湿等邪气乘虚而入，引起骨关节炎。骨关节炎一旦患上，会给生活和工作造成很大影响，所以对关节要格外地来进行养护。

调补肝肾对预防关节炎有重要意义，可选择枸杞、羊肉、韭菜等调补肝肾的膳食；也可选择六味地黄丸、杞菊地黄丸、金匮肾气丸、左归丸、右归丸等药物。此外，艾灸肝俞穴、太冲穴、太溪穴、三阴交穴、足三里穴等也可以起到强益肝肾的作用。艾灸的温煦作用，也有利于祛除风湿凝痹，疏通血脉，防治关节炎。

饮用中药茶也是祛风除湿的好方法之一。可用嫩桑枝30克切碎，蚕沙15克纱布包好，放入杯中，以沸水冲泡，焖一刻钟即为桑枝蚕沙茶。具有活血化瘀、平定风痛、祛风湿止痛的作用。

运动是健康必不可少的保证，没有运动不可能有健康。但是，一些不正确的运动方法，反而会损害骨关节，导致骨关节炎的发生。中医讲"动静有度""常欲小劳则莫大疲""久立伤骨、久行伤筋"等，都是告诉我们，不能过度运动。还要注意的是，运动要循序渐进。

每到冬天，一些慢性关节炎就会加重，老百姓说的"老寒腿"就是冬天发病的骨关节炎症状。所以，秋天到了就要以保暖腿为主，同时也是为了预防骨关节炎的发生。也可贴"暖宝宝"于背部，对疏通手太阳小肠经、足太阳膀胱经和温煦督脉都有好处，可以起到一定的预防关节炎、保暖腿部的作用。

掌握健康小贴士

睡前热水泡脚有温通经脉、消除疲劳的作用，在泡脚水里加一些中药，如红花、艾叶、生姜等，还可以活血化瘀，使体内寒气出，血脉通。长此以往，可以起到很好的预防骨关节炎的作用。

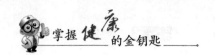

第十四节　睡前泡脚胜吃补药，扶膝而坐可护腿

在中国，很早就有睡前泡脚的习俗。民间对睡前泡脚的俗语也有很多，如"睡前热水泡脚，胜似常吃补药"。中医学认为，足部是足三阴经、足三阳经的起止点，与全身所有脏腑经络均有密切关系。人体的五脏六俯在脚上都有相应的投影，且分布着60多个穴位，如能坚持在睡前用热水洗脚，就能刺激这些穴位，促进气血运行，调节内脏功能，疏通全身经络，从而达到调整脏腑功能、增强体质、祛病驱邪、益气化瘀、滋补元气的目的。

现代医学认为，脚是人体的"第二心脏"，脚部有大量神经末梢与大脑紧密相连，还密布着许多血管。脚底部从足趾到足跟依次分布着人体的头、颈、上肢、肺、心、肝、胃、十二指肠、肾、小肠、膀胱、下肢等部位的对应区。用热水泡脚或揉搓脚底时，其作用会影响到全身各部分，从而对人体整体实施调节，达到促进睡眠、防治疾病的目的。

睡前用热水泡脚特别适合寒证，如平素怕冷、手足凉，伴有慢性腹泄、痛经、冠心病、小便困难等病症。泡脚后，还可以配合按摩足底相关的反射区，如慢性前列腺炎或前列腺增生按摩前列腺、尿道的反射区等。

泡脚时间不宜过长，以15~30分钟为宜。泡脚过程中，由于人体血液循环加快，心率也比平时快，时间太长的话，容易增加心脏负担。另外，由于更多的血液会涌向下肢，体质虚弱者容易因脑部供血不足而感到头晕，严重者甚至会发生昏厥。其中，心脑血管疾病患者、老年人应格外注意，如果有胸闷、头晕的感觉，应暂时停止泡脚，马上躺在床上休息。

扶膝而坐是很好的养生方法。坐下时，两手撑膝，两只手的手心正好护在膝盖上，双手按住双膝的同时，可加以按摩，先按顺时针方向转36圈，再逆时针方向转36圈，重复2次。这样可增强膝部关节和腿部肌肉的力量，对防治膝关节疼痛、风湿性关节炎、下肢静脉曲张及小腿抽筋等效果明显。

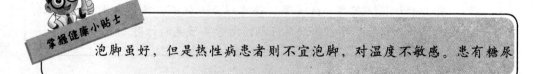

掌握健康小贴士

泡脚虽好，但是热性病患者则不宜泡脚，对温度不敏感。患有糖尿

病、下肢静脉曲张等也不宜泡脚。饭后半小时不宜泡脚，会影响消化吸收而导致营养缺乏。中药泡脚宜用木盆或搪瓷盆。

第十五节　艾叶泡脚治骨冷痛，足底按摩可治梅核气

冬季，许多老年人经常会出现骨头里面寒冷疼痛，气温稍降就会加重。这些寒性骨痛是由于老人本身就阳虚内寒，再感受外寒而发病，用艾叶汤泡脚可以治疗这种骨痛。

艾叶泡脚的功效有理气血，逐寒湿，温经，止血，安胎，治心腹冷痛，泄泻转筋，久痢，吐衄，下血，月经不调，崩漏，带下，胎动不安，痈疡，疥癣。可以用桂枝20克，制附子10克，艾叶30克。将这三味药用纱布包好，放在砂锅里加水500毫升，煮开，水开后冷却至40℃（摸上去感觉温热），捞出药包，把水挤出来后重复使用（可重复煮水3次）。用药液泡脚至水不热，约30分钟，每天煮1次泡1次，泡脚后的水倒掉。

梅核气估计很多人都没有听说过这个病名，但是如果说有时候嗓子里感觉有痰就是咳嗽不出来，或者使劲往下咽也咽不下去，始终感觉到存留在嗓子那里，上下不得十分难受。说到这里大家应该都知道是什么了吧，这种情况非常多见，尤其是女性多于男性，这种情况就叫作梅核气。

梅核气，是中医的病名，主要因为情志不遂，肝气瘀滞，痰气互结，循经上逆，运化失司，津液不得输布，凝结成痰，痰气结于咽喉所致。以咽中似有梅核阻塞、咯之不出、咽之不下、时发时止为主要表现的疾病。临床以咽喉中有异常感觉，但不影响进食为特征。患有中医肝病、中医咽喉疾病、中医精神疾病时，均可见此病症。

这种疾病可以通过方药治疗，也可以通过按摩足底来治疗。足底部有诸多的反射区，比如头部（大脑）、脑垂体、小脑及脑干、肝、胆囊、肾上腺、肾、输尿管、膀胱、胃、胰、十二指肠。足背上也有很多反射区，比如肋骨、胸（乳房）、胸部淋巴腺（胸腺）、喉与气管、膈。在足底部反射区里用拇指指端点法、食指指间关节点法、拇指关节刮法、食指关节刮法、拇指推法、擦法等。在足背部反射区内用拇指指端点法、食指指间关节点法、拇指推法、食指推法、分法等。通过这样

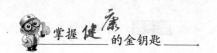
的按摩就可以很有效地解决梅核气。有梅核气的人不妨可以试试。

掌握健康小贴士

艾叶泡脚的时候一定要注意水温，不要太高，避免烫伤，另外最好选择木盆来泡脚。在按摩足底治疗梅核气的时候，可以适量地用一些润滑油，吃的普通食用油也可以，避免弄伤皮肤。

第十六节　指甲可测健康，赶快自测看一下

中医认为，"爪为筋之余"。指甲为脏腑气血的外荣，与人体的脏腑经络有直接联系，能够充分地反映人体生理、病理变化。通过观察指甲的形状、大小、颜色，能够反映一个人的健康基本状况。

1. 比例

长形：指甲偏长的人，性格比较温和、不急躁，但是因为先天的体质比较偏弱，免疫系统较差，很容易患上急性炎症性疾病，如上呼吸道感染、胃肠炎，以及脑部、胸部的疾病。

短形：指甲偏短的人，属于比较容易急躁冲动的性格。这类人的心脏功能先天性相对较弱，比较容易发生从腹部到腰部，以及腿脚等下半身的疾病。

方形：这类指甲的长度与宽度相接近，指甲接近正方形，这类人的体质比较差。如果女性出现这样的指甲，应该警惕子宫和卵巢方面出现问题。

2. 形状

百合形：指甲比较长，中间明显突起，四周内曲，形状犹如百合片。拥有此甲的人多半从小就比较多病，尤其是消化系统方面经常容易出问题，还比较容易患血液系统疾病。

扇形：这类指甲下窄上宽，指端成弧形。拥有扇形指甲的人，从小身体素质就很好，耐受能力很强。在成年或者老年时比较容易患十二指肠溃疡、胆囊炎甚至肝

病等。

圆形：呈圆形的指甲，主人看上去体格健壮，很少得病，最易发生的便是溃疡出血、胰腺炎、心脏功能紊乱甚至癌症。

3. 甲泽变亮

甲泽变亮有两种，一种是指甲上有块状或者条状部位变亮，而不是整个指甲，这种情况多与胸膜炎、腹腔出现积液有关；另外是整个指甲都像涂了油一样，变得光亮无比，而且指甲变薄，这种多见于甲亢、糖尿病、急性传染病患者。

4. 光泽不均

指甲的光泽度不均匀可以表现在不同指甲，也可表现在同一指甲的不同部位。如每个指甲都是前端有光泽，根部毛躁无光，可能存在慢性气管炎和胆囊炎；如果只有部分指甲光泽不均，暗示体内存在某些慢性损害和炎症。

5. 失去光泽

如果整个指甲都像毛玻璃一样，完全没有一丝丝光泽的话，说明体内存在着某些慢性消耗性疾病，如结核病等；而如果体内有着严重的消耗性疾病，如肝脓疡、肺脓疡或长期慢性出血的患者，也都会出现这种情况。

6. 甲色偏白

指甲颜色苍白，缺乏血色，多见于营养不良，贫血患者；此外如果指甲突然变白，则常见失血、休克等急症，或者是钩虫病、消化道出血、肺结核晚期、肺源性心脏病等慢性疾病。需要注意的是，如果指甲白得像毛玻璃一样，则是肝硬化的特征。

7. 甲色变灰

指甲呈灰色，多是由于缺氧造成，一般抽烟者中比较常见；而对于不吸烟的人，指甲突然变成灰色，最大的可能便是患上了甲癣，初期指甲边缘会发痒，继而指甲还会变形，失去光泽变成灰白色，如灰指甲等。

8. 甲色变黄

在中医上认为多由湿热熏蒸所致，常见于甲状腺机能减退、胡萝卜血症、肾病综合征等；西医上则认为指甲偏黄多半与体内维生素E的缺乏有关。

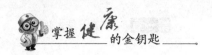

9. 竖纹

指甲表面不够光滑，出现一条条的直纹，一般会出现在操劳过度、用脑过度后；在睡眠不足的时候，这些竖纹会很清楚地显现出来。如果竖纹一直存在，则可能是体内器官的慢性病变。如果不加以调养，随着病情的发展指甲会变得高低不平，甚至会裂开。

10. 横纹

指甲上的横纹是一种对已经发生的病变的记录。开始的时候横纹只在指甲的最下端，随着指甲的生长，逐渐向上移动，也就预示着离发病时间越来越近了。

11. 斑点

指甲上有少量白点，通常是缺钙、缺硅或者寄生虫病的表现；白点数量比较多，可能是神经衰弱的征兆；而指甲上出现黄色细点，则可能患上了消化系统的疾病；如果指甲上出现黑色斑点则要小心，轻者只是操劳过度、营养不良，重者可能是胃下垂、胃癌、子宫癌的先兆。

12. 甲半月

甲半月占整个指甲的1/5是最佳状态，甲半月太大的人容易发生高血压、中风；而甲半月如果太小则说明血压太低。完全看不到半月甲的人，大多有贫血或者神经衰弱的症状。颜色以乳白色最佳。发青，暗示呼吸系统有问题，容易患心血管疾病；发蓝，则是血液循环不畅的表现；发红，对应的则是心力衰竭。

掌握健康小贴士

怀孕后，因为孕激素的作用，大多数准妈妈新生的指甲都会变得比较软、比较脆，容易断裂，所以干脆就不留长指甲。

第十七节　腿部抽筋可预防，手脚不再冰凉有方法

抽筋学名为肌肉痉挛，是指肌肉突然、不自主地强直收缩的现象，会造成肌肉僵硬、疼痛难忍，很难动弹。很多人随着年纪的增加会经常出现抽筋的情况，尤其是腿部。虽然抽筋也就几分钟，但是过后的一段时间肌肉都处于不舒服的状况下。为了防治腿抽筋，在日常生活中应做到以下几点。

1. 运动方面。不在通风不良的空间进行运动，在我们运动之前，一定要做好充足的准备，先热身，运动的过程不要太激烈，运动以后要注意水分和盐分的补充。运动后还可以对容易抽筋的部位进行按摩，缓解酸痛。

2. 饮食方面。我们要均衡饮食，保证营养含量的摄入，特别是含钙量，很多人会因为低钙血症引起小腿抽筋，特别是老人和孕妇。多吃点鸡蛋、牛奶、豆腐、乳制品、杏仁等高钙食物。多吃水果和蔬菜，以保证微量元素量的摄入。

3. 生活习惯。我们要注意睡觉时候的保暖和运动后的保暖，不能只要风度不要温度。最好在睡觉之前做一下伸展肌肉的运动，以防睡觉时出现抽筋的现象。

4. 穿舒服的鞋子。平足或其他身体问题使一些人特别容易发生腿抽筋，合适的鞋是弥补的方法之一。

5. 拉松被褥。睡觉时不要把被子捂得太紧，特别是在仰卧的时候，被子可能压住足部，这样使腓肠肌和足底肌肉紧绷，易发生痉挛，只要将被褥拉松一些就可以了。

6. 按揉穴位。每天早、晚按揉商丘穴、地机穴各3~5分钟，商丘穴在足内侧面，内踝前下方凹陷处，地机穴在小腿内侧，膝下约5寸，胫骨内后缘。按揉两穴持续3~5天，可健脾，促进吸收，通络促运化，有助于防治腿抽筋。

不少人秋冬季节会出现手脚冰凉的症状。中医认为，怕冷是由于体内阳气虚弱所致。治疗手脚冰凉的症状，主要在于疏通经络、活血化瘀、改善血液循环和新陈代谢。经常按摩肾经上的太溪穴可以缓解手脚冰凉的症状。太溪在足内侧，内踝后方，当内踝尖与跟腱之间的凹陷处。

太溪穴，其位置在内踝后方，当内踝尖与跟腱之间的中点凹陷处。此穴主治头痛、目眩等肾虚性五官病证，以及月经不调、遗精、阳痿、小便频数等泌尿生殖系统疾患。能滋阴降火，又能培阳补肾，而且阴阳都能调，可谓是补肾的一个要穴。

多吃羊肉可温暖手脚，《食疗本草》上介绍羊肉性温，治疗丈夫五劳七伤、脏

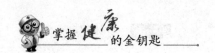
气虚寒。《本草纲目》言其暖中补虚、补中益气、开胃健身、益肾气、养胆明目，治虚劳寒冷，五劳七伤。许多人冬天都有手脚冰凉的症状，有的人手脚就跟冰棍儿一样，尤其手背皮肤上还会出现网格状的干纹，对于这样的人群，冬天吃羊肉，可以让气血畅通，不再有寒彻骨的感觉，手脚也会变热乎。涮羊肉和红焖羊肉的通气血效果最好。

> **掌握健康小贴士**
>
> 手脚冰凉者在日常饮食中也要注意多选择健脾养阳的食物，多吃新鲜蔬菜水果、坚果，多吃糯米、糙米、黄豆、芝麻、红糖等温热性食物。女性患者需要多补血，这样才能血气充足，不怕寒冷。

第十八节 看脚部可预知病情，足跟痛中医来支招

脚频繁痉挛

脚突然抽筋，或是肌肉的猛然收缩，可能是由锻炼或脱水引发的短暂情况。有时候，在躺着的时候，一块肌肉或周围一片肌肉会突然痉挛，之后会伴随有酸痛。如果这种情况经常发生，那么你的饮食应该增加钙、钾和镁的摄入。

脚趾稍微下陷有压痕

这是贫血的表现。贫血时，指甲和甲床都会呈苍白色，而且指甲易碎，脚总是感到寒冷。

无法治愈的脚掌疼痛

这是糖尿病的主要表现，升高的血糖会导致脚部神经的破坏。

趾甲发黄

这是甲癣的主要表现，是由真菌感染引起的。糖尿病患者、有循环和免疫系统

问题的人容易感染此病。

大脚趾突然增大

可能是痛风引起的。

脚关节疼痛

可能是风湿性关节炎，常先累及手指、脚趾等小关节，疼痛的同时通常伴有肿胀和僵硬，而且这种疼痛是对称性的。

脚趾甲有凹痕

有些牛皮癣患者的指（趾）甲上有很多凹痕，可深可浅。如果及早治疗，可以恢复正常。

脚趾呈现三种颜色

在寒冷的天气里，雷诺氏病会引起四肢先呈现白色，然后变成绿色，在变成自然色之前会变成红色，可能是由于这些部位出现了血管痉挛。

脚后跟不能抬起

足下垂预示着神经或肌肉被损坏，这种损坏会一直延续到你的背部、肩膀或颈部，同时还会伴随着疼痛和僵硬。有时候这种疼痛会发生在小腿后面或脊背下部分。

双脚麻木

由周围神经病变引起的。周围神经病变有很多原因，两个首要原因是糖尿病和滥用酒精。

跟痛症多发生于40~60岁的中老年人，由于跖腱膜的跟骨结节附着处发生慢性劳损，或骨质增生，致使局部无菌性炎症刺激引起疼痛，表现为晨起后站立或久坐起身站立时足跟部疼痛剧烈，行走片刻后疼痛减轻，但行走或站立过久疼痛又加重，可以选用下列方法治疗。

药物鞋垫法：花椒、吴茱萸、五味子各等份，研末，按鞋子大小缝制布袋，将药末装入布袋内，封口，放入鞋内，每五天更换袋内药末一次。

药物足浴法：伸筋草、透骨草、艾叶、川椒、海桐皮、鸡血藤、地龙、川乌、草乌、红花、黄柏各20克，丝瓜络10克，制乳香、制没药各15克。上方加水2500毫

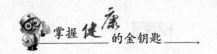

升左右，煮沸15分钟，加入白酒100毫升，将药汁放在盆内，熏洗、浸浴双足，每次20分钟，然后按顺时针和逆时针方向交替按摩足跟10分钟，每日早晚各1次，每剂可用3日。

指压按摩法：取穴昆仑、太溪，昆仑在外踝与跟腱之间的凹陷处，平外踝高点，太溪在内踝与跟腱之间的凹陷处，平内踝高点。每天按摩早晚各1次，早晨用按揉法，用拇指尖端按在穴位上，向里转三下，向外转三下，每穴5分钟。晚上用按压法，用拇指尖端按在穴位上，一按一抬，每穴5分钟。

掌握健康小贴士

足跟痛还可以每晚用热水泡脚后，先用毛刷叩打足跟部每侧1分钟，然后用毛刷刷动足跟部1分钟，再叩打1分钟，效果也很好。

第二章 遵循四季，顺应天时

第一节 春季阳气升，养肝一年好

春季养生三攻略

春为四时之首，万象更新之始，自然界生机勃发，一派欣欣向荣的景象。春季养生注意保护阳气，着眼于一个"生"字。

夜卧早起，调养精神

春季正常睡眠尤为重要，应坚持"夜卧早起"，遵循天人相应，顺应一年四季气候变化的规律和特点，合理调整四季睡眠与养生，进而增强人体适应自然的能力，避免疾病发生。春属木，与肝相应。肝主疏泄，在志为怒，恶抑郁而喜调达。故春季养生，既要力戒暴怒，更忌情怀忧郁，要做到心胸开阔，乐观愉快。

合理饮食，清淡为宜

春季人易上火，经常出现舌苔发黄、口苦咽干等情况，因此饮食宜清淡，忌油腻、生冷及刺激性食物。有明显上火症状的人可吃些败火的食物，如绿豆汤、金银花茶、菊花茶、莲子心泡水等。春季为人体五脏之一的肝脏当令之时，宜适当进食辛温升散之品，而生冷黏杂之物则应少食，以免伤害脾胃。因而在春季应适量吃些甜品，少吃酸味食物。

适量运动，循序渐进

冬季，人体新陈代谢，藏精多于化气，各脏腑器官的阳气都有不同程度的下降。入春后就要加强锻炼，并且要循序渐进。尽量多活动，使春气升发有序，阳气增长有路，符合"春夏养阳"要求。另外，运动后还要加强保暖，避免伤风感冒。由于春季气候较为干燥，运动中又要大量排汗，要及时补充水分。

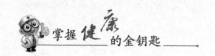

唐朝《千金方》有句话叫"二三月宜食韭",春天阳气发可以吃一些助阳气的东西,比如葱、生姜、韭菜、蒜苗等都是养春气的食物。慢性气管炎、支气管炎也易在春季发作,宜多吃具有祛痰、健脾、补肾、养肺的食物,如枇杷、橘子、梨、核桃、蜂蜜等,有助于减轻症状。

吃了这些东西春病不上身

1. 韭菜

春天特别适合吃一些温补阳气的食物,而韭菜就是非常好的选择,尤其适合初春。春天吃韭菜能够健脾养胃,补充和保护人的阳气,还可以杀菌消炎,提高抵抗力。

2. 春笋

春笋含有丰富的多种氨基酸、维生素、无机盐等,具有滋补强壮、益气补脑、宁神健体的功效。春笋含有一种白色的含氮物质,构成了竹笋独有的清香,具有开胃、促进消化、增强食欲的作用,可用于治疗消化不良病症。

3. 马齿苋

马齿苋又叫马齿菜,含有核黄素、抗坏血酸等营养物质。它的药用功能是清热解毒,凉血止血,能降低血糖浓度、保持血糖恒定,对预防糖尿病有一定的作用。马齿苋还含大量维生素E、维生素C、胡萝卜素及谷胱甘肽等抗衰老的有效成分。马齿苋还含有较多的胡萝卜素,能促进溃疡愈合。

4. 菠菜

春天是菠菜最嫩的季节,也是吃法最美的时候。菠菜矿物质和维生素的含量在蔬菜中名列前茅。春季上市的菠菜,对解毒、防春燥颇有益处。

5. 槐花

每年四五月份，都是吃洋槐花的最佳季节。此时的槐花花香四溢，阵阵清香沁人心脾，令人心旷神怡。洋槐花的吃法有很多种，但常见的是用粗一点的面粉拌匀后蒸食，可以最大限度地保持其原汁原味和营养。

6. 蕨菜

春天是采摘蕨菜的最佳时机，这时候的蕨菜碧绿如水洗、形色美丽，味道肥实鲜嫩，清香爽口，营养丰富，南宋著名诗人陆游曾赋诗胜赞蕨菜："蕨芽珍嫩压春蔬。"

7. 莴笋

莴笋是春季养生的首选。莴笋具有很多功效，在古代人们常用于治疗小便失禁及脾胃的消化不良。莴笋含有的营养成分比较高，有助于促进肠道的通畅，能适当减少心房的压力，对一些高血压和心脏病患者极为有益。

8. 豌豆苗

可分为春、秋、冬季节播种的豌豆苗，富含很多的B族维生素、维生素C和胡萝卜素。此外，还能帮助利尿、消肿和止痛，油而不腻的口味让肌肤也变得很清爽，加上富含的粗纤维，能促进大肠蠕动，保持大便畅通。

9. 豆芽

春天应该多吃豆芽，豆芽处于一种不断的生长过程中，其中的维生素、矿物质、氨基酸等营养物质最为鲜活。在万物复苏的春季，人的身体也在生长，尤其需要这种高质量的营养。从中医的角度来说，开春吃豆芽，能帮助五脏从冬藏转向春生，有利于肝气疏通、健脾和胃。

10. 香椿

香椿具有较高的营养价值。现代医学研究还证实，香椿具有养颜抗菌功效。香椿含有丰富的维生素C、胡萝卜素等物质，有助于增强机体免疫功能。香椿含钙、磷、钾、钠等成分，有补虚壮阳固精、补肾养发生发、消炎止血止痛、行气理血健胃等作用。

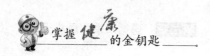

11. 荠菜

早在我国古代医学书上对荠菜就有记载，认为荠菜具有清热、解毒、凉血、健脾、利水、降压、利肝、明目等功效，主要适用于高血压、眼底出血、牙龈出血、鼻出血、便血、尿血、肾炎水肿、青光眼、痢疾等。

12. 蒲公英

蒲公英清热解毒，消肿利尿，具有抗菌的作用，能激发机体的免疫功能，达到利胆和保肝的作用。

掌握健康小贴士

需要提醒的是，道路两边及公园绿地内的槐花最好不要采摘食用，因为道路两边的植物，长期受汽车尾气影响，花瓣受到了污染，而公园绿地的植物，养护单位则会定期喷洒农药，食用这些植物可能会对人体有害。

春饮保健茶 增强抵抗力

春天是冰雪消融、万物复苏的季节，人体和大自然一样，也处于舒畅之际，但这时人们却普遍感到困倦乏力，加上此时天气变化不定，更给病菌侵入人体带来机会，所谓春草发，百病生，就是这个道理。这时，不妨在家自制一些保健药茶，经常饮用，不但可以消除春困，增强身体的抵抗力，抵御疾病入侵，而且还有保健益寿、护肤美容之功效。

养肤茶

取柿叶、紫草各10克，薏苡仁15克，冰糖适量。将前3味放入搪瓷锅内，加水适量，文火煎煮15～20分钟，去渣取汁，在此汁液中加入冰糖调味即可。此茶甘平清香，微有苦涩味，具有健脾渗湿、清热润肤等功效，常喝可增加血管弹性，减少面部皱纹。

降糖茶

取怀山药、天花粉各9克，枸杞子10克。将怀山药研碎，与天花粉、枸杞子共放入搪瓷锅中，加水适量，文火煎煮约10分钟，去渣取汁即可，此茶具有滋补肝肾、益气生津、降低血糖、促进肝细胞新生的作用。

菊花龙井茶

菊花10克，龙井茶3克，菊花与龙井茶用沸水冲泡5～10分钟即可随意饮服。此方有疏风、清热、明目之功效，可用于肝火旺引起的赤眼病、羞明怕光等。

降脂茶

取新鲜山楂30克，槐花6克，茯苓10克，冰糖适量。将山楂去核捣烂后，与茯苓同放入砂锅中，加水适量，文火煎煮约10分钟，去渣取汁，用此汁液泡槐花，加入冰糖调味即可。此茶酸甜可口，具有开胃助消化、降低血压胆固醇、舒张血管、预防中风的作用。

枸杞茶

枸杞茶能滋肾、养肝、润肺、明目、强壮筋骨、改善疲劳，对长期使用计算机引起的眼睛疲劳尤为适宜，配制时只需十几粒枸杞，加热水冲泡频饮，连续饮用两月便会有效。

玫瑰花茶

每次取玫瑰花3～5克，用开水冲泡，代茶饮。玫瑰花能凉血、养颜，还有助消化、消脂肪之功效。由于玫瑰花茶有一股浓烈的花香，治疗口臭效果也很好，因而可减肥，饭后饮用效果最好。

陈皮姜茶

陈皮20克，生姜片10克，甘草5克，茶叶5克。先将水烧开，再将陈皮、姜片、甘草与茶叶投入，冲泡10分钟左右，去渣饮服，具有止咳化痰、健胃消食的保健功能。

桑菊茶

取冬桑叶、菊花5～10克，甘草2克，龙井茶3克，每天泡水当茶饮。桑菊茶具有驱风清热、利咽止咳的作用，适用于风热感冒、身热咳嗽、头痛咽痛、口微渴

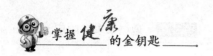

等症。

公英茶

取蒲公英20克，蜂蜜15克，甘草3克，绿茶15～20克。先将蒲公英、甘草、绿茶加水煎煮15分钟，取药汁加入蜂蜜服用，每天1次，分3次服。公英茶具有清热解毒作用，适用于风热感冒，发热微恶风寒，有汗不出，头痛鼻塞，口干微渴，咽红肿痛等症。

三花茶

取银花15克，菊花10克，茉莉花3克，放入茶杯用开水浸泡当茶饮。清热解毒，适用于风热感冒，发热，微恶风寒，汗出，鼻塞无涕，咽喉肿痛等症。

姜糖饮

取生姜片15克，葱白适量，红糖20克。将葱白切成3厘米长的段（共3段），与生姜一起，加水500克煮沸，加入红糖即可。用法：可趁热一次服下，盖被取微汗。有止呕吐，发汗解表，和中散寒作用，适用于风寒感冒、发热头痛、身痛无汗者。

葱姜芫荽汤

取连须葱白15～30克，生姜10～20克，芫荽10～15克，食醋10～30毫升，先将生姜煎约5分钟，然后加入葱白和芫荽，再煎2～4分钟；然后将食醋兑入，倾出煎液，趁热服下；然后盖被发汗，一般约1小时左右汗出热退。如在服用后2小时内仍不出汗或虽有微汗，但不通畅，可接上法再煎服一次。如放在风寒感冒初期效果特好，多数服一剂即可痊愈。所用均为鲜品，不宜久煎。

掌握健康小贴士

春季是由冬寒向夏热的过渡时节，正处于阴退阳长、寒去热来的转折期。所以，以上的一些保健茶，有些还是需要咨询专业的中医师后才可用。

春分时节疏肝养阳

"春分"代表着春天过去一半，气温上升明显，正向夏季过渡。中医认为，春分后，春阳之气上升快，人体的血液循环和激素分泌增强，情绪波动也大，加之气温经常骤变，容易导致人体阴阳平衡失调，诱发高血压、心脏病、精神病、月经病，以及眩晕、失眠等症。所以，春分时节要重视养生保健。

调摄情志，疏肝为要：中医认为，肝属木，喜条达，与春令升发之阳气相应。此时要顺应阳气升发的自然规律，使肝气顺畅条达。要求：学会自我调控情绪，遇到事要戒愤怒。

饮食调理，宜甘少酸：饮食调养总的原则是以清淡为主，宜甘少酸，此时当多吃甘平补脾之食物，如瘦肉、蛋类、牛奶、蜂蜜、豆制品等；吃时令蔬菜，如韭菜、豆芽、豆苗、莴苣、黄花菜等，可增强人体脾胃之气。

调适寒温，以防感冒：春分后气候仍然多变，遇有大风大雨要避之勿外出，根据气候变化和个人体质，注意增减衣被。

走出户外，适量运动：春光明媚，草木葱郁，正是出门健身的好时光。最好能常到户外活动，如踏青、散步、做操、打球、打太极拳、放风筝等。

早睡早起，精力充沛：睡眠充足能助人心情平和、提高免疫力，白天人会充满活力，也有利血压稳定、心脏健康。

门窗多开，杀菌防病：室内要多开门窗，使室内多照射阳光，可保持空气新鲜且能杀菌。勤打扫房间，清除阴暗死角的污垢，可杀死细菌，减少空气污染。

掌握健康小贴士

春分前后，体弱多病者，穿衣服要注重下厚上薄，注意下肢和脚部保暖，能感觉微微汗出为佳。老人可适当多晒太阳，以利祛散寒邪。

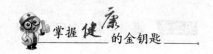

倒春寒"捂"好鼻子

初春气候多变，不少地区遭遇"倒春寒"，前后两天之内温差多达10℃以上。俗话说"春寒冻死牛"，"倒春寒"就出现在这一时节。逐渐暖和的天气却让有些人在不经意中感冒或者发热，而其中很多人并不是感冒，而是过敏性鼻炎发作了。因此要适当"春捂"，尤其要注意"捂"好鼻子。

春季是过敏性鼻炎的高发期。由于空气当中的致敏物多，空气冷热变化较大，空气干燥和满天飘散的花粉、柳絮，容易引发鼻炎类疾病，而以过敏性鼻炎为主的鼻病进入高发期。很多患者正被打喷嚏、流鼻涕、鼻塞困扰着。在大风沙尘天气时，应尽量减少室外活动，即使外出也应准备好口罩防护，减少与过敏原的接触。

洗鼻能提高鼻子对外界的抵抗力，清除过多鼻分泌物，降低致病菌的数目，提供适宜的湿度和温度。每天洗脸时可冲洗一下鼻孔。具体做法是：用掌心盛温水或温盐水，低头由鼻将其吸入，经口吐出或经鼻擤出，反复数次，也可将温生理盐水瓶吊高，连接输液器管，管口伸进鼻腔2~3厘米，边冲洗边擤出。长期坚持这种做法有利于鼻部健康。

掌握健康小贴士

倒春寒，还容易让老胃病发作，所以本身有胃病的人到了这个季节要特别注意保暖，根据气候的变化及时增减衣服，防止腹部受凉。在饮食上要注意暖胃养胃，多喝热水，少吃冷食，按时吃饭。运动要适量，不宜大量运动出汗太多。起居规律，切记不要熬夜，也不要思虑过度。

早春宜捂，不要着急减衣服

冬尽春来，万物复苏，春天悄然而至。在我国很多地方特别是东北地区，都有"春捂秋冻，不生杂病"这一句民间古话，其实这也是一条养生保健谚语。因为"春捂"既是顺应阳气生发的养生需要，也是预防疾病的自我保健，适当"春捂"，能养生防病。

中医理论认为"天人合一"。春天万物生气勃勃，像早上初升的太阳一样，此时人体阳气也顺应自然，向上向外蓬勃舒发。初生之阳如刚萌芽的幼苗，难以抵御早春严寒，所以人们要想办法使之去寒就温，对应养生的要求即需"春捂"，遇冷不可强忍，务必及时添加衣物，遇热不得急脱衣服，以助阳气的升发。

古人有"寒从脚下起"之论，故养生主张春令衣着宜"下厚上薄"，即加强腿脚的保暖。上身衣服略减无妨，但下身的裤子、袜子、鞋子宁可穿得厚实一些、暖和一点。背部保暖也十分关键，古人有"春不露背"的说法。人们一定要顺应天气变化，结合个人禀赋强弱，增减随"天"，一般是早晚增衣，中午减衣，为身体做好防护。

掌握健康小贴士

"春捂"也有限度，如果"捂"时觉得咽喉燥热、身体冒汗，就早点儿换装。每个人体质不同，体内阴阳状态并不一致，所以"春捂秋冻"并非人人皆宜。另外，"春捂"并不是衣服穿得越多越好，而是强调脱衣要"递减"，即衣物增减既要视天气变化情况而定，还要看自身体质状况如何。

荠菜，春天的灵丹妙药

自古以来，荠菜就是人们非常喜爱的一种野菜。叶嫩根肥，味道鲜美，是药食俱佳的"护生菜"，有的人喜欢用新鲜荠菜包饺子吃。有性急的人甚至在春分荠菜刚吐出嫩叶时就开始采摘当菜吃，说是荠菜能治百病，对身体很有益处，称它为"护生草"。民谚也有"三月初三，荠菜当灵丹"之说。

荠菜，又名野菜、野荠、地菜、鸡心菜、护生草，为十字花科植物荠菜带根的全草，生长于田间、路边及庭园中，全国各地均有栽培。荠菜叶嫩根肥，有诱人的独特清香，是一种风味独特的传统蔬菜。荠菜中含有丰富的维生素。其中，维生素A的含量超过了胡萝卜；维生素B超过萝卜、白菜及大部分水果；维生素C的含量远胜过柑橘，仅次于干辣椒和菜花；维生素D也超过各类蔬菜。每500克荠菜里还含

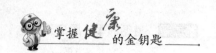

有蛋白质25.2克，胡萝卜素12.8毫克，脂肪2克，钙2.1克，磷0.4克，铁31毫克，以及大量的粗纤维、十多种人体必需的氨基酸等。

中医认为，荠菜性味甘、凉，归肝、脾、肺经，具有清热止血、清肝明目、利尿消肿的作用。《本草纲目》认为：荠菜利肝和中。根、叶烧灰，治病疾效果明显。现代研究表明：荠菜提取物用于高血压的治疗，其疗效优于芦丁，而且无毒。荠菜含有荠菜酸，能缩短凝血时间，因此又被广泛用于视网膜出血、牙龈出血、内伤出血、产后子宫出血、月经过多、咳血、衄血、便血、尿血、消化道溃疡出血等多种出血症。

荠菜的食用方法有多种，可炒、可煮、可炖、可做馅，都有良好的保健功效。下面介绍荠菜的几款制法，供选用。

拌荠菜松

材料：荠菜500克，熟芝麻、熟胡萝卜各50克，豆腐干、冬笋各25克。

做法：将荠菜洗净，放入沸水中烫至颜色碧绿，沥干，切细末；将豆腐干、冬笋、熟胡萝卜切细末，共放盘中，撒上芝麻，加入盐、糖、味精，淋上麻油，拌匀即成。

功效：此菜芳香爽口，营养丰富，具有健体美容、延缓衰老的功效，可作为肝火血热所致的目赤肿痛、吐血等病症的食疗菜肴。

荠菜豆腐羹

材料：嫩豆腐200克，荠菜100克，胡萝卜（熟）、水发冬菇、竹笋各25克，水面筋50克，葱、姜末各10克。

做法：将嫩豆腐、水发冬菇、胡萝卜、竹笋及面筋切成小丁，荠菜切碎；油煸葱、姜，加入清汤、盐，投入嫩豆腐丁、冬菇丁、胡萝卜丁、笋丁、荠菜，小火炖煮半小时，加味精，勾芡，淋上香油即成。

功效：此羹浓稠滑爽、咸鲜细嫩，有清热利水、降低血压的功效。可用作高血压、高血脂、冠心病、动脉粥样硬化、肾炎水肿等病患者的营养保健及辅助治疗的汤菜。

荠菜水饺

材料：面粉800克，荠菜1500克，虾皮50克。

做法：将荠菜洗净切碎，放入盆中，加入虾皮、味精、精盐、酱油、葱花、花生油、香油，拌成馅；和面，包饺子。

功效：本品皮软馅嫩，风味独特，营养丰富，具有清热解毒、止血、降血压的功效，对高血压、眼底出血、眩晕头痛、肾炎水肿等病有一定疗效。荠菜饺子的馅料还可以用猪、羊、牛肉或鸡蛋与荠菜配制而成。

掌握健康小贴士

道路两边及公园绿地内的荠菜最好不要采摘食用，因为道路两边的植物，长期受汽车尾气影响，受到了污染，而公园绿地的植物，养护单位则会定期喷洒农药。食用这些植物可能会对人体有害。

春天放风筝，放出一年好身体

春天百花盛开，风和日丽，此时去野外放风筝不仅让人心旷神怡，让人手脑协调，身心强健。放风筝老少皆宜，集娱乐、健身于一体。春天来了，让我们快去放飞风筝吧！放风筝对强健身心有很大的作用。

春天一到，阳气升发，人体的气血也有往外透发的趋势。据《博物志》载："引线而上，令小儿张口仰视，可泄内热。"这时期活动身体，使气血运行加快，有利于人体健康和发育。放风筝可以陶冶情操，净化心灵。仰观扶摇直上的风筝，可催人奋发向上，意气风发。放风筝既能增加童趣，又能调节心情，并增加昂扬向上的精神，还可以缓解现代都市人的紧张心情，放松心情。

中国有句古话："鸢者长寿。"鸢就是风筝，这就是说，经常放风筝的人寿命长。放风筝时要动用手、腕、肘、臂、腰、腿、足等人体各个部位，使全身得到锻炼。从放风筝开始，机体各部位都要在不停地运动着。当风筝上升、倾斜时，就需要奔跑、拉线、左右摆动……这些动作，都是各部位肌体的运动，同时还需手、脑、眼三者协调并用，有利于身心健康。当人们眺望自己的作品摇曳万里晴空时，专注、欣慰、恬静，荣辱皆忘，杂念俱无，这种精神状态更是一种享受，其效应符合修身养性之道。

近距离、长时间用眼引起眼球睫状肌紧张，是造成近视的主要原因。放风筝时极目远眺风筝的千姿百态，能调节眼部肌肉和神经，消除眼睛疲劳，达到保护和增强视力的目的，对防治近视眼、老花眼、视神经萎缩极为有利，也有利于防治颈

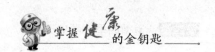
椎病。放风筝时，心情舒畅，精神愉快，可使处于紧张状态的大脑皮层和脑血管放松，使大脑皮层得到休息，故对神经衰弱及失眠有一定的缓解改善作用。从医学角度讲，放风筝可释放压抑的情绪，通过排除浊气，顺畅清气，使体内气息顺畅，从而起到降压作用。放风筝时精神专注，可排除杂念，心情放松，血管舒缓，血压也就得以下降了。

掌握健康小贴士

在放风筝时，需要注意选择空旷的地方，周边没有电线、楼房、树木等等。如果风速过大也不利于放风筝，在放风筝奔跑时尤其还要注意脚下的石头、沟渠等。

春天食蚕蛹不仅美味而且胜良药

蚕蛹性平味甘，具有祛风、健脾、止消渴、镇惊安神、益精助阳等功效。《备急千金要方》说它"益精气，强男子阳道，治泄精"。《本草纲目》记载："为末饮服，治小儿疳瘦，长肌，退热，除蛔虫；煎汁饮，止消渴。"药理研究表明，蚕蛹对机体糖、脂肪代谢能起到一定的调整作用。蚕蛹的营养非常丰富，据分析测定，每100克中蛋白质含量为60克，属动物蛋白质，多为球蛋白和清蛋白，易于消化吸收，人体利用率较高，含氨基酸达8种之多。脂肪含量为30%，脂肪中75%为不饱和脂肪酸，还含有多种营养物质，有益于婴幼儿骨骼和大脑发育及老年人的钙吸收。

下面介绍几种蚕蛹食用方法：

核桃炖蚕蛹

核桃肉150克，蚕蛹80克，肉桂3克。先将肉桂洗净，晒干或烘干，研成极细末。将蚕蛹洗净，晾干后略炒一下，与核桃仁同放入大碗内，加水适量，调入肉桂末，搅拌均匀，隔水炖熟，即成。可当点心随意服食，或早晚2次分服，可以补益肝肾、健脑益智、温肺润肠、乌须黑发。适用于精血不足之腰膝酸软、夜尿频多、阳痿遗精、须发早白、肺结核、咳嗽等。

蚕蛹炒韭菜

蚕蛹50克，韭菜200克，姜末、精盐、味精、素油等适量。将韭菜、蚕蛹分别洗净备用。炒锅置火上放入油，将沥净水的蚕蛹略炒，再放入韭菜段，加入姜末、精盐、味精翻炒均匀即可装盘上桌。可补气养血、温肾助阳、消除疲劳、抗衰老。适于高血脂、高血压、动脉硬化、阳痿遗精、慢性便秘等患者食用。

炸蚕蛹

蚕蛹、植物油、葱、姜、蒜、盐等各适量。先将蚕蛹挑洗干净，控干水分后备用。炒锅放入植物油，烧热，炸蚕蛹，再倒出多余的油稍留底油，加热后炒葱、姜、蒜、盐等调料即成。可佐餐食用。蚕蛹中含有丰富的不饱和脂肪酸，对于肝炎、心血管等疾患有辅助治疗作用。

蚕蛹核桃肉汤

蚕蛹50克，核桃肉100～150克，精盐、味精少许。将蚕蛹置炒锅中略炒，取容量适宜沙锅，注水500毫升，放入核桃肉、蚕蛹，大火烧开，改小火炖，约40分钟。待熟后可加精盐、味精调味即成。食蚕蛹、核桃肉，饮汤，连服5次。本品能健脾胃、补气血、疗疳积，适用于小儿疳积、气血两亏、身体瘦弱者。

蚕蛹酒

蚕蛹100克，米酒500克。蚕蛹洗净控干水分，放入米酒容器内，共浸1个月后即可饮用。每日1次，每次2匙。能和脾胃、除疲劳、增强性机能，适用于阳痿遗精、脾胃虚弱者。

掌握健康小贴士

蚕蛹未经处理加工，不可食用，更不可直接凉拌、盐渍即食。蚕蛹不新鲜，变色发黑或呈粉红色，有麻味或麻辣感不可食用。蚕蛹发生异味、恶臭，不可食用。蚕蛹放置过久，冷天超过一周，热天超过20～30小时，即不可食用。有鱼、虾等食物过敏史的人，不可食用。

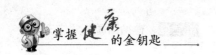

春季保平安牢记四要诀

衣着要保暖

新春乍暖还寒，气温仍低，温差幅度较大，且会有寒潮侵袭，无论居家还是外出，衣服不可见热就脱，多捂几天，"捂"过"倒春寒"。传统养生认为，寒从脚下起，"春捂"重在下身，春天衣着宜下厚上薄，年轻女性要保持好"温度"，以免关节炎与多种妇科病的袭扰。

饮食少而淡

新春佳节，食源不断，食事频繁，令人"口"不暇接。在大饱口福的时候，切记平衡膳食这一养生的基本原则。节日的各类食品要合理搭配，美味佳肴口到为止，少吃肉，多吃菜，少喝酒，多喝汤，对高蛋白、高脂肪食物以及食盐应有所限制。

起居需守时

春节诸事繁多，忙于应酬，"休而不闲、休而不空"的情况普遍存在，极易打乱正常生活规律。开心之时，莫忘调整"生物"钟点，注意起居守时，欢娱有度，劳逸结合，勿乱作息。疾病患者不宜熬更守夜，以免耗气伤神，加重病情，应精心调养，好好休息，并遵从医嘱，按时服药。

外出重防护

新春气候多变，外出旅游，时间不宜长，路程不宜远，务须穿或带好御寒衣，并适备抗感冒、助消化、治跌打的药物。旅途中要注意防雨、防雪、防滑，适当休息。在外餐饮、住店、购物，要注意饮食卫生。自驾游者，要加强人车保养，切忌二者带病出行。节日期间行车及过街，应严格遵守交通规则，以防车祸等意外。

掌握健康小贴士

春季的节日也多，切记"喜伤心"。高血压、冠心病患者不可过于激动，要注意控制情绪，避免参加紧张、剧烈的活动，切忌劳累，以防中风、心绞痛、心肌梗死等不测。

蒲公英虽好，吃法也讲究

春天在野外踏青的时候最容易见到一种小植物，开着小黄花，细长的绿叶子，长得非常俊秀，这个就是蒲公英。蒲公英是菊科植物蒲公英的全草，可药可食，其性平味甘微苦，可清热解毒、消肿散结、利尿通淋，擅疗疔疮、恶肿结核，又能疗喉痹肿痛等病症。现代药理研究发现，本品有显著的催乳、利尿、缓泻、退黄、利胆、助消化、增食欲、抗癌等多种作用。

据近几年的研究发现，它确实具有良好的抗感染作用。药理实验证实，它对金黄色葡萄球菌、溶血性链球菌有较强的杀菌作用，对肺炎双球菌、脑膜炎球菌、绿脓杆菌、痢疾杆菌、伤寒杆菌等也有一定的杀菌能力。由于制药工业的发展，现在，蒲公英已被制成了注射剂、片剂、糖浆等不同剂型，广泛应用于临床各科多种感染性炎症。据临床报道，除用于各种外科疾患，包括疖肿、淋巴结炎、急性乳腺炎、丹毒等外，还用于治疗上呼吸道感染、传染性肝炎、胆道感染、泌尿系感染、五官感染，甚至用于手术后预防感染、败血症、胃炎等，也收到一定效果。

药食兼用，可生吃、炒食、做汤、焯拌等，不仅味道鲜美，而且营养丰富。食用蒲公英，最好选择在初春的四五月间，在开花之前采下，那时清火、消炎、抗癌的功效最佳。

生吃：将蒲公英鲜嫩茎叶洗净、沥干蘸酱，略有苦味，味鲜美清香且爽口。

凉拌：洗净的蒲公英用沸水焯1分钟，沥水，再用冷开水冲一下。佐以辣椒油、味精、盐、香油、醋、蒜泥等，也可根据自己的口味拌成风味各异的小菜。

做馅：将蒲公英嫩茎叶洗净水焯后，稍攥、剁碎，加佐料调成馅（也可加肉）包饺子或包子。

煮汤熬粥：为了减少蒲公英苦味，食用时可将其洗净后在开水或盐水中煮5～8分钟，然后泡在水中数小时，将苦味浸出冲洗干净，再煮汤或熬粥。

蒲公英茶：干燥蒲公英75克，水1000毫升，将蒲公英洗净，放入锅中，加水淹过蒲公英，大火煮沸后盖上锅盖，小火熬煮1小时，滤除叶渣，待凉后即可饮用。

蒲公英粥：蒲公英30克，粳米100克，煮成粥，可清热解毒、消肿散结。

掌握健康小贴士

蒲公英食疗价值不凡，但要注意，阳虚外寒、脾胃虚弱者忌用，且用量不宜过大，过大易致缓泻。

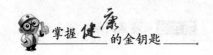

春天韭菜最香甜，男女老幼都适合

韭菜是人们熟悉的蔬菜，别名长生韭、壮阳草、扁菜等。《山海经》中就有关于韭菜的记载，它是百合科多年生草本植物，一年四季都可以食用，但以春韭最佳。韭菜有"春香，夏辣，秋苦，冬甜"之说。

韭菜不仅味美，更是一味药用价值很高的中药。韭菜入药始见于南朝梁人陶弘景所著之《名医别录》，其性温味辛无毒，入肝、胃、肾三经，功能为温肾助阳，益肝健胃，行气理血，止汗固涩等。主治噎膈反胃，气血瘀阻，胸痹腹痛，阳痿遗精，吐血，衄血，跌打损伤等病。更是对男性勃起障碍、早泄等有极好的治疗效果，因此医学古籍称之为"壮阳草"，现代人还给了它"蔬菜伟哥"的桂冠。

现代科学研究发现，韭菜含水分93.8%，含丰富的维生素C，一定量的钙、铁、磷、蛋白质，以及少量的脂肪和其他维生素及矿物质，另外还含有挥发油、硫化物、甲基蒜素、纤维素等有益成分。药理试验表明，韭菜对癌症有一定疗效。据此，韭菜或韭菜根洗净捣汁，每次取一滴加入半杯牛奶，煮沸后趁温缓缓饮下，每日数次，对食道癌和胃癌患者有益。

韭菜温阳通窍的作用能使机体升温，并有助于头发的牢固，治疗脱发症。韭菜还有美容作用，肥胖人常吃韭菜，可减少脂肪堆积；取韭菜加适量硼砂混捣，每日擦皮肤治色斑有显效。韭菜中含有多量纤维素，纤维素能刺激消化液分泌，帮助消化，增进食欲，并能促进肠的蠕动，缩短食物在消化道内通过的时间，所以有温阳通窍、开胃通肠的性能。可以预防便秘、直肠癌、痔疮以及下肢静脉曲张等。现代医学研究还证明，韭菜除含有较多的纤维素，能增加胃肠蠕动外，还含有挥发油及含硫化合物，具有促进食欲、杀菌和降低血脂的作用。

下面介绍几款家常韭菜的做法，供选择。

韭菜炒三丝

用韭菜200克，豆腐片200克，猪肉丝100克，麻油、花椒油、酱油、黄酒、精盐、味精、葱花、生姜末各适量。先将豆腐片切成丝，韭菜洗净，切成3厘米长的段。再把麻油放入锅内，加入肉丝煸炒，加入葱花、生姜末、酱油、精盐、黄酒，搅拌均匀，投入豆腐丝、韭菜同炒几下，撒入花椒油、味精，稍拌即成，用法是佐餐食，量随意。此款的功效是健胃提神，散瘀解毒，适用于动脉硬化症、神经衰弱、更年期综合征。

韭菜烩鲜虾

用鲜嫩韭菜100克，鲜虾250克，精制植物油、湿淀粉、料酒、酱油、香醋、姜末、精盐、味精各适量。先将鲜虾放入清水中静养片刻，洗净，去壳、头，取虾仁放入碗中，加少许湿淀粉抓揉均匀，备用。再将韭菜择洗干净，切成3厘米长的段，待用。然后把炒锅置火上，加植物油烧至七成热，投入虾仁煸炒，加料酒、酱油、香醋、姜末，滑炒至八成熟，捞起放入碗中，待用。最后再将韭菜用植物油炒熟，烩入虾仁，加精盐、味精，大火上翻炒均匀起锅即成。用法是佐餐食，量随意。此款的功效是补肾壮阳，促进性欲，适用于性欲减退、阳痿早泄患者。

韭菜炒绿豆芽

用韭菜150克，绿豆芽400克，精盐、味精、精制植物油、生姜各适量。先将韭菜择洗干净，切成约3厘米长的段。绿豆芽摘取根须，洗净沥干水。再把生姜去皮，洗净，切成丝备用。然后把炒锅上火，放油烧热后用生姜丝炝锅，倒入绿豆芽翻炒至断生，加少许精盐，翻锅即盛起。最后再把炒锅重新上火，放植物油，待油烧至七成热，用精盐炝锅，立即倒入韭菜急炒几下，再倒入绿豆芽，加味精，迅速翻炒几下，出锅装盘即成。用法是佐餐食，量随意。此款的功效是散瘀解毒，调和脏腑，适用于贫血、疲劳综合征、习惯性便秘等症。

掌握健康小贴士

韭菜属于辛温助热之品，吃多了容易上火，消化不良，故咽痛目赤、口舌生疮者不宜食用。喝酒的人也要少吃韭菜。肠胃疾病患者，外感发热疾病患者，缺钙的人，阴虚火旺、疮疡、目疾患者均忌食。炒熟的韭菜隔夜忌食，夏季不宜多食，忌与蜂蜜、牛肉同食。在选购韭菜时，要挑选叶直、鲜嫩翠绿的，烹饪时要注意掌握火候，不要破坏韭菜的营养成分。

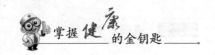

春天多吃甘，疾病少上身

唐代著名养生家孙思邈说："春日宜省酸，增甘，以养脾气。"也就是说，春季应该少吃酸味食物，多吃甘味食物。中医认为，春季与五脏中的肝脏相对应，很容易发生肝气过旺，对脾胃产生不良影响，妨碍食物正常消化吸收。甘味食物能滋补脾胃。因此，春季少吃酸味多吃甘味的食物以滋养肝脾，对防病保健大有裨益。

中医所说的甘味食物，不仅指食物的口感有点甜，更重要的是要有补益脾胃的作用。在这些食物中，首推大枣和山药。现代医学研究表明，经常吃山药或大枣，可以提高人体免疫力。如果将大枣、山药、大米、小米一起煮粥，不仅可以预防胃炎、胃溃疡的复发，还可以减少患流感等传染病的概率，因此非常适合春天食用。除了大枣和山药之外，甘味的食物还有大米、小米、糯米、高粱、苡米、豇豆、扁豆、黄豆、甘蓝、菠菜、胡萝卜、芋头、红薯、土豆、南瓜、黑木耳、香菇、桂圆、栗子等，每个人可根据自己的口味选择，最好各种都吃一些。

早春时节，乍暖还寒，为顺应春升之气，应多吃些温补阳气的食物，可选吃韭菜、大蒜、洋葱、魔芋、芥菜、香菜、生姜、葱等，这类蔬菜均性温味辛，可疏散风寒。当春日渐暖，易引动体内郁热而生肝火，可适当配吃些清解里热、滋养肝脏的食物，如荞麦、荠菜、菠菜、芹菜、莴笋、茄子、荸荠、黄瓜、蘑菇等。这类食物均性凉味甘，可清解里热、润肝明目。

另外，我国北方大部分地区春季多风干燥，很多人常被咽喉疼痛、口臭、便秘等"上火"的症状困扰。适当多吃点养阴润燥的食物，如蜂蜜、梨、香蕉、百合、冰糖、甘蔗、白萝卜等，具有一定的缓解作用。

掌握健康小贴士

很多人把"甘"误认为是"甜"，于是就多吃甜食。其实，这种理解是错误的，"甘"是指中药"五味"中的一味，它不等于"甜"。中医所说的甘味食物，不仅指食物的口感有点甜，更重要的是要有质润而善滋燥的特点。另外，春天少吃酸味，也不代表连醋也不能用了，适当用一点调味并不会影响养生效果。

春天节气养生法

立春太阳位于黄经315°，2月3—5日交节

立春是一年中的第一个节气，"立"开始之意，立春揭开了春天的序幕，表示万物复苏的春季的开始。随着立春的到来，人们明显地感觉到白天渐长，太阳也暖和多了，气温、日照、降水也趋于上升和增多。在养生上主要是护肝。在作息时间上，人们也应顺应自然界的规律，早睡早起。在精神养生方面，要力戒暴怒，更忌忧郁，做到心胸开阔，保持心境愉悦。

春季养生要顺应春天阳气生发，万物始生的特点，注意保护阳气，着眼于一个"生"字。按自然界属性，春属木，与肝相应。肝的生理特点主疏泄，在志为怒，恶抑郁而喜调达。在春季精神养生方面，要力戒暴怒，更忌情怀忧郁，做到心胸开阔，乐观向上，保持心境恬愉的好心态。

春季气候变化较大，天气乍寒乍暖，由于人体腠理开始变得疏松，对寒邪的抵抗能力有所减弱。所以，初春时节特别是生活在北方地区的人不宜顿去棉服，年老体弱者换装尤宜审慎，不可骤减。春天在起居方面，我们要夜卧早起，多参加室外活动，克服倦懒思眠状态，使自己的精神情志与大自然相适应，力求身心和谐，精力充沛。

饮食调养方面要考虑春季阳气初生，宜食辛甘发散之品，不宜食酸收之味。在五脏与五味的关系中，酸味入肝，具收敛之性，不利于阳气的生发和肝气的疏泄，饮食调养要投其脏腑所好，选择一些柔肝养肝、疏肝理气的草药和食品。草药如枸杞、郁金、丹参、延胡索等，食品选择辛温发散的大枣、豆豉、葱、香菜、花生等，灵活地进行配方选膳。

春季养生另一方面，就是要防病保健。特别是初春，天气由寒转暖，各种致病的细菌、病毒随之生长繁殖。温热毒邪开始活动，现代医学所说的流感、流脑、麻疹、猩红热、肺炎也多有发生和流行。为避免春季疾病的发生，在预防措施中，首先要消灭传染源；二要常开窗，使室内空气流通，保持空气清新；三要加强锻炼，提高机体的防御能力。此外，注意口鼻保健，阻断温邪上受、首先犯肺之路。

雨水太阳位于黄经330°，2月18—20日交节

中医认为肝主生发，故春季肝气旺盛，肝木易克脾土，故春季养生不当容易损伤脾脏，从而导致脾胃功能的下降。在雨水节气之后，随着降雨有所增多，寒湿之邪最易困着脾脏。同时湿邪留恋，难以去除，故雨水前后应当着重养护脾脏。明代

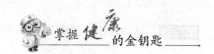

医家张景岳提出："土气为万物之源，胃气为养生之主。胃强则强，胃弱则弱，有胃则生，无胃则死，是以养生家必当以脾胃为先。"所以，春季养生中既要注意春季阳气生发的特点，扶助阳气，又要避免伤及脾胃。

中医学称脾胃为"水谷之海"，有益气化生营血之功。人体机能活动的物质基础，营卫、气血、津液、精髓等，都化生于脾胃，脾胃健旺，化源充足，脏腑功能才能强盛。脾胃又是气机升降运动的枢纽，脾胃协调，可促进和调节机体新陈代谢，保证生命活动的协调平衡。而人身元气是健康之本，脾胃则是元气之本。脾胃虚弱是滋生百病的主要原因，现代医学实验证明，调理脾胃能有效地提高机体免疫功能，防老抗衰。

春季气候转暖，然而又风多物燥，常会出现皮肤、口舌干燥、嘴唇干裂等现象，故应多吃新鲜蔬菜、多汁水果以补充人体水分。由于春季为万物生发之始，阳气发越之季，应少食油腻之物，以免助阳外泄，否则肝木生发太过，则克伤脾土。春季饮食应少吃酸味，多吃甜味，以养脾脏之气，可选择韭菜、香椿、百合、豌豆苗、茼蒿、荠菜、春笋、山药、藕、芋头、萝卜、荸荠、甘蔗等。药物调养可选用沙参、西洋参、决明子、白菊花、首乌粉及补中益气汤等。

雨水时节，还要预防"倒春寒"，这是因为初春的降雨会引起气温的骤然下降，这尤其对老年人和小孩的身体健康威胁较大，特别是温度骤然下降的时候，老年人的血压会明显升高，容易诱发心脏病、心肌梗死等。小孩则容易因气温的改变而引起呼吸系统疾病，导致感冒和发热。所以，这里还要再次提醒大家，春季要注意保暖，不要过早减少衣物。

惊蛰太阳位于黄经345°，3月5—7日交节

惊蛰，是"立春"以后天气转暖、春雷初响、惊醒了蛰伏在泥土中冬眠的各种昆虫的时候，此时过冬的虫卵也要开始卵化，由此可见惊蛰是反映自然物候现象的一个节气。

惊蛰时的养生，要根据自然物候现象、自身体质差异进行精神、饮食、起居的调养。春天万物复苏，应该早睡早起，散步缓行，可以使精神愉悦、身体健康。对于北方气温较低、早晚温差大的地区要注意保暖。春季与肝相应，如养生不当，则可伤肝。现代流行病学调查，春天属肝病高发季节，应注意养肝、保肝，防止春季传染病的流行。

惊蛰前后重视饮食调理，对预防春季常见疾病是大有裨益的，讲究"清补平淡"。惊蛰后，宜多吃富含植物蛋白质、维生素的清淡食物，可以增强体质抵御病菌的侵袭，宜多吃的食物包括瘦肉、鸡肉、鸡蛋、春笋、菠菜、芹菜、牛奶等。初

春肝气盛易伤脾，适量多吃大枣、山药等甜食可以养脾，最好做些大枣粥、山药粥等食用。

"惊蛰"是反映物候的节令，时值公历三月上半月，天气渐渐回暖，春雷开始震响。此时肝气旺盛，老年人易动怒，要注意情绪神志的调摄，随时保持心气平和，不妄动肝火，否则肝气升腾太过，易患眩晕、中风之病。此节气宜用枸杞煎水擦身洗面，可使皮肤光泽不老。在江南，"倒春寒"现象要一直延续到惊蛰的最后几天，而北方寒冷气候则时间更长一些，所以"春捂"在此节气中很重要。尤其是老年人，在此节气中不要因天气变暖而将衣服减得过少，应随气候冷暖而适当增减衣服。惊蛰时节尽管天气转暖，但是气温变化还比较大，尤其是晚上与中午的温差相当大，因此，穿着宜保暖。

我国民间素有"惊蛰吃梨"的习俗。梨者性寒、味甘，入肺、胃经，有清热养阴、利咽生津、润肺止咳化痰的功效，惊蛰时气候仍然比较干燥，很容易使人口干舌燥、咽痛音哑，由于一些细菌开始活动繁殖，易使人患呼吸道疾病。梨既可以生津润肺，又可以止咳化痰，且含丰富的果酸、铁质、维生素A、维生素C等，特别适合这一季节食用。但因其性质寒凉，不宜一次食用过多，否则反伤脾胃，对于脾胃虚寒或者血糖偏高的人，则不宜食用生梨。

春分太阳位于黄经0°，3月20—22日交节

"春分者，阴阳相半也，故昼夜均而寒暑平。"一个"分"字道出了昼夜、寒暑的界限。由于春分节气平分了昼夜、寒暑，人们在保健养生时应注意保持人体的阴阳平衡状态。

《素问·骨空论》："调其阴阳，不足则补，有余则泻。"传统饮食养生与中医治疗均可概括为补虚、泻实两方面，如益气、养血、滋阴、助阳、填精、生津为补虚，解表、清热、利水、泻下、祛寒、去风、燥湿等方面则可视为泻实。中医养生实践证明，无论补或泻，都应坚持调整阴阳、以平为期的原则，科学地进行饮食保健，才能有效地防治非感染性疾病。

春季，由于肝气的旺盛和脾胃阳气的虚弱，会导致食欲下降。所以，平时注意进食一些偏温的食物有助于辅助脾胃阳气的振奋，维持消化系统的正常运行。可以多食小麦、黑麦、小米、蚕豆等杂粮，而不能多食性寒的食品，如春笋。古人云："虚人食笋，多致疾也。"饮食平淡符合春季平补原则，如荞麦、米仁、红小豆、豆浆、芝麻、山药等都能柔肝养肺，且长期食用均无不良影响。春季，肝气正旺，多食酸性食物会使肝木偏亢从而影响脾胃的正常消化功能。同时，这也是慢性胃炎和消化道溃疡等疾病在春季多发的主要原因。甘甜的食物有助于防止肝气过

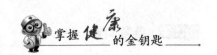

旺，可以多食一些富含蛋白质、糖类、纤维素、微量元素的食物，以求达到养肝护脾的功效。

春季保暖很重要，适当穿暖些，可减少疾病，有利于逐步适应从冬到夏的过渡。自古以来就有"二八月乱穿衣"的说法，是指农历二月、八月，气候冷热变化多端，故有乱穿衣现象。虽然春分天气已日渐暖和，但日夜温差较大，而且仍不时会有寒流侵袭，且雨水较多，甚至阴雨连绵。天气忽冷忽热，有时候会一下子热起来，很容易给人造成夏天来了的错觉。很多人过早地穿上了夏天的服装，其实这样的危害是很大的，很容易让身体受风形成疾病。俗语说得好："吃了端午粽，才把棉衣送。"此时，要注意添减衣被，勿极寒，勿太热，减衣不宜过早过多，有冷空气影响时还要及时加衣。

清明太阳位于黄经15°，4月4—6日交节

清明时的天气，基本上不会再有寒流出现了。只不过多雨也是这一节气的特点，所以说气温会随着降雨而降低。雨过天晴后，气温的大趋势是不断升高。

在这一节气中，人不可闭门不出，更不可在家中坐卧太久，因为中医认为"久视伤血，久卧伤气，久立伤骨，久行伤筋，久坐伤肉"。应当保持乐观的心情，经常出去到树林、河边散步，多呼吸新鲜的空气，并进行一些适当的体育锻炼，保持充足的睡眠，早睡早起。身体要注意经常保持清洁，尤其是手要勤洗。

清明节又称"寒食节"，有些地方还保留着清明禁火、吃冷食的习惯。不过，有些人是不适合吃冷食的，在清明时节，凡是耗损或阻碍阳气的情况都应该避免。"阳气"升发是指脾胃的运动收缩，因此人们春季的食欲通常比较好，不过要注意饮食适度，保护脾胃的正常功能。清明时节的气候特点是多雨阴湿、乍暖还寒。此时的饮食宜温，应多吃些蔬菜水果，尤其是韭菜等时令蔬菜，还有白菜、萝卜等也适宜多吃。另外，清明节气中可多吃些护肝养肺的食品，比如荠菜、菠菜、山药，对身体有好处。

《修龄要旨》中说："切忌子后行房，阳方生而顿灭之，一度伤于百度。"便是告诫人们不可在夜里十一点以后进行性生活。古人认为子时以后进行房事，会损伤体内刚刚生长的阳气，对身体有很大损害，并且认为这种损害相当于一百次性生活对身体的损害，因此性生活最好不要安排在后半夜。从现代生活来考虑，熬夜太晚，往往会影响第二天的精力，熬夜太晚会扰乱人的生物钟，造成神经功能紊乱，所以熬夜也是不可取的。

清明时节的着衣，开始除去冬装，轻装外出。清明时节，人们往往容易衣着单薄，遇上阴雨绵绵的天气，就应及时添衣，防止受寒、淋雨。外出要随带雨具，防

止淋雨而感冒。晴天外出和运动易于出汗，出汗后要及时换农，保持温暖干燥。

谷雨太阳位于黄经30°，4月19—21日交节

谷雨是春季的最后一个节气。谷雨后降雨增多，空气中的湿度逐渐加大，此时人体消化功能处于旺盛时期，也是滋补身体的大好时期，适当进补可以提高身体的抗病能力。其次，唐代药王孙思邈说："春日宜省酸、增甘，以养脾气。"意思是当春天来临之时，人们要少吃点儿酸味的食品，而要多吃些甜的的饮食。这样做的好处是能补益人体的脾胃之气。因此，春季饮食调养宜多食甜，少食酸，再有就是春天饮食调养要多吃些菜。另外，春季不宜大补。升补属温补，应多选择一些滋阴清热的产品，如山野鸡、食用菌、山药、山野菜、白果、鹿肉等。

此季不易起得太早，起居方面要考虑谷雨节气的因素，顺应自然规律。许多人认为谷雨前后雨水较多，早上早起锻炼可以呼吸新鲜空气。其实不然。无论哪个节气，起得过早都容易造成精神紧张，白天反而没有精神。有人凌晨就起床晨练，此时人体的血压、体温、心跳、呼吸及肾上腺皮质激素水平还停留在"睡眠中"的状态。另外，天还没亮的时候就跑到树林或公圆里锻炼，太阳还没升起，地面还聚集着较多的污浊空气，对人体极为不利。此外，此时早上气温低，过早起还易受风寒袭击。

谷雨时节，尽管天气转暖，但是气温变化还很大，尤其是早晚与中午的温差相当大，因此早晚要注意保暖，老人儿童尤其要注意这一点，可适当调整穿衣层次，早晚寒凉的时候可多披一件衣服。晚春自然界阳气骤升，易引动人体蓄积的内热而生肝火，继而诱发春日常见的鼻孔、牙龈、呼吸道、皮肤等出血症，以及头痛晕眩、目赤眼疾等疾患，这就是所谓的"春火"。抑制春火应该春捂有度，15℃是春捂的临界温度，超过15℃就要减衣，不要再捂了，再捂下去就易诱发春火的产生。

谷雨节气期间，在养生保健方面，传统认为，一是要防脾胃病的发作，二是注意防治风湿性腰腿痛等疾病。这里还应关注的是情志养生的问题，因为谷雨是春夏之交，春天是肝气当令，肝与情志密切相关。事实也证明，春夏之交，谷雨前后，抑郁症患者增多或加重，精神分裂症等一些精神疾病也在此期间多发或加重。

掌握健康小贴士

春季老年起居要点：①忌睡眠过多。②忌懒于活动。③忌衣着不当。④忌生冷食品。⑤忌四处串门。春季保健注意四点：①衣着要

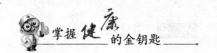

保暖。②饮食少而淡。③起居需守时。④外出重防护。春季健身四忌：①忌盲目选择。②忌健身时受凉。③忌过早户外活动。④忌春季锻炼强度过大。**春季减肥饮食要点：**①多吃维生素C。②保持良好的心态有助于减肥。③多吃新鲜蔬菜水果。④晚餐要少吃。

适合春天喝的养生粥

牛奶大米粥

春天，人易产生疲乏感，多喝些牛奶大米粥，可有效消除疲劳。用牛奶250克，大米100克，白糖10克，置砂锅上煮成粥。牛奶大米粥富含蛋白质、糖类、钙、镁等多种维生素，且易于消化吸收，有镇静安神、抑制肿瘤、清热通便、补虚健脾、消除疲劳等功效，尤其适合体虚乏力者食用。

猪肝绿豆粥

新鲜猪肝75克切成薄片，大米100克，绿豆50克。将猪肝与大米、绿豆同煮成粥，即成猪肝绿豆粥。猪肝能补肝护肝，养血抗癌；绿豆能止渴利尿，清热解毒，润肤抗衰。二者和大米一起煮粥食用，可补肝养血，清热解毒，美容润肤，特别适用于春季肝气不足导致的面色蜡黄等症状。

韭菜虾仁粥

取大米100克，虾仁50克，韭菜30克，鸡汤500克。韭菜洗净切段，虾仁去掉虾线，焯水，切碎。然后用鸡汤与大米煮成粥，适当加些盐和味精调味，即成韭菜虾仁粥。韭菜含有多种矿物质和维生素，可养肝护肝、补肾壮阳、散血解毒、保暖健脾。虾仁富含优质蛋白质，可补阳气强筋骨。此粥可养肝护肝，温补阳气，极适合春季食用。

芹菜粥

大米100克，芹菜50克。把芹菜段放入锅内加水熬煮20分钟，榨取芹菜汁，然后加入清水与大米一同煮粥，这就是芹菜粥。吃时，可适当加盐调味。芹菜富含膳食纤维，有镇静安神、平肝降压、利尿消肿、养血补虚等作用。搭配大米做出来的粥，具有低热量、高纤维的特点，可平肝降压，还能预防心血管疾病、糖尿病和结肠癌，是春季养生的一道不错粥膳。

生姜羊肉粥

大米100克，熟羊肉60克切成碎粒，姜末10克。用大米、熟羊肉、姜末同煮成粥，即成生姜羊肉粥。羊肉有去寒补虚、补肾壮阳、益精补身的作用。姜有发散风寒、止呕助阳的作用。二者搭配食用，可以提高身体素质，增强人体抗疾病的能力。春天，老年人身体免疫力继，多喝此粥有助于增强体质，抵御各种季节病。

黑豆紫米粥

紫米75克，黑豆50克，白糖5克，煮沸煲粥。黑豆有固肾益精、增强体力、调养肾虚及缓解疲劳的作用。紫米可补血益气，健肾润脾。二者搭配食用，有良好的健肾、益气、补虚的功效，可有效增强体力，缓解疲劳。

桂圆良姜粥

大米75克，黑豆40克，桂圆25克，鲜姜20克磨汁，熬煮成粥。这道桂圆良姜粥含有丰富的糖类、姜黄素、多种维生素及蛋白质，可补充体力，消除疲劳，还具有补血安神、健脑益智、补养心脾的功效。

大麦牛肉粥

大麦75克，牛肉50克，胡萝卜25克切丁，姜末10克，盐4克，同煮成粥。大米具有益气宽中的作用，牛肉有滋养脾胃、益气血的作用，胡萝卜有补气健脾的作用，三者一起煮食，具有健脾益胃、补益气血的功效，适合气虚体质者食用。

人参茯苓二米粥

小米、大米各50克，山药30克，茯苓15克，人参3克。人参、茯苓、山药均洗净焙干，研成细粉。小米、大米煮沸后，放入人参粉、茯苓粉、山药粉，用小火炖至米烂成粥即可。山药有补肾益气的作用，小米和大米都有健脾和胃的作用，人参是常用的补气药，茯苓则能补脾益胃。五者一起煮食，可益气补虚，健脾养胃，能调理气虚引起脾胃不足。

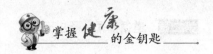

干贝海带粥

取糯米100克，海带结60克，胡萝卜片40克，干贝25克，同煮成粥。这道干贝海带粥含有丰富的蛋白质和矿物质，可增强身体抵抗力，强化免疫系统功能。

枣皮猪肝粥

枣皮10克，猪肝、大米各100克，调味品适量。将猪肝洗净、切细备用。先取大米加清水适量煮沸后，下猪肝及枣皮，煮至粥成，葱花、食盐调味服食，每日1剂，可养肝益肾。

鸡肝粥

鸡肝、大米各100克，调味品适量。将鸡肝洗净，切细，与大米同放锅中，加清水适量，煮为稀粥，待熟时调入葱花、姜末、花椒、食盐、味精等，再煮一二沸即成，每日1剂，可补肝养血，明目益睛。

鱼鳔粥

鱼鳔10克，大米100克，调味品适量。将鱼鳔发开，洗净，切细，用香油烹炒一下，而后与大米同放锅中，加清水适量，煮为稀粥，待熟时调入葱花、姜末、花椒、食盐、味精等，再煮一二沸即成，每日1剂，可益气养血，补益肾精。

虫草花粥

虫草花5克，大米100克，白糖适量。将虫草花洗净备用，取大米淘净，放入锅中，加清水适量，浸泡5～10分钟后，文火煮粥，待沸后，调入虫草花、白糖，煮至粥熟即成，每日1剂，可养肝益肾。

葡萄粥

鲜葡萄汁、大米各100克，白糖适量。将鲜葡萄择洗干净，榨汁备用。取大米淘净，放入锅中，加清水适量煮粥，待熟时调入葡萄汁、白糖等，煮至粥熟服食，或将葡萄干、大米共同煮粥，待粥熟时调入白糖，再煮一二沸即成，每日1剂，可补气血，养肝肾，强筋骨。

胡麻仁粥

胡麻仁10克，大米100克，白糖适量。将胡麻仁择净，炒香备用。先将大米淘净后，放入锅中，加清水适量煮粥，待熟时调入胡麻仁、白糖等，再煮一二沸即成，每日1剂，连续3～5天，可补肝肾，润五脏，益气血，润肠燥。

枸杞子粥

枸杞子15克，大米100克，白糖适量。将枸杞择净，放入药罐中，浸泡5～10分钟后，加大米煮为稀粥，待熟时调入白糖，再煮一二沸即成，每日1剂，可补肾益精，滋肝明目。

何首乌粥

制何首乌30克，大米100克，大枣5枚，白糖少许。将首乌择净，放入锅中，用冷水浸泡10～30分钟后，水煎取汁，加大米、大枣同煮为粥，待熟时调入白糖或冰糖，再煮一二沸即成，每日1剂，可益气养血，滋补肝肾。

掌握健康小贴士

菠菜，是一年四季各地都有的常见蔬菜，但以春季为佳。中医认为，菠菜性凉，味甘辛，无毒，入肠、胃经，有补血止血、利五脏、通血脉、止渴润肠、滋阴平肝、助消化等功效。

菠菜的食法很多，可以炒、拌、烧、做汤、做粥和当配料用。菠菜炒鸡蛋有促进肝细胞再生的营养功效。菠菜拌藕片具有清肝明目的功效，适用于肝血不足所致的视物不清，头昏肢颤等病症。用菠菜与羊肝熬汤，可以养肝明目，缓解两眼干涩、视力模糊等症状，是现代"电脑族"不可不尝的美食。菠菜粥，营养丰富，具有健脾益气、养血补虚的功效，常用于治疗缺铁性贫血。菠菜猪血汤具有养血止血、敛阴润燥的功能，适用于血虚肠燥、贫血及出血等病症。

需要注意的是，菠菜含有草酸，草酸与钙结合易形成草酸钙结晶，它会影响人体对钙的吸收。因此，菠菜不能与含钙丰富的豆类、豆制品类以及木耳、虾米、海带、紫菜等食物同食，而应尽可能与蔬菜、水果等碱性食品同食，这样可促使草酸钙溶解排出，防止结石。电脑工作者、糖尿病患者可常食，脾胃虚寒、腹泻、便溏者应少食，肾炎和肾结石患者不宜食之。

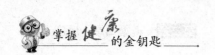

第二节　夏季养心最重要

夏季烦躁的防治

夏季到了，气温越来越高，人们的情绪也会变得越来越不稳定。每个人的情绪与外界环境都是息息相关的，当您遇到连续的高温天气，或者外界大环境有所变化的时候，人的情绪也会受到影响从而发生一定的变化。

一般来说，低温环境有利于人的精神稳定，一旦温度上升的变化幅度增大后，人的精神、情绪就会产生波动，不仅给人带来身体上的不适应，还会对人的心理和情绪产生负面影响，以致出现情绪烦躁、爱发脾气、记忆力下降等现象。

所以，在炎热的高温环境中，应尽可能地增加休息时间，并注意饮食调整，增加营养，重视夏季的养生之道。比如调整起居时间，及时补充水分和维生素，多吃开胃食品，避免吃过凉的食物等，都有利于调节自己的情绪。

中医将夏季上火按三焦来辨证施治，根据三焦火的不同表现，分别进行治疗。三焦是中医特有的名词，中医将胸腹部划分为上、中、下三个区域，即三焦。上焦指胸膈以上，内居心肺；中焦从胸膈至脐，内居脾、胃；下焦为脐以下，内居肝、肾、大肠、小肠、膀胱。

上焦火：指上焦火旺，常见症状包括头疼目赤、口干舌燥、口舌生疮、咽喉肿痛、心烦口渴、心悸失眠等。治宜清心泄火，可用黄连上清丸、牛黄清心丸、栀子清火丸治疗。

中焦火：指中焦火旺，常见症状包括脘腹胀满、嗳气上逆、多食多饮。可伴有牙龈肿痛、牙龈出血、口臭、腹痛、呕吐、身体烦热等症状。治宜清胃泄火，可用牛黄清胃丸、清胃黄连丸、清胃保安丸治疗。

下焦火：指下焦湿热，常见症状包括眼睛分泌物多、口干舌燥、目赤耳鸣、便秘、小便短黄、疼痛、阴部瘙痒、妇女白带增多色黄、心烦易怒、两胁胀痛等。治宜清利下焦湿热，可用龙胆泻肝丸、柴胡疏肝丸、黄柏丸、消淋丸治疗。

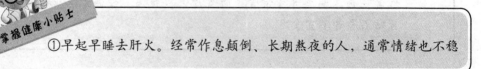

掌握健康小贴士

①早起早睡去肝火。经常作息颠倒、长期熬夜的人，通常情绪也不稳

定。②运动量不要太大太激烈。尽量从事温和的运动，太激烈的运动造成大量流汗，运动消耗性大，流失大量体液等于流失大量体力，心情也易烦躁不安。③太"浊"太"味"的食物尽量不吃。夏天要吃清爽的食物，太浊的食物易加速心火旺，增加身体重量，精神昏沉。④少吃冰凉食物。消暑又要镇定神经，不妨喝金银花茶、绿豆汤或含水量多的水果。不过，胃寒者要少喝，可以多喝开水。⑤"气和"自然"心平"。心获得舒展放松，要心自然而然平静下来。

入夏养生四大原则

入夏后，天气逐渐炎热，温度明显升高，但早晚仍比较凉，日夜温差较大，人体生理状态随之发生了一定改变，如不注意，很容易引发疾病。入夏养生注意以下几点，有利于人们顺利过渡到夏天。

起居有常

入夏之后，早晚要根据气温变化适当添衣，以防受凉引发疾病。夏季在五行上与火对应，在五脏上与心对应。而这个季节，也是心脏负荷最大的季节。赤日炎炎，人体血液流动加快，心脏的工作量增大。这种天气还容易让人心火亢奋，应清泻心火。注意睡好"子午觉"，尤其要适当午睡，午睡时间因人而异，一般以半小时到1小时为宜，以保证饱满的精神状态以及充足的体力。

合理运动

入夏过后，气温渐升，易出汗，汗为心之液，若此时再做剧烈运动，容易造成机体缺水，以防大汗损伤心气，故应选择散步、慢跑、打太极等慢节奏的有氧运动，运动后要及时补水。活动强度以不感到疲惫为宜，活动时间以1小时内为宜，不要在中午太阳直射下运动，可选择早晨或晚上运动。

饮食调节

入夏后，温度逐渐攀升，人们会觉得烦躁上火，食欲也会有所下降。入夏饮食重在养心，可多喝牛奶，多吃豆制品、瘦肉等，既补充营养，又起到强心的作用。宜增酸减苦、补肾助肝、调养胃气，饮食应清淡、易消化、富含维生素，多吃水果

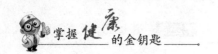

蔬菜之类，少吃肉类和油腻辛辣的食物，这样有助于平静心气。夏天，人们大量喝水，脾胃运化水谷、水湿的工作量大大增加；体力消耗大，也需要脾胃有个良好状态。在这种情况下，把脾胃保养好十分重要。夏季可适当吃一些带有刺激性的调味料，如辣椒、香菜、大蒜、醋、姜、葱等，另外苦瓜也可以多吃点。冰镇冷饮食用时要有度，不能贪图一时之快伤了脾胃；还可以按摩腹部（饱食和饥饿时不要按摩）和足三里等穴位。

精神情志调养

炎炎高温会导致人心率加快，酷暑难耐往往心情烦躁，坐卧不安，高温导致人体大量汗出。"汗为心之液"，过多出汗会耗伤心之气阴，因此夏季要"静养勿躁"，保持心情平和愉悦。"心静自然凉"，切忌狂喜大怒而伤心神，要多做一些安静的事情，如练书法、听音乐、种花、钓鱼等，以调节烦躁情绪、保持心情舒畅。也可以畅游名山大川，海滨休闲度假，在大自然中开阔心胸，练习绘画书法怡情养性。

掌握健康小贴士

夏季气温升高，天气转热，要格外当心。传统中医认为，"暑易伤气"，"暑易入心"。因此，立夏后人们要重视精神的调养，加强对心脏的保养，尤其是老年人要有意识地进行精神调养，保持神清气和、心情愉快的状态，切忌大悲大喜，以免伤心、伤身、伤神。夏季要重视养阳，方法就是艾灸，可施以温和灸神阙、关元、中脘、脾俞、肾俞、大椎、足三里等穴位，能达到温阳散寒、行气活血等强身健体的效果。

夏季吃苦能降心火

每当盛夏来临，很多人就会感觉到自己上火了，于是纷纷展开"清热降火"的系列行动：轻者吃清热解暑的食物，如西瓜、苦瓜、冰激淋等；重者吃清热解毒的中成药，如黄连上清丸、龙胆泻肝片等。其实，聪明的人这时候就应该调整心态，检讨自己，让自己平和下来。

中医说"劳心思虑，过耗其实"，大致意义是太劳心了，开心过了头或者劳累家务过了度，就容易伤神，就会"心火元盛，神明不安"，也就是上了心火。心火也无实虚之分，一般来说，其外的虚火表现为低热、盗汗、心悸、心烦、失眠、健忘等。实火在身体健壮的青年人身上容易出现，表现为反复口腔溃疡、小便短赤、心烦易怒等。降火的关键是分清虚实，不主张自己用药物的方法进行降火。每个人都可以用食疗的方法进行体内上火的调节。

夏季也是"上火季"，引起上火的具体因素还很多。情绪波动过极、过食葱、姜、蒜、辣椒等辛辣之品，贪食羊肉、狗肉等肥腻之品，以及缺少睡眠等也都会上火，而苦味食物是"火"的天敌。中医认为，苦味入心经，能够降心火。苦味食物可清热、排毒，有疏泄作用，对于由内热过盛引发的烦躁不安有宁神之功效，能使体内毒素随大小便排出体外，使肠道内的阴阳保持正常的平衡状态。

进入夏季，苦瓜又成了人们餐桌上的佳品。苦瓜苦中带甜，是一种美食佳品，有"天然胰岛素"的美称，是很多人喜欢的美味佳肴。苦瓜有丰富的营养价值，含有的蛋白质、脂肪、碳水化合物等在各种瓜类蔬菜中含量较高，特别是维生素C含量每100克苦瓜含84毫克，是南瓜的21倍、冬瓜的5倍、黄瓜的14倍，还含有苦瓜苷、氨基酸、胡萝卜素、粗纤维，以及磷、铁和多种矿物质，营养十分丰富。

中医认为，苦瓜味甘苦性寒，具有清热解毒、滋肝养血、益气壮阳、清心明目、止痢、润肺、补脾胃的功效。在日常生活中适当地食用，对高血压、心脏病、糖尿病、便秘、肾炎、前列腺增生、眼底出血、皮肤粗糙、咽喉肿痛、肥胖症、疥疮等大有裨益。现代医学研究证明，苦瓜具有降血糖、降血压、调节血脂、提高免疫力的作用。现在介绍几款苦瓜菜：

苦瓜凉拌

年轻人体内有实热者，如果想通过吃苦瓜来清热败火，最好是切成薄片凉拌着吃，因为这种做法更接近原汁原味，能更好地起到食疗作用。方法很简单，将苦瓜切片焯水，过凉水后，在碗里调适量醋、糖、盐、香油，倒入苦瓜拌匀即可。

苦瓜排骨汤

这道菜老少咸宜，脾胃虚弱者，用苦瓜来煲汤，这样处理之后味道不那么苦，也可以避免伤脾胃，同时也有清热生津的作用。做法：准备好苦瓜、排骨、蒜，将苦瓜切成块用开水灼过，再用油、蒜爆炒以减弱其寒性，然后再与排骨同煲至熟烂，出锅前放盐调味。

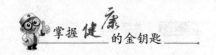

苦瓜牛柳

牛里脊200克、苦瓜120克、胡萝卜100克、大蒜10克、生姜5克、豆豉20克。牛里脊洗净切丝，用绍酒1汤匙、生抽、白糖和水淀粉混合均匀腌制15分钟。苦瓜切成薄片后焯水，捞出用冷水冲凉。中火烧热锅中的油，待烧至五成热时，将牛里脊片放入锅中快速滑炒至散开，待表面完全呈熟色，再快速捞出沥干油分。锅中留底油，烧热后将蒜茸、姜末和豆豉放入爆香，然后放入胡萝卜片煸炒至略软，最后放入苦瓜片和牛里脊片翻炒均匀至入味即可。

苦瓜滚鲩鱼片

苦瓜40克，鲩鱼片250克，生姜片、生粉、生抽、食盐、香油等适量。将苦瓜洗净，去瓤，切薄片；鲩鱼肉洗净，沥水，切薄片，用生粉、生抽和生油各1汤匙拌腌片刻。锅热下油，下姜片，稍炒片刻，加入清水1200毫升，武火滚沸，下鲩鱼片，稍滚至熟，用盐、香油调味便可。可消暑清热，消食开胃，宜于暑热、中暑、口渴、纳差、神疲者食用。

苦瓜菊花牛肉汤

苦瓜50克，菊花（干品）10克，牛肉450克，生姜片、食盐、油适量。苦瓜洗净，去瓤，切片；菊花洗净，浸泡；牛肉洗净，切片。先在瓦煲加清水1800毫升和姜片，武火煲沸后，加入苦瓜、菊花，改中火煲45分钟，加入牛肉和盐、油，稍滚，至牛肉片刚熟即可。可清热解毒，消暑止渴，利水祛湿，宜暑热、口渴、尿赤、脘腹痞闷、纳呆、水肿者食用。

猪蹄炖苦瓜

猪蹄、苦瓜、姜、葱、盐、味精各适量。猪蹄氽烫后切块，苦瓜洗净、去籽、切成长条，姜、葱切段；锅中油热后，放入姜、葱煸炒出香味后，放猪蹄和盐同煮；猪蹄熟时，放入苦瓜稍煮，味精调味出锅。猪蹄含有丰富的胶蛋白，极易消化又滋阴补液。苦瓜清热凉血，有明显的降血糖之功。此道菜补而不腻，咸香爽口，适于经常食用。

排骨鱼头苦瓜汤

大鱼头、苦瓜、排骨、黄豆、咸菜。把黄豆洗净用水浸数小时，然后将水倒去，备用。大鱼头洗净，抹干，锅烧红后放少许油，把鱼头两边煎至微黄，待用。苦瓜洗净，去籽去内膜，切方大块。排骨洗净，出水，备用。咸菜切块，用淡盐水略浸10分钟，洗净。锅中注入适量之清水煲滚，放入所有材料，大火煲20分钟，转慢火煲约2个小时，加盐调味，即可趁热饮，汤料可盛出蘸酱油吃。这道汤以苦瓜、鱼头、黄豆、排骨、咸菜熬制，营养和味道都很丰富。苦瓜可消暑，是治中暑热病的良药，黄豆又有清热解毒之效，而大鱼头益脑去火，故在这温度渐高之时，不妨多煲此汤饮。此汤有汤可饮，又有汤料可吃，一举两得。

苦瓜焖鸭

苦瓜20克，鸭腿1只，豆豉、姜少许，生抽、盐、白糖、油适量。苦瓜洗净，去瓤，切块。鸭腿洗净剁块，姜洗净拍碎。大火烧沸水，放入鸭块，氽烫3分钟捞出沥干。锅内放油，烧至五成热，放入姜、豆豉和白糖，翻炒出香味。放入鸭肉翻炒几下，盖上锅盖焖5分钟，逼出鸭肉的水分，再掀锅盖，翻炒至鸭肉渗出的水分蒸发掉。倒入生抽翻炒，加水没过鸭肉，大火烧开，盖盖再焖烧10分钟，收汤汁，然后放入苦瓜块和盐，翻炒至汤汁收干即可。可清暑解热，开胃补虚，宜内火、低热、体虚、纳差、便干者食用。

苦瓜滚海虾干

苦瓜50克，海虾干30克，生姜片、食盐、香油适量。苦瓜洗净，去瓤，切薄片。海虾干稍浸泡，切开对半。锅中加清水1200毫升，放入姜片、海虾干，武火滚沸后，改文火滚片刻，再改武火，下苦瓜片，稍滚。调入食盐、油即可。可清暑涤热，明目解毒，宜暑热、口渴、头晕眼花、神疲纳呆者食用。

苦瓜酿蛋

苦瓜20克，鸡蛋3个，食盐、油适量。苦瓜洗净，去瓤，切薄片，放入沸水中焯一下，捞出沥干。鸡蛋加盐搅拌成蛋液，平底锅加热，放油，晃锅使油分布均匀，倒入苦瓜蛋液，用文火慢煎至底部凝固。翻面继续煎另一个面，两面均呈金黄后，取出切块即成。可清暑益气，宁心养血，宜伤暑、上火、纳差、头晕、心悸气短、烦躁及糖尿病者食用。

掌握健康小贴士

夏季预防上火，第一，要保持科学的生活规律，按时作息，避免熬夜，定时定量进餐；第二，要多喝水，水能够很好地灭火；第三，要

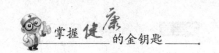

多吃新鲜绿叶蔬菜、绿茶、西瓜等清火食物；第四，要保持平和的心态，避免情绪受到波动而上火。此外，在上火期间，不宜吃辛辣食物，避免喝酒、抽烟及熬夜。如果上火症状比较明显，应及时到医院进行就诊，不要乱服降火药物。

盛夏炎热需防风

盛夏炎热，酷暑难当，很多人都把空调开得冷冷的，有的还嫌不够，又对着电扇使劲吹，然后喝冷饮，洗冷水澡，这样的做法都是很伤身体的。如果体质不好的人经过这一番折腾，那么必定会头痛发热，鼻塞流涕，咽痛身痛，喷嚏不断，咳嗽不止，这些都是因为"人造贼风"而致病。

《黄帝内经》记载："虚邪贼风，避之有时。""圣人避风如避矢石。"致病之"虚邪贼风"大多是气候异常变化所产生，多发生于气候与时令不相适应。"人造贼风"则是人为因素导致的"虚邪贼风"。预防"人造贼风"主要注意生活细节，尽量避免出汗时吹风、入水、饮冷、露宿、久着湿衣等几方面。

忌汗出当风

夏季，身体总是有汗，特别是活动、运动后，此时千万注意不要贪凉，如果出汗后立即把空调温度调得过低，这样最容易引发"空调病"，因为此时全身皮肤的毛孔为了散热处于开放状态。如果突然接触冷风，毛孔来不及收缩，风寒之邪便会"乘虚而入"，这就是所谓的"人造贼风"，会导致中暑、感冒等症状。如果想要避免发生，就要先让自己在常温下"冷却"10~20分钟，等皮肤温度下降收汗之后，再在电风扇旁边或空调房乘凉休息。

忌汗出入水

夏日人们户外活动后，为尽快消汗除热，往往喜欢冲冷水浴或游泳来"快速冷却"，这样身体骤然遇冷水，会使开放的汗毛孔立即收缩，汗孔关闭，热量不能散发而滞留体内，可引起高热。如果同时又用冷水洗头，会使脑部血管遇冷迅速收缩而引起供血不足，使人头痛、头晕、昏厥，甚至休克等。如果想要避免，就要先用干毛巾将身上的汗水都擦干，然后喝点温水，休息30分钟左右，等身体不是那么燥热了，才可以去洗温水澡。

忌汗后饮冷

夏天气温高，很多人喜欢吃冷饮。中医认为"形寒饮冷多伤胃"，进入伏天后，中医称之为"长夏"，这时的天气特点是闷热难耐，如过度地贪食冷饮后，寒湿之邪最易困阻脾胃、损伤脾阳、脾失健运，易见食欲不振、腹胀、腹泻等症状。如果剧烈运动后大量汗出，又立即喝冷饮，会刺激胃肠道迅速收缩，还可能产生胃肠痉挛出现腹痛甚至胃肠出血等。如果想要避免，就要先擦干汗，常温下喝水。

忌贪凉露宿

炎炎夏日，汗出不断，不少人贪凉，喜欢睡地板。人在熟睡时全身基础代谢减慢，心跳减慢，血压下降，体温调节功能下降，身体抵抗力变弱，对冷热也不如醒着的时候敏感，而夜晚气温较低，这时夜宿露天或睡地板，风寒之邪更容易进入体内，地面寒湿或湿热之气也极易侵入人体，可诱发腰背疼痛、风湿性关节炎、感冒、肠炎、面神经炎等。避免办法为不贪凉露宿。

忌久着汗衣

夏天汗出不断，衣服经常是湿的，人一旦安静下来，汗湿的衣服会马上变得湿冷黏腻，贴在身上很难受。因为湿衣服一直在蒸发，蒸发时液体变成气体，会从身上吸收热量，把身体大量热量带走，因此感觉身体湿冷。而此时皮肤的毛孔大开，寒湿乘虚而入，也会导致风湿类疾病等。要避免就得出大汗后及时把汗擦干，并更换干燥衣物、鞋袜。

掌握健康小贴士

预防中暑，要劳逸结合、睡眠充足；避免在烈日下过度曝晒；注意室内降温；讲究饮食卫生；亦可饮用绿豆汤、酸梅汤等饮料和使用仁丹、十滴水、清凉油等药物来防暑。阴暑是夏季因气候炎热而吹风纳凉，或饮冷无度，以致暑热与风寒之邪乘虚侵袭引起的时令病。夏季应避免过分贪凉就阴，以避免寒邪乘虚侵袭。如室外露宿，对扇当窗坐卧，空调温度过低，睡卧露腹不盖衣被等，均应避免。发生阴暑，病症轻缓的可食用赤豆酒酿，病情较重者可在医生或药师指导下服用藿香正气液。

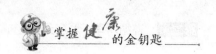

夏季防暑小方法

夏天，气温高热难耐，稍不注意，暑热内积或贪凉饮冷，导致中暑。一旦发生中暑，应将病人抬到阴凉通风的地方，躺下休息，给病人解开衣扣，用冷毛巾敷在病人的头上和颈部，然后送往附近的医院治疗。除了藿香正气水等常用预防中暑的药外，下面再介绍几款夏季防暑的小方法，供大家选用。

金菊防暑饮：金银花6克，菊花6克，栀子6克，薄荷5克，100毫升水，水煎后可以当茶喝，这个小药方有清热解毒解表的作用，给孩子喝时可以放点冰糖，味道不苦，夏天可以适当让孩子喝些。

三豆饮：绿豆、赤豆、黑豆各10克。三豆加水600毫升，小火煎成200毫升，连豆带汤喝下即可，健脾，消暑。

荷薏米饮：荷叶6克，薏仁9克适量，米200克，水800~1000毫升，熬粥。清热健脾利湿，适用于暑湿天气。

菊花荷叶茶：菊花10克，荷叶10克，开水冲泡，有清热解暑的作用，适用于血压偏高、低抗力低下、易出现头晕、胃口差的老人。

盐茶：食盐6克，茶叶适量，加开水500毫升，冲泡，凉后饮用，有祛热解暑、补液止渴作用。

菊花茶：白菊花5克，用50毫升开水冲泡，凉后饮用，有清热解毒的作用。

麦冬桔梗茶：麦冬、桔梗、沙参、天花粉、甘草适量，开水冲泡，对夏季口干、咽痛、有慢性咽炎的老人效果很好，也适用于早期感冒。

莲子饮：莲子性平，味甘涩，任何体质都适合饮用，可以解决心脾的问题。当天气闷热晚上入眠不易，莲子有清热解烦闷的功效。可以使用15~20克的莲子做成甜汤，适合夏天饮用。

甘麦大枣汤：小麦味甘属于凉性，含有丰富的维生素B，可以养肝，也有收敛汗液、安定情志的功效。特别推荐小麦30克、甘草3~6克、红枣2~3枚所制成的甘麦大枣汤，很适合在心烦无法入睡时候饮用。

百合饮：百合味甘微苦，属微寒性，有润肺的效果，当躁郁烦闷时，能清心安神，助人入睡。炖煮汤品时，可加入15~20克的百合，解忧除烦。新鲜百合也可用中火清炒，加少许盐，鲜甜美味。

西瓜皮凉茶：可将外皮绿色的那一层瓜皮利用起来，洗净后切碎去渣取汁，再加入少量白糖搅拌均匀，有祛暑利尿解毒之功。

陈皮茶：将干橘子皮10克洗净，撕成小块，放入茶杯中，用开水冲入，盖上杯盖闷10分钟左右，然后去渣，放入少量白糖。凉后，放入冰箱中冰镇一下更好。常饮此茶，既能消暑又能止咳、化痰、健胃。

鲜藕凉茶：将鲜藕75克洗净，切成片，放入锅内，倒入750毫升水，用文火煮。待锅内水煮至水量的2/3时即可，放入适量的白糖，常饮能去火化瘀。

薄荷凉茶：取薄荷叶、甘草各6克放入锅内，加2500毫升水，煮沸5分钟后，放入白糖搅匀，常饮能提神醒脑。

橘子茶：将橘子肉和茶叶用开水冲泡，可制成橘子茶，它可防癌、抗癌和预防心血管疾病，如果将经过消毒处理的新鲜橘子皮与白糖一同冲喝，还能起到理气消胀、生津润喉、清热止咳的作用。

桑菊茶：将桑叶、白菊花各10克，甘草3克放入锅中稍煮，去渣取汁，加入少量白糖即成，可散热、清肺润喉、清肝明目，对风热感冒也有一定疗效。

荷叶凉茶：将半张荷叶撕成碎块，与中药滑石、白术各10克，甘草6克，放入水中，共煮20分钟左右，去渣取汁，放入少量白糖搅匀，冷却后饮用，可防暑降温。

香兰凉茶：藿香9克、佩兰9克洗净，和茶叶6克一起放茶壶中，用500毫升开水冲泡，盖上壶盖闷5分钟，加入冰块冷却待饮，能解热祛风、清暑化湿、开胃止呕。

果汁红茶：锅中加水750毫升，加热至沸倒入红茶40克，微沸5分钟，离火去茶叶，晾凉后放入冰箱。饮用时在杯中倒入红茶40毫升，放少许柠檬汁、橘汁、白砂糖，再加冰水150毫升，滴入少许白兰地酒，放橘子一瓣，碎冰少许。既可去火，又很爽口。

掌握健康小贴士

中暑后的饮食注意事项：①忌大量饮水：大量饮水不但会冲淡胃液，进而影响消化功能，还会引起反射排汗亢进。结果会造成体内的水分和盐分大量流失，严重者可以促使热痉挛的发生。②忌大量食用生冷瓜果：大量吃进生冷瓜果、寒性食物，会损伤脾胃阳气，使脾胃运动无力，寒湿内滞，严重者则会出现腹泻、腹痛等症状。③忌吃大量油腻食物：大量吃油腻食物会加重胃肠的负担，使大量血液滞留于胃肠道，输送到大脑的血液相对减少，人体就会感到疲惫加重，更容易引起消化不良。④忌单纯进补：进补过早的话，则会使暑热不易消退，或者是本来已经逐渐消退的暑热会再卷土重来。

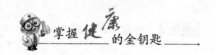

薄荷——夏季中的宝贝

夏季蚊虫较多，在卧室靠窗的地方放上薄荷草，每天傍晚喷一些水，让薄荷的香味充分散发出来，不堪忍受香味的蚊子就会逃跑。如被蚊虫叮咬，可用薄荷汁液止痒，用后清凉舒适。薄荷，又名番薄荷、苏薄荷，为唇形科多年生宿根性草本植物。薄荷是香草中最为人所熟知，且运用相当广泛的香草植物。每逢夏季时分，人们总不忘泡杯薄荷叶茶来解渴祛暑，更喜爱那沁人心脾的清爽劲。

中医学认为，薄荷叶性味苦涩，平，归肝、脾、胃、心经。有清暑利湿、升发清阳、凉血止血、疏散风热、清利咽喉、透疹止痒、消炎镇痛的作用。《滇南本草》谓：薄荷叶"上清头目之风热，止眩晕，清痰，泄气，止呕，头闷疼"。《本草通玄》曰："开胃消食，止血固精。"《本草纲目》谓："薄荷，辛能发散，凉能清利，专于清风散热。故头痛、头风、眼目、咽喉、口齿诸病为要药。生发元气，裨助脾胃，涩精泄，散瘀血，消水肿、痛肿，发痘疮。治吐血、咯血、衄血、下血、溺血、血淋、崩中、产后恶血、损伤败血。"

现在临床公认，薄荷叶清暑利湿，升发阳气，止血，可以治暑湿泄泻、眩晕，水气浮肿，雷头风，吐血，衄血，崩漏，便血，产后血晕。薄荷叶可以健胃祛风、祛痰、利胆、抗痉挛，改善感冒发热、咽喉、肿痛，并消除头痛、牙痛、恶心感，及皮肤瘙痒、腹部胀气、腹泻、消化不良。长期喝薄荷叶茶还有一定的减肥作用。但是本品芳香辛散，发汗耗气，故体虚多汗者，不宜多使用。

炎热夏日，薄荷可谓防暑降温佳品。薄荷具有医用和食用双重功能，主要食用部位为茎和叶，也可榨汁服。在食用上，薄荷既可作为调味剂，又可作香料，还可配酒、熬粥等等。我国民间有许多薄荷食疗方法，巧用薄荷可享受一个舒适、清凉的夏日。下面简要介绍几款薄荷食疗方。

薄荷粥：鲜薄荷30克或干品15克，清水1升，用中火煎成约0.8升，冷却后捞出薄荷留汁备用。用150克粳米煮粥，待粥将成时加入薄荷汤及少许冰糖，煮沸即可。可清新怡神、疏风散热，并增进食欲、助消化。

薄荷糕：取糯米、绿豆各500克，薄荷15克，白糖25克，桂花少许。先将绿豆煮至烂熟，再加入白糖、桂花和切碎的薄荷叶做成馅备用。把糯米焖熟，晾凉，然后用糯米饭包豆沙馅，再用擀面棍压扁即成。可清凉、疏风散热、清咽利喉。

薄荷酒：取薄荷油10克，米酒、黄酒各50毫升，将薄荷油与米酒、黄酒混匀，早晚空腹饮用，可清凉抗疲劳。

薄荷冰：将4碗清水煮开，加入薄荷煮5分钟，放凉。将薄荷水放入冰箱冷冻室冻成冰粒，咽喉痛或口干时取冰粒放于口中咀嚼，可收清凉利咽之效。

薄荷汤：将薄荷叶清洗干净，切碎，用开水烫一下，放少许盐、香油，不拘时饮用。功效是解毒败火。

薄荷豆腐：豆腐2块，鲜薄荷50克，鲜葱3条，加2碗水煎，煎至水减半，即趁热食用。可治疗伤风鼻塞、打喷嚏、流鼻涕等症。

鲜薄荷鲫鱼汤：活鲫鱼1条，剖洗干净，用水煮熟，加葱白1根，生姜1片，鲜薄荷20克，水沸即可放调味品和油盐，汤肉一起吃。每天吃1次，连吃3～5日，可治小儿久咳。

薄荷鸡丝：鸡胸脯肉150克，切成细丝，加蛋清、淀粉、精盐拌匀待用。薄荷梗150克洗净，切成同样的段。锅中油烧至五成热，将拌好的鸡丝倒入过下油。另起锅，加底油，下葱姜末，加料酒、薄荷梗、鸡丝、盐、味精略炒，淋上花椒油即可，能消火解暑。

薄荷桑菊饮：薄荷15克，桑叶10克，菊花10克，杏仁10克。上述药共放锅内，加水500毫升，煮沸10分钟即可，取药汁代茶饮，每天1剂，适用于外感风热引起的头痛、微恶风寒、口渴咽痛、咳嗽痰黄或黏稠、小便短黄者。

薄荷升葛饮：薄荷10克，升麻6克，葛根10克，蝉衣3克。水煎分3次服，每天1剂。适宜于麻疹初起未发，或发而未透，出现发热口渴、头痛喘咳、烦闷躁乱、咽喉肿痛者。

薄荷蝉蜕散：薄荷、蝉蜕各30克，两味共研细末，每次服5克，小儿酌减。每天3次，用温开水送服，适用于麻疹、荨麻疹引起的斑疹、斑点和皮肤瘙痒者。

掌握健康小贴士

薄荷性凉，不可久服，脾虚便溏者应忌服。本品芳香辛散、发汗耗气，故阴虚血燥、肝阳偏亢、表虚汗多者忌服。另外，由于薄荷含挥发油，服用时煮得太久疗效会降低。夏季家种薄荷入药，在确定其栽培没有被污染、没使用任何含有激素催肥剂的情况下，可以直接食用。作为入药植物，薄荷应在其生长茂盛时期采摘为上乘，而叶片变黄或变红者则不宜入药或食用。孕妇、产妇及幼儿应避免食用。

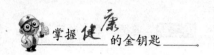

心静自然凉

民间有"小暑接大暑，热得无处躲"之说。俗话说："热在三伏。"暑为夏季主气，"在天为热，在地为火"，最易入心，可致人体体温调节失去平衡，大量蓄热，造成中暑。心主神志，暑热之邪侵入人体，热扰心神，人常表现出心烦不宁，坐卧不安，思绪杂乱，性情急躁。夏季为心所主而以养心为主，平心静气，确保五脏机能的旺盛。所以夏季"养心"是保健的第一关键。

有道是"心静自然凉"，天气日趋炎热，应注意情绪不能被天气牵着鼻子走，遇事要心平气和。心烦意乱时可以听一段舒缓的轻音乐，脑海中想象蓝天、大海等令人凉快的画面，畅思遐想"千里冰封，万里雪飘"的诗情画意，从而忘却热浪袭击，降低心理热度，以快乐的心态面对伏天可能带来的烦恼。同时"心静"也是抵御热浪的重要方法，此时最宜安神定志，静坐练功。静坐功的要点在于调身、调心和调息。

调身：就是端正身体的姿势。采用坐式，可盘膝坐，也可垂腿端坐。盘膝坐时，左手背安放在右手掌上方，然后两手轻搁在两小腿上，贴近小腹。垂腿端坐时，宜将两手放在两大腿上部，掌心向下，自然放平。身体务求平直，背部不能倚靠物件，面朝正前方，两眼微合，两唇轻闭。舌抵上腭，或舌在口中搅动数遍后，微微用口呵出浊气，用鼻微微纳气，如口中津生，应慢慢咽下，可用意念深咽至腹部丹田。

调心：就是排除杂念。意守丹田，做到进入虚静无思的境界。欲求清静，首先要放松，小到两眼、手指，大到全身，要真正做到毫不紧张，毫无拘束。可分前面、后面、两侧部3个方向，自上而下，用意念逐处放松，同时要摒弃杂念，不回忆往事，勿牵挂眼前事务，全部意念都集中到少腹丹田。如静心的过程中妄念萌生，用意念放下，反复练习，久而久之，杂念就会自然放弃。练功者平时即宜保持心意平和，精神愉快，情绪乐观。

调息：就是调整呼吸，这是静坐功中最重要的一环。呼吸采取鼻吸口呼，用鼻徐徐吸进新鲜空气，使肺部舒张，膈肌下降；呼气的时候，用口呼出，下腹部收缩，使膈肌向上升。呼吸的气息出入，要柔要匀，宜轻宜细，以不使自己的耳朵听到为好。气息要逐步加长，使之深达腹部丹田，以减少腹部血液的滞流，保证全身气血的调畅。

调身、调心和调息三者各有所偏，又互有联系，虽有先后，又互相连贯，共同构成了静坐功法。整个过程可练30～60分钟，而后徐徐松动手足肢体，张目站起，随意活动，切忌忙乱收功。

老话说："避暑有妙法，不在泉石间，宁心无一事，便是清凉山。"静指的就是一种状态，也是一种心态，所以静需要用心去领悟！

掌握健康小贴士

中医认为，夏季应以养护阳气为主。从中医五行学说和藏象学说来看，夏天属火，与心相应，而心主血脉，又主神志，同时长夏属湿，湿易伤脾。因此，夏季养生的重点在于调养心脾。夏季健脾应保持清淡饮食，避免进食肥腻、刺激、烧烤、油炸之品，同时注意饮食卫生，不吃腐烂变质食物。此外，冷饮、冰镇食品尽量少吃。

绿豆，夏季解暑佳品

绿豆，又称青小豆，是我国的传统豆类食物，不但具有良好的食用价值，还具有非常好的药用价值，李时珍称之为"济世良谷"。在炎炎夏日，绿豆更是人们喜爱的消暑食物，用其做绿豆粥、绿豆汤、绿豆糕、绿豆芽等均可，是夏日里消暑的主要食材之一。盛夏之时，几乎每个家庭都会喝绿豆汤来防暑降温、清热解毒。绿豆汤不但味美、营养，还具有许多的食疗功能。

中医认为，绿豆性味甘、凉，入心、胃经，能清热解暑，利湿通淋，解毒消肿，适用于热病烦渴、疮痈肿毒及各种中毒等，为夏日解暑除烦、清热生津佳品。《随息居饮食谱》言"绿豆甘凉，煮食清胆养胃，解暑止渴"，《本草纲目》言其"治痘毒，利肿胀，为食中要药；解金石砒霜草木一切诸毒……真济世之良谷也"，《食药医镜》言其"清火化痰，疗痈肿痘烂，食之调和五脏，安精神，补元气，润皮肤，清暑解毒"，《本草求真》言"绿豆性味甘寒，服此性善解毒，故凡一切痈肿等症无不用此奏效"，《日用本草》言其"解诸热，益气，解酒食诸毒"，《本草求真》也说绿豆能厚肠胃、润皮肤、和五脏、滋脾胃。绿豆不仅能解多种毒物中毒，如酒精中毒、药物中毒等，还能解食物中毒，也是民间重要的消暑食品。

夏天在高温环境工作的人出汗多，水分损失很大，体内的电解质平衡遭到破坏，喝绿豆汤来补充水分是最理想的办法。现代医学也证明绿豆的确可以清心安神、治虚烦、润喉止渴、改善失眠多梦及精神恍惚等现象，还能有效清除血管壁中胆固醇和脂肪的堆积，防止心血管病变。此外，绿豆粉和白酒调成糊状，治疗中、小面积烧伤的效果十分理想，用此法渗出物少，结痂快，不留瘢痕，并可大量减少输液和抗生素的使用。绿豆是典型的高蛋白、低脂肪类食品，它的主要成分是蛋白质、粗脂肪，并含有人体所需的多种氨基酸、维生素和铁、钙、磷等矿物质。

绿豆汤解暑大家都很清楚，其实绿豆的食疗方法还很多，除绿豆汤外，下面就介绍几种简单的食用方式。

1. 绿豆100克，海带50克，加水煮烂，放入冰糖适量后服用。功能：降压祛脂。适用于高血压、高血脂症。

2. 绿豆30克，车前草15克，水煎服，每日2次，连服2～3天。功能：潜热止泻。适用于肠胃炎腹痛腹泻等。

3. 绿豆30克（捣碎），绿茶9克（装于布袋中），入锅后，放一大碗清水，煎至半碗，去除茶叶，加入红糖30克，趁热服用。功能：解表散寒。适用于头痛鼻塞、流涕的感冒病症，对小儿尤其有效。

4. 绿豆60克，放置锅中煮至将熟，加入白菜心3个，再煮20分钟左右，取汁顿服，每日2次。功能：潜热解毒，消肿止痛。适用于小儿腮腺炎、腮腺红肿热痛等。

5. 绿豆150克，生甘草60克，水煎服。功能：解除百毒。适用于砒霜、农药、药物、毒草、野果等多种中毒。

6. 绿豆90克，淘净，入锅，加清水适量，将绿豆煮熟（不宜煮烂）后捞出，再放入新鲜丝瓜花8～10朵，煮沸后，去花留汁，冷却后代茶饮用。功能：清热解暑，生津止渴。适用于中暑患者。

7. 绿豆30克，荷叶15克，淘洗干净，文火水煎，再用凉开水冲稀搅匀澄清，取上清液代茶饮服。功能：清热解暑，生津止渴。适用于中暑呕吐。

8. 绿豆300克，淘净，入砂锅内，加水800毫升，煮至豆熟，分2～3次服用。功能：祛暑除烦，生津止渴。适用于暑热烦躁、口干舌燥。

9. 绿豆200克，淘洗干净，入锅，加水500克，一沸即止，每日1次，连服7天。功能：清热止渴。适用于阴虚内热型糖尿病患者。

10. 绿豆粉100克，加入适量甘油和匀，每日临睡前洗净患处涂抹之。功能：润肤消疮。适用于痤疮、皮肤皲裂。

家常菜谱

1. 绿豆粥：大米75克，绿豆150克，白糖适量。先将大米用清水淘洗干净，沥水。绿豆拣净杂质，用清水洗净，沥水。再将锅置旺火上，放入绿豆、清水，烧沸后改用小火将绿豆煮熟，然后加入大米熬煮成粥。

最后加入白糖调匀，稍煮即成，其特点是色泽黄绿，清香宜人，甜香味美。本品具有清解暑热、除烦止渴的功效，适用于高血压、冠心病、高脂血症、动脉硬化、暑热烦渴、疮疡肿毒、食物中毒、高热口渴、农药中毒、老年浮肿等症。

2. 绿豆海带粥：大米150克，绿豆150克，海带50克，白糖适量。先将大米用清水淘洗干净，沥水。绿豆拣净杂质，用清水洗净。海带用清水先泡透，再漂洗干净，切成细丝。再将锅置旺火上，加入清水，烧沸后下入绿豆，煮至绿豆开花，接着放入大米、海带丝，再沸后改用小火熬煮，至各料熟烂，出锅前加入白糖调匀即成。其特点是软烂滑润，香甜适口。

3. 绿豆牛奶粥：大米40克，绿豆10克，牛奶300克，白糖适量。先将绿豆、大米分别用清水淘洗干净，沥水。再将锅置旺火上，加入绿豆和清水，先把绿豆煮胀，再加入大米和适量清水，烧沸后用小火煮至米、豆全部熟烂，最后加入牛奶和白糖，再用小火煮5分钟即成。

4. 绿豆荷叶粥：绿豆50克，鲜荷叶1张，粳米100克，白糖100克。先将绿豆淘洗干净，用清水浸泡，鲜荷叶冲洗干净，粳米淘洗干净。再取锅放入清水、绿豆，先用旺火煮沸后，再改用小火煮至半熟时，加入荷叶、粳米，续煮至粥成，去除荷叶，以白糖调味后进食。本品颜色淡绿，清香适口，是夏季时令粥品，具有清凉解暑、生津止渴的功效，适用于暑热烦渴、中暑头晕、暑湿泄泻，以及内火重者，是夏季常用的保健食品。

5. 绿豆百合粥：鲜百合50克，绿豆50克，粳米100克，文火煮成粥后加入适量冰糖或白糖。本品具有消暑生津、解毒消肿、养心安神的功能，适用于暑热烦渴、坐卧不安、疮毒疖肿、老年浮肿、高热口渴等症。

6. 绿豆糊涂：糯米（或大米）50克，绿豆250克，小米25克，碱面25克，菠菜汁适量。先将绿豆拣净杂质，再用湿布擦干净，晾干后，磨成豆瓣，除去壳。小米用清水淘洗干净，与绿豆瓣一起用清水（夏季用冷水，冬季用小温水）浸泡2小时，上磨磨成粉浆，然后用豆油滴入杀沫，再用箩（或吊单）滤去渣子，滤液放置沉淀1小时，上层较清的为清芡，下层较浓者为稠芡。然后将糯米用清水淘洗干净，放入沸水锅中煮至开花时，先下入清芡烧沸后，再下入稠芡，边加芡边搅动，其浓度以能浮起来为宜。最后加入菠菜汁和碱面调匀，呈黄绿色时即成。本品系河南省开封市地方传统风味小吃。

7. 绿豆饭：绿豆80克，大米200克。将绿豆洗净，用温水浸泡4小时，放入锅内，倒入适量清水，用武火煮开后，改用文火煮半小时，然后放入淘洗干净的大

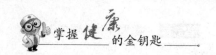

米，继续煮沸片刻，改用小火焖至香熟，即可。每日1剂，分2次当饭食之。本品具有清热解毒、消暑生津的功效，适用于暑热烦渴、水肿、丹毒、痈肿等症。

8. 绿豆糕：绿豆粉300克，白糖400克，糯米粉50克，素油200克，细豆沙或枣泥适量。先将绿豆粉、糯米粉、白糖、素油擦拌后用密眼筛筛过，即成为糕的底层用粉。再以木制的印板，下面先铺一层底粉，中间夹进豆沙或枣泥，上面再铺一层糕粉，揿实，上笼蒸熟倒出即成。特点：形态精巧，色泽深绿，中间嵌以褐色或红色馅心。

9. 南瓜绿豆汤：南瓜最好选用老南瓜。老南瓜去皮切块，和绿豆洗净后一起放入高压锅中，加水，大火煮至高压锅盖阀冒气，转小火，再煮5～10分钟即可食用。可根据个人对甜味的偏好加入白砂糖，也可置于冰箱内，随需随取。

10. 绿豆浆：绿豆浆的做法十分简单。先将绿豆浸泡10～12个小时，捞出，和适量冰糖一起倒入豆浆机里，加入适量水（不要超过最高水位线），选择纯香豆浆模式。十几分钟后，绿豆豆浆就做好了，冷热咸甜都可以选择。

11. 绿豆甘草煲瘦肉：猪瘦肉500克，绿豆50克，甘草5克，精盐、味精各适量。将猪肉切成块，用水冲净血污，绿豆、甘草分别用水洗净。锅内放水，烧开，把沥好水的猪肉及洗好的绿豆、甘草一同放入煲内，加入水，放在火上烧开，盖好盖，改用文火煲2小时左右，至猪肉和绿豆熟烂时，放精盐、味精调好口味即可。功效：此品气味芳香，汤味醇美，用于去热、消食、健胃。

掌握健康小贴士

由于绿豆性凉、味甘，因此是夏季不可缺少的消暑食品。虽说绿豆汤适合夏季饮用，但有些人是不适宜饮用的。属寒凉体质的人不宜多喝绿豆汤，这类人表现为常年四肢冰凉乏力，同时还伴有腰腿冷痛、腹泻便稀等症状。老人和儿童也要少喝绿豆汤，如果消化功能不好很容易引起腹泻等情况。绿豆汤有消暑、解毒的作用，绿豆的清热之力在皮，解毒之功在内。因此，如果只是想消暑，不要久煮，约10分钟左右即可。这样熬出来的汤，颜色碧绿，比较清澈。喝的时候也没必要把豆子一起吃进去，就可以达到很好的消暑功效。防中暑或解暑时，若配点金银花，效果会更好。

冬病夏治效果好

"冬病夏治"是我国传统中医疗法中的特色疗法，根据"天人合一""春夏养阳、秋冬养阴"的原则，利用夏季气温高，机体阳气充沛的有利时机，使用药物内服和外用等方法，调整人体阴阳平衡，预防和治疗冬天或受寒后容易发作的顽固性疾病。

"冬病夏治"疗法包括多种治法，除穴位敷贴，还有中药内服和外用、艾灸、中药熏蒸、中药药浴等。好发"冬病"的病人多以肺脾肾三脏的阳气虚损为根本，通过内服益气扶阳的中药可达到补阳目的。内治以补肾、固护正气为主，据病情不同可选用扶正抗敏合剂、健脾益肾理肺膏、宁肺合剂、健胃胶囊等中成药。灸法借灸火的温和热力及药物作用，通过经络的传导，以温通经脉、调和气血、培补脾胃、强壮元阳、扶正祛邪。《医学入门》说："药之不及，针之不到，必须灸之。"如常灸足三里具有理脾胃、调气血、助消化、补虚弱的功效，灸神阙、气海、关元穴能温补元阳、健运脾胃，艾灸对于虚寒性消化系统、妇科疾病等均有效。

冬病夏治一般治疗以下一些疾病：

呼吸道疾病

适合冬病夏治的呼吸道疾病主要有：支气管炎、哮喘、咽炎、扁桃体炎、反复呼吸道感染、肺气肿、肺结核等。肺主皮毛，"肺为娇脏"，不耐寒热，易为邪侵，尤以小儿、老年人最易受邪，故多从肺辨治，根据病情选取不同的贴敷穴位。比如，小儿哮喘重在治脾，老人哮喘重在治肾。主要选大椎、肺俞、膏肓、心俞、肾俞、命门、定喘等穴位贴敷治疗，以皮肤发红，出现似痱子大小的水疱为度。穴位贴敷治哮喘类疾病的膏药，主要采用白芥子、肉桂、细辛、生姜汁等天然中药。

妇科病

适宜冬病夏治的妇科病：子宫内膜异位症、痛经、不孕症等。冬病夏治可祛除体内阴寒，舒经通络，温化寒湿，活血化瘀，从而促进妇科病患者的盆腔血液循环，治疗很多慢性妇科疾病。穴位贴敷，是冬病夏治妇科疾病的主要治疗手段。此外，还有针刺、灸法、穴位埋线、穴位注射、中药熏蒸等。

过敏性疾病

适合冬病夏治的疾病有：过敏性鼻炎、过敏性皮肤病、过敏性结肠炎等。三伏天在

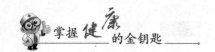

相关穴位用温热、补虚药物贴敷治疗，能补益脾肺，调节脏腑，刺激经络，改善体质，提高人体免疫力，减少过敏性疾病的发作。用针灸来冬病夏治，可以提高人体免疫能力，从根本上改善过敏性鼻炎、慢性鼻窦炎等疾病的症状，起到事半功倍的效果。

风湿类疾病

适合冬病夏治的疾病有：类风湿关节炎、风湿性关节炎、强直性脊柱炎等痹病，冬季受寒时加重，病情不断反复及加重。风寒湿三气杂合而致风湿骨关节病，在中医统称"痹病"，这时冬病夏治，配合辛温之药以治疗，效果不错。

胃肠道疾病

适合冬病夏治的胃肠道疾病主要有：慢性胃炎、功能性消化不良、消化性溃疡、慢性结肠炎等。胃脘痛虚寒证为多，治疗宜温通调补。脾胃虚寒类胃病，用针灸、穴位贴敷治疗，可激发正气，缓解疼痛，并减少来年冬季发作次数。

在冬季或受寒后易患病者多属于平素脾肾阳虚、正气不足，这些人因受夏季阳气隆盛的影响与促动，和人体阳气在夏季处于一年中变化的峰值，虚阳有欲动而趋于好转的态势，体内寒凝之气也因此易于解除，乘其势而治之，往往可收到事半功倍的佳效，即为"春夏养阳"的体现。也就是体现了冬病夏治的理论思想。

"冬病夏治"基于中医顺时养生、治病、调体的原则而生，指对冬季好发、感寒后易发的一些宿疾及阳气虚之体，在夏季时借助自然旺盛之阳气，通过温阳补益的治疗方法，祛除体内沉积之寒气，调整人体阴阳，使机体达到阴平阳秘，宿疾得以好转甚至治愈。

冬病夏治是基于天人合一的整体观，运用四时阴阳变化规律顺势而治的一种治疗法则，体现了中医"治未病"的理念。生活方式与阳虚质的发生率较高存在一定的关联。在现代社会，提倡冬病夏治，不仅要借助药物去养阳祛寒，亦需从生活方式调摄去养护阳气，方能全面突显冬病夏治的意义。

此外，冬病夏治贵在坚持。"冬病夏治"是针对"冬病"稳定期的治疗，体现中医"治未病"的思想，意义在于减少发病，减缓病情进展。因此即时效果往往不明显。一些患者在不能看到立竿见影的疗效后，常难以坚持三年的治疗。需要健康知识的普。

中医"穴位贴敷"外治法不是万能的，只是疾病治疗方法的一种，不能完全替代其他治疗，医务工作者应科学地去对待，一方面指导患者了解适应证，不能盲目跟风，二则要正确合理地联合内服药物治疗，并指导长期服用其他药物的慢性病患者，在进行中医贴敷期间的合理用药。

掌握健康小贴士

穴位贴敷法不良反应虽然发生率较低，但仍需临床医师予以足够的重视，运用时应由专业医生掌握适应证和操作规范，绝不能盲目贴敷，以免造成不良后果。对于出现各类不良反应者，均应及时就诊处理。①应严格掌握适应证，对于支气管扩张症，以及有咯血病史、皮肤过敏及接触性皮炎等严重皮肤病，对贴敷药物成分及胶布过敏、高血糖、感染发热期、妊娠期及行经期间等患者禁用。根据气温情况调整药物配比，尤其是姜汁浓度。②使用无纺布胶带。③治疗中应严密观察，一旦患儿贴敷局部出现刺痒感立即撤除膏药。④凡贴敷后出现过敏等全身反应或变应性接触性皮炎者，勿再次贴敷，并可予以抗过敏药物。⑤对于出现破溃感染等局部不良反应者，需保护创面，预防感染，应避免抓挠，不可洗浴，可涂搽抗感染膏药等。如水泡体积过大，可用无菌注射器抽出水泡内液体。下次贴敷时注意减少贴敷时间。

夏季莫贪凉

　　春生夏长，春夏季阳气上扬。夏季比春季温度更高，是阳气继续上扬的时期。夏季温度高毛孔舒张，身体需要散发这种阳气，但是，如果过度贪图凉爽，出汗后马上喝凉水，吹冷空调，洗冷水澡，不能顺应这种阳气上扬之势，等于不顺应环境，把阳气闭锁在身体内，到日后尤其是秋季容易出现口生疮、出痘痘的情况。

　　养生的最高原则就是道法自然，顺应自然，用《素问·四气调神大论》的话就是"春夏养阳，秋冬养阴"。因此，夏季养生重在"养阳"。夏季那么酷热，竟然要养阳？自然界气候的变化是由于阳气的变化所引起的。夏天阳气是向外向上的，因为阳气到了地表，地下的阳气当然就少了，所以地面温度增高，地下温度相应降低，人们感觉到了地表的炎热，地下的井水却是凉的。冬天阳气是向内向下的，因为阳气到了地下，地表的阳气自然就少了，所以地表温度降低而地下温度升高，人们感觉到了地表的寒冷，地下的井水却是热的。

　　人体阳气的变化和自然界是同步的。夏天人体的阳气也是向外向上的，因为阳

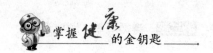

气都到了体表，体内的阳气当然就少了，人们感觉到身体是热的，但体内却因为阳气减少而呈现寒冷的状态，这时如果因为体表的炎热而进食大量的冰冻食物，就会使体内呈现雪上加霜的局面，人体的阳气因为冰冻食物而大量消耗。肾阳是人体阳气的根本，阳气消耗过度，最终损伤的是肾阳。

《素问·四气调神大论》提出，夏三月主要做到三个方面：①夜卧早起，无厌于日。②使志勿怒。③使气得泄。在夏季，要积极主动适应自然，进行一定的活动或锻炼，适当地让身体发发汗，加强新陈代谢，使体内的阳气得到补充，湿气浊邪随汗而排泄，"使气得泄"，同时调养情绪、放松精神、平心静气、止躁制怒、乐观愉快，"使志勿怒"，心静自然凉。

具体做到"四防"

一防饮食伤阳

盛夏炎热，适当进食一些具有祛暑利湿、清热解毒的蔬菜瓜果，或者吃一点冰激淋或饮料是很有必要的，但一定不能过度，中医有"生病起于过用"之说。如果趁图一时之快，贪冷饮凉，易损伤人体阳气，导致疾病发生。为了减少寒凉饮食伤人，可以进行适当的调剂，比如在炒苦瓜、丝瓜、马齿苋等，或炖冬瓜排骨汤、海带汤时，可以加几片生姜或少许胡椒、芥末之类，不仅味道更加鲜美，而且可以起到驱寒暖胃的作用。喝绿豆汤，加上一勺半勺红糖，既增加口感，又避免绿豆凉。西瓜、甜瓜、哈密瓜等最好吃常温保存的，若在冰箱内冷冻过，拿出来后放置半小时以上才能吃。特别是脾胃虚寒者，尽量不吃生冷。元代养生家丘处机主张夏季饮食应："温暖，不令太饱，时时进之……其于肥腻当戒。"

二防起居伤阳

炎炎夏日，人体阳气外泄，毛孔开放，最易受风寒湿邪侵袭。在室内空调温度过低、电风扇开得过大，人在这种环境待得过久，或者露天纳凉，就会感受寒邪而伤阳。《养老寿亲书》里指出："夏日天暑地热，若檐下过道，穿隙破窗，皆不可乘凉，以防贼风中人。"人体最适宜的空调温度应该在26～28℃，室内外温差不宜大于5℃，夜间空调不应低于24℃。如果空调开得过大，室内温度过低，易患"空调病"，出现感冒、咳嗽、发热、精神不振等等。

三防暑湿伤阳

盛夏暑热伤人，致腠理开泄而多汗。汗出过多，则耗伤津液，津液亏损，即可出现口渴喜饮，尿赤短少等症。在大量汗出的同时，往往气随津泄，而致气虚津亏。暑季常多雨而潮湿，热蒸湿动，使空气中湿度增加。湿为阴邪，易伤阳气，尤其是损伤脾胃阳气。 一般室外作用时，错开最热的时间段。夏天最热的时候不是中午，而是午后两三点钟的时候。而且做好防护，比如随身携带十滴水、藿香正气液，带好防晒衣帽、墨镜，备用绿豆汤，适时饮用。

四防女性宫寒

一些女性夏天贪凉，如好吃冷饮、生食。这样很容易导致寒气进入体内，而一旦滞留在体内就会伤脾伤肝。中医理论认为，肝藏血、脾统血，肝脾被伤害，统血和藏血功能降低，"血不循经"就容易出现女性经血不净，并且一些人夏季牙龈出血、鼻孔出血等都可能是这方面的原因。在中医传统养生中，女性体质属阴，的确不宜贪凉。吃过多的寒凉、生冷食物，容易消耗阳气，导致寒邪内生而侵害子宫。有些女性天生体质较寒，一般表现为夏天时比较耐热，很少口渴，脸色也看上去比一般人苍白。她们除了一部分遗传自父母的体质之外，也与后天因素脱不了关系，像居住环境潮湿寒冷、好吃寒凉食物、易怒、过度劳累等。这样的人，更容易出现宫寒的症状。

夏季不要贪凉，防寒应从饮食做起。首先，盛夏防寒应从饮食做起，尽量少吃冷食，尤其是刚从冰箱里拿出来的食物。不过，像西瓜、绿豆等食物，即使是在常温下，其本质也是寒性的。因此，对待这一类食物则要适可而止，根据个人体质来定，平时没事喝杯红糖姜茶可以化解寒气。如果在餐前喝红糖姜茶，不仅能主动化解所吃食物的寒气，还有助于缓解痛经等症状。若是遇到下雨天，还可以自己在家多煮些姜茶喝，生姜也可以多放几片，对潮湿天气驱寒是比较好的。其次，就是空调房里的保护。不管是穿吊带裙还是短裙，一定要准备外套或者披肩遮盖裸露的肌肤。颈、肩、背、腰、腿、膝盖甚至脚，都不能受凉。怕冷的女性，丝袜也是防寒的重要道具。在空调房待久了，可以去户外走走，有助于体内寒气发散出来。

掌握健康小贴士

夏季气温不断升高，天气渐热，暑热邪盛，汗液的排泄也会加快。中医认为"气随汗脱"，而"气者阳也"，所以人体的阳气也会随着汗液外泄而受损。此外，热天人们比较贪凉，比如空调、冷饮等，易受

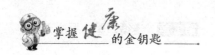
寒湿之邪而伤阳。中医著作《灵枢》记载："阳气不足，阴气有余，则寒中肠鸣腹痛……调于足三里。"夏季养护阳气，补中益气比较适合按揉足三里穴。该穴位在外膝眼下3寸，距胫骨前嵴1横指，当胫骨前肌上。取穴时，由外膝眼向下量4横指，在腓骨与胫骨之间，由胫骨旁量1横指，该处即是。常用的方法是拇指按揉足三里：用拇指指面着力于足三里穴位之上，垂直用力，向下按压，按而揉之。其余四指握拳或张开，起支撑作用，以协同用力，让刺激充分达到肌肉组织的深层，产生酸、麻、胀、痛和走窜等感觉，持续数秒后，渐渐放松，如此反复操作数次即可。

西瓜，夏季的天使

民间有俗语："暑天几块瓜，药剂不用抓。"西瓜享有"夏日瓜果之王"的美誉，是很多朋友的最爱。李时珍在《本草纲目》中说西瓜"甘寒无毒，消烦止渴，解暑热。宽中下气，利小水，治血痢、解酒毒"。《本经逢源》记载：西瓜能引心包之热，从小肠、膀胱下泻。能解太阳、阳明中暍及热病大渴，故有天生"白虎汤"之称。白虎汤为汉《伤寒论》方，有清热生津、解渴除烦的功效。说西瓜是"天生白虎汤"，即指西瓜皮与其同功。西瓜的瓜皮也是可以入药的部分，被中医称作"西瓜翠衣"。其实，瓜皮在清暑涤热、利尿生津方面的作用远胜于瓜瓤。

在所有瓜果中，西瓜含果汁最丰富，含水量高达96%以上。中医认为西瓜可以止渴除燥、利尿补益、消食健脾、镇静安神、清热解暑、解酒毒、治喉痹，特别是炎热的夏日，西瓜对肾炎、便秘、高血压、红眼病、牙周炎、高热惊厥等疾病有着良好的防治作用。中暑患者吃西瓜汁比饮茶水或服解暑药物更有利于治疗。西瓜除不含脂肪和胆固醇外，几乎含有人体所需的各种营养成分。研究表明，西瓜汁中富含苹果酸、谷氨酸、精氨酸、葡萄糖、果糖、蔗糖酶、果酸、氨基酸、枸杞碱、胡萝卜素、维生素A、维生素B、维生素C及蛋白质和矿物质钙、磷、铁等，这些成分对人体健康大有裨益，而且易被人吸收。吃西瓜有这么多的好处，所以很多人在炎热的夏天经常把西瓜当成日常解渴的主要饮料。

西瓜的功效

1. 解暑气　盛夏，赤日炎炎，一些人感到胸闷不适，精神萎靡，疲惫乏力，头晕目眩，食欲不振，体重下降，或有低热等。随着高温天气的持续，症状有增无减，直到秋凉后才逐渐康复。翌年又有可能周而复始，然而各种检查却无器质性病变，这一系列证候，俗称疰夏。祖国医学认为，疰夏是由于夏天暑湿之气侵入人体，阻遏中焦脾胃之气的缘故。尤其是小儿饮品过杂，妇女少做活动，就很容易有这种病症。"疰夏"之后，一个夏季，要消瘦十几千克，等待夏去秋来，才能逐渐康复，患者除请医服药外，宜用西瓜皮和花生2两，麦芽1两，米仁1两，煮成浓汤，连服六七日，就可以使食欲大增。

2. 治中暑　夏令中暑，忽然头昏脑热，如尚无呕吐泄泻情形，可用西瓜刨汁，日服两三盅，轻的就此治愈。发热不退的，可用淡豆豉9克，香薷6克煲汤，作为药剂，再以西瓜汁作饮料，也可治愈。要是中暑的人突然昏倒或吐泻不止，应请医急治，此方不宜应用。但服药休养后，以西瓜汁代替饮料也是相宜的。

3. 治夏秋腹泻，烦躁不安　将西瓜切开三分之一，放入大蒜7瓣，用草纸包7～9层，再用黄泥全包封，用空竹筒放入瓜内出气，木炭火烧干，研末，开水吞服。

4. 治疗烫伤　将7～11月间熟透的大西瓜去瓜子，取瓤连瓜汁密闭在干净玻璃瓶内，放置3～4个月，待产生似酸梅汤气味，过滤用。先将烫伤部位用冷等渗盐水或冷开水清洗，再用消毒棉花在澄清的西瓜液中浸湿，敷于患处。每天更换3～5次，一般1～2度烫伤用1周，3度烫伤用2周。

西瓜的作用

1.西瓜可清热解暑，除烦止渴：西瓜中含有大量的水分，在急性热病发热、口渴汗多、烦躁时，吃上一块又甜又沙、水分十足的西瓜，症状会马上改善。

2.西瓜所含的糖和盐能利尿并消除肾脏炎症，蛋白酶能把不溶性蛋白质转化为可溶的蛋白质，增加肾炎病人的营养。

3.西瓜还含有能使血压降低的物质。

4.吃西瓜后尿量会明显增加，这可以减少胆色素的含量，并可使大便通畅，对治疗黄疸有一定作用。

5.新鲜的西瓜汁和鲜嫩的瓜皮增加皮肤弹性，使人变得更年轻，减少皱纹，增添光泽。

西瓜的入药部分被中医称作"西瓜翠衣"，在清暑涤热、利尿生津方面的作用远胜于瓜瓤。西瓜皮去掉外皮和内瓤的部分，只要经过稍加修制，就能成为夏季里一道难得的解暑菜品。最简单的方法莫过于切成条状，以麻油、精盐及糖、醋拌食，也可与葱姜、肉片等物一起爆炒，淋薄芡起锅，均清香宜人，尝后使人胃口大开。下面介绍三款简单的西瓜皮食疗方法：

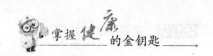

西瓜皮蛋汤

材料：西瓜皮200克，鸡蛋1个，番茄1个，盐、味精、香油适量。

做法：

1. 西瓜皮削去外层青皮与内层红瓤，切细条。

2. 番茄切片。

3. 鸡蛋打散。

4. 汤锅加水，放入瓜条煮开，之后再依次下入番茄片，淋入蛋液，加入盐、味精、香油调味即可。

翠皮里脊丝

材料：西瓜皮200克，里脊肉100克，蛋清1个，酒、盐、湿淀粉适量。

做法：

1. 将新鲜西瓜皮削去青皮，切成丝，加少量盐拌匀，腌片刻后挤去盐水。

2. 里脊肉切细丝，放入碗中，加料酒、盐、蛋清、湿淀粉拌和上浆。

3. 炒锅放油，将油烧至六成热时下肉丝划散，待肉丝发白时捞出沥油。

4. 原锅留余油加少量清汤烧开，放入西瓜皮丝和肉丝颠锅翻几下，用湿淀粉勾芡出锅即可。

橙香西瓜皮

材料：莲藕100克，西瓜皮200克，橙汁、盐、白糖适量。

做法：

1. 西瓜皮削去外层青皮，去掉内层红瓤，然后切成条。

2. 莲藕洗净刮去外皮，切成片泡在凉水盆中。

3. 将瓜条、藕片分别在开水中焯一下，取出沥干水分。

4. 在瓜条、藕片中加入橙汁、盐、白糖拌匀，色泽呈淡黄色，即可装盘食用。

掌握健康小贴士

西瓜的营养价值丰富，但西瓜虽好，有些病人却不能多吃，如糖尿病患者吃多了会加重病情。西瓜性属寒凉，体虚胃寒者吃多了会出现腹胀、腹泻和食欲下降症状。充血性心力衰竭者和慢性肾病病人,食之过多后由于水分急剧增加,会加重心脏和肾脏的负担。口腔溃疡者食之过多,会因西瓜性寒而加重溃疡程度。如将西瓜放于冰箱冰柜中,上述患者更不宜食用。夏至之前和立秋之后体弱者亦不宜食用。一次食入西瓜过多,西瓜中的大量水分会冲淡胃液,还会引起消化不良和胃肠道抵抗力下降。

冬吃萝卜夏吃姜

夏季暑热,多数人食欲不振。鲜姜中的姜辣素能刺激胃肠黏膜,有利于食物的消化和吸收,并对心脏和血管有一定刺激作用,能使心跳加速,血液循环加快,汗毛孔张开,随着汗液排泄,带走体内的余热,对于防暑度夏有一定益处。因此"冬吃萝卜夏吃姜,不用医生开处方",简简单单一句顺口溜,道出了中医冬夏养生的根本,是有科学依据的。

中医讲夏季"阳气外发,伏阴在内"。夏季这几个月,阳气具发于表,内里比如脾胃反而是寒凉的,如果这时不断地进食寒凉的食物,人体就需要动用太多的阳气来对付这些寒凉的东西,那样就不是顺天应时,而是违背自然之举,会消耗太多元气。那夏季易吃什么呢?就是吃"姜",吃姜可以起到温热散寒的作用。夏季通过内用温热、外散风寒的方法去治疗一些冬季易发的顽症,就是我们通常所说的冬病夏治。以此类推冬天主收藏,热气全卷缩在体内,吃点儿理气的萝卜,可以把体内结滞的热气驱散开。不仅饮食不要贪凉,起居坐卧也不要贪凉。可见,乡间俚语中也蕴藏着深厚的中医养生文化。

夏吃生姜九大好处

抗氧化,抑制肿瘤

生姜中所含的姜辣素和二苯基庚烷类化合物的结构,均具有很强的抗氧化和清除自由基作用,能抑制肿瘤。吃姜能抗衰老,老年人常吃生姜可除"老人斑"。

开胃健脾,促进食欲

在炎热的夏天,因为人体唾液、胃液分泌减少,因而影响食欲。如果饭前吃几

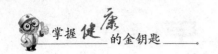

片生姜，可刺激唾液、胃液和消化液分泌，增加胃肠蠕动，增进食欲，这就是人们常说的"冬吃萝卜，夏吃姜""饭不香，吃生姜"的道理。

防暑、降温、提神

在炎热的时候有兴奋、排汗降温、提神作用。对一般暑热表现为头昏、心悸、胸闷恶心等的病人，适当喝点姜汤大有裨益。我国传统的防暑中成药——人丹就含有生姜成分，其作用就是健胃、提神、醒脑。

杀菌解毒

科学研究发现，生姜能起到某些抗生素的作用，尤其是对沙门氏菌效果更好。在炎热的夏季，食品容易受到细菌的污染，而且生长繁殖快，容易引起急性胃肠炎，适量吃些生姜可起到防治作用。生姜提取液具有显著抑制皮肤真菌和杀阴道滴虫的功效，可治疗各种痈肿疮毒。另外，可用生姜水含漱治疗口臭和牙周炎。

防晕车，止恶心呕吐

有研究证明，生姜干粉对运动病之头痛、眩晕、恶心、呕吐等症状的有效率达90%，且药效可持续4小时以上。民间用吃生姜防晕车、晕船，或贴内关穴，有明显的效果，因此而有"呕家圣药"之誉。

促进血行，驱散寒邪

由于着凉，引起感冒，喝些姜汤水，可增加血液循环，使全身发热，有助于驱逐体内风寒。中医认为生姜能"通神明"，即提神醒脑。夏季中暑昏厥不省人事时，用姜汁一杯灌下，能使病人很快醒过来。对一般暑热，表现为头昏、心悸及胸闷恶心的病人，适当吃点生姜汤大有裨益。

减少动脉硬化发生

有研究表明，生姜提取物能阻碍血小板聚集，降低血清胆固醇、甘油三酯、低密度脂蛋白，减少动脉硬化的发生。

治腹痛、吐泻

盛夏时节气温高，各种病菌繁殖活跃，稍有不慎就容易引起腹痛、吐泻等急性肠胃炎症状，适当吃些生姜或喝姜汤，可起到防治作用。

化痰止咳

生姜辛温发散，能温肺散寒、化痰止咳，对于肺寒咳嗽，不论有无外感风寒，或痰多痰少，皆可选用。民间常用生姜蜂蜜水治疗此种类型的咳嗽，具体做法：取生姜适量，捣碎，用热水少许冲泡，加入一点蜂蜜，趁热喝下即可。

生姜皮亦是一味良药，去皮与否有讲究。许多人在食用生姜的时候，将生姜皮去掉，殊不知生姜皮也是一味良药。中医认为，生姜味辛、性温，具有发汗解表、止呕解毒的功效；而生姜皮味辛、性凉，具有利水消肿的功效，因此有"留姜皮则凉，去姜皮则热"的说法。

用生姜治疗疾病时，是否去掉生姜皮则要看具体情况。比如说风寒感冒以及脾胃虚寒引起的呕吐、胃痛等，喝生姜红糖水可以缓解，此时的生姜最好去掉皮，因为生姜皮有碍于生姜充分发挥其辛温解表的作用。相反，如果是治疗一些热性疾病或水肿，如便秘、口臭等，最好单独用生姜皮，而不要用整个生姜。

在烹饪中使用生姜则建议最好留皮以免上火。通常情况下，加入菜肴中时生姜皮最好不要去掉，这样可以保持生姜药性的平衡，充分发挥生姜的整体功效。只在一些特殊的时候，才建议将生姜皮去掉，如脾胃虚寒者，或在食用苦瓜、螃蟹、绿豆芽等寒凉性菜肴时，应去掉姜皮。

掌握健康小贴士

1. 阴虚体质的人不能吃姜：阴虚即燥热体质，典型症状是手心爱出汗、手脚心发热，经常口干、皮肤干燥、心烦易怒、睡眠差，而姜性辛温，阴虚的人吃姜只会更加燥热。

2. 内热较重的人不能吃姜：患有口臭、胃热呕吐、肺热燥咳、痔疮出血等疾病的人不宜食用生姜。如果是热性病证，食用生姜时一定要配合寒凉药物，中和生姜的热性。

3. 肝炎病人忌吃姜：一般情况下，肝炎病人是忌吃姜的，因为常吃姜会引起肝火旺。这类病人在日常生活当中要警惕了，就不要吃生姜了哦，否则会危害到自身的健康，对自己不利。想要压住肝火，可以同时选一些可舒肝的食物，比如用山楂、玫瑰、菊花泡茶，这样可以减少生姜引起的燥热而不伤身体。

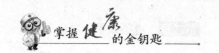
4.脱发者用姜要注意：有人认为生姜可以用来治脱发，其实这是不对的，脱发者用生姜小心有害无益哦。研究表明，姜醇、姜酚等物质会延长毛发的休止期，抑制细胞增殖、加速细胞凋亡。也就是说，生姜治脱发可能适得其反。

夏季健身需注意

夏季人体阳气趋向体表，形成阳气在外、阴气内伏的生理状态，这时人体生理活动与外界环境的平衡往往容易遭到破坏，从而引起多种疾病。人体要全面适应夏季气候，就必须做好保健，增强体质，以提高人体适应能力。只有体强者才能适应这种高温，能够散泄内热，不受外热的侵入而致病。人体适应了夏季的气候，体内调节功能不因外界高温而失职，能够调节心肾，就能保证身体健康。

夏季健身需要注意以下几点：

喝冷饮要有限度

夏季冷饮品种繁多，对大家充满诱惑。然而夏季人体阳气在外，阴气内伏，胃液分泌相对减少，消化功能低下，故忌贪凉而暴食冷饮。另外，大汗之后不要过食冷饮，尤其是某些慢性病患者，吃冷饮更要有所选择。如冠心病、哮喘、慢性气管炎，不宜吃冰冻食品；胃溃疡、胃酸过多的，不宜多食含酸味的冷饮；糖尿病，应不用含糖的饮料。还要注意，喝饮料不能代替饮水，解暑还是茶水为好，温热的茶水是夏季较理想的饮料。

出汗还是主动好

被动出汗是对人体不利的，如由于天热、心情烦躁等形成的出汗，如果身体不好的话，这种出汗会对人体造成一定的损害。主动出汗是人体主动运动所出的汗，这种出汗本身就是为保持体内的温度，散发热量而出的，有利于身心健康。

年轻人要讲方法

年轻人如果喜欢早上起来运动，最好能在运动前或运动中，饮一些水，饮水时不要一口气喝完，而要一口一口地喝。如果活动一个半小时，一般情况下1公斤水就可以了。去健身房的时候，要带一些干净的运动服和一些饮料、白开水、食物等，随时注意补充运动时所需要的能量。

运动量并非越大越好

人体在夏季的能量消耗就大，锻炼时要量力而行，养护阳气。人体运动到一定程度，就会达到一个兴奋点，如果继续练下去，就会出现比较疲劳的感觉，进而出现体力透支现象，对健康不利。因此，当练到最舒服的时候，就不要再增加运动量了，这时需要慢慢减少或者停止运动。尤其是中年人，一些平时较难察觉的隐性疾病（如心脏病等）很可能因过度运动而被引出。建议每次运动时间约为1小时，每星期3次。运动过程中一定要以自己的感觉为准，关注自己的心率、血压、疲劳度，是否有头晕、恶心等现象。

锻炼时机也很有讲究

许多人选择晨练，其实，早晨空气中的二氧化碳浓度较高，难以呼吸到充足的氧气。另外，经过夜间睡眠，早晨人体的血液黏度比较大，流动不畅，加上天热，身体内的水分蒸发较多，晨练过早，容易导致心血管疾病。近地面的空气中有大量的氮氧化物、铅等有害物质，起早锻炼，运动时深呼吸反而会吸入更多有害的物质，长期下去，会出现乏力、气短、头晕，以及气管、咽喉发炎。

对于患慢性病的人，夏天适量地运动不但不会引起疾病发作，还可达到健身的目的。所以，运动对于慢性病患者来说，绝对不能停，特别是高血压、糖尿病患者，更要坚持运动。夏天不妨从小强度的运动开始，每天积累各种"小运动"，如游泳、打网球、打羽毛球、跑步、快走、打太极拳等，这些一次性消耗体能少、技术要求低、时间要求低的运动方式，也可以积沙成塔，正适合夏天。

掌握健康小贴士

夏季运动防晒保湿不可少

防晒：夏季是一年之中阳光照射最为强烈的时候，因此，夏季运动首先要避免阳光直射，运动地点尽量选择在室内，如乒乓球、室内羽毛球、游泳等。如果要进行户外运动，时间最好是在清晨或黄昏。同时，河湖水边、公园庭院等空气新鲜的地方，都是不错的运动环境。

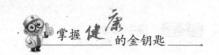

保湿：夏季运动出汗多，盐分丢失量大，很容易发生肌肉抽筋等现象。因此，在运动前10~15分钟，要喝450~600毫升的水，运动时每10~15分钟，要喝150~240毫升的水，即使不渴也要喝，但不要喝过甜的饮料。运动后也应及时补水，但不要一次喝个够，而应"多次少饮"。

服装：夏季运动的服装以棉织品最好，款式越宽松，散热性能就越好，颜色越浅，越不容易吸热。

夏天节气养生法

立夏太阳位于黄经45°，5月5—7日交节

立夏是二十四节气之一，我国自古习惯以立夏作为夏季开始的日子。立夏过后，全国各地的气温就明显升高，许多地方都已经超过摄氏30℃了。中医指出，立夏之际，天干物燥，风多雨少，人体的水分比较容易通过呼吸、出汗等流失，尤其是进入夏季人们容易烦躁不安，产生焦虑的情绪。那么，在这逐渐炎热起来的立夏季节，我们如何做好养生工作呢？

增酸为主

立夏之后，人们大量排汗会造成人体阳气不足，皮肤腠理易于开泄，此时多食用酸性的食物及药品，如乌梅、山楂、木瓜、五味子等，可使皮肤适当收缩。另一方面，随着温度逐渐攀升，人们难免会觉得烦躁上火，食欲也会有所下降。所以，饮食宜清淡，应以易消化、富含维生素的食物为主，大鱼大肉和油腻辛辣的食物要少吃。如果立夏后还多吃油腻的食物，很容易上火，造成身体内、外皆热，甚至出现痤疮、口腔溃疡、便秘等病证。

另外，还要注重保护好脾胃。从养生方式来说，在夏季养护脾胃，最好能多进稀食，吃粥喝汤，既能生津止渴、清凉解暑，又能补养身体。此外，新鲜蔬菜水果能补充足够的维生素、水和无机盐。在食物中，清热利湿的食物有西瓜、苦瓜、桃、乌梅、草莓、西红柿、黄瓜、绿豆等，这些都有一定消暑作用。而从冰箱里取出来的食物，最好不要急着吃，应在常温下放一会儿再吃，且一次不要吃得太多。

重视午休

到了夏天，心阳最为旺盛，功能最强，当气温升高后，人们极易烦躁不安，好发脾气。这是因为气温过高加剧了人们的紧张心理、心火过旺。此时人们不仅情绪波动起伏，机体的免疫功能也较为低下，起居、饮食稍有不妥，就会发生各种疾病。"春夏养阳"，养阳重在"养心"。因此，立夏之后，不妨来个午休。

午饭后，人的身体为保证食物的消化吸收，全身大部分血液流向消化系统，大脑的血液相对减少，加上经过一个上午的工作或学习，脑细胞也处于疲劳状态，故有昏昏欲睡感。通过午睡来进行调节，补偿夜间睡眠不足，能使人的大脑和身体各个系统都得到放松和休息，更有利于下午、晚上的工作或学习。

如何午睡更健康?首先，睡前不吃油腻食物，不吃得太饱。因为油腻食物会增加血液黏稠度，加重冠状动脉病变，加重胃消化负担，影响午休质量。其次，健康的午睡以15～30分钟最恰当，若是超过30分钟，身体便会进入不易睡醒的深睡期，还不如延长到1～1.5小时，完成一整个睡眠的周期。

运动按摩

夏季属火，气候炎热，是万物蓬勃生长的季节，也是人体阳气最盛、新陈代谢旺盛的时期。立夏以后气温渐升，易出汗，许多人因怕热怕出汗，整天躲在空调房间里，容易出现不同程度的气滞血瘀症状。事实上，适当的出汗可以降低体温，也可以排毒。

立夏时节可以加强锻炼，但运动后要适当饮水或饮温盐水，以补充体液。夏季锻炼身体应选择散步、慢跑、打太极拳等慢节奏的有氧运动，并在运动后适当饮温水，补充体液。活动强度以不感到疲惫为宜，时间不宜超过1小时，以减少心脏负荷。

对于运动的时间，许多人都认为最好选在早晨，且晨练越早越好。其实，在天亮之前或天蒙蒙亮的时候，空气并不清新，不利于健身。研究表明，在夏季早晨6时前，空气中的污染物最不易扩散，是污染的高峰期。

立夏养心

立夏养生，首先要养心。一年四季中，夏天属火，火气通于心，故夏季与心气相通，人们易感到烦躁不安，易出现失眠、口腔溃疡等上火症状。

心在五行属火，与夏季阳热之气相应，故为阳脏，其主要生理功能是主血脉并主神志，起着主宰生命活动的作用。其次，心在体合脉，其华在面，其应虚里，在

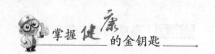

液为汗，心开窍于舌，心与小肠相表里，从而构成一个动态的、整体联系的心功能系统。

立夏养心要做到戒躁戒怒，切忌大喜大悲，要保持精神安静，心志安闲，心情舒畅，笑口常开。特别是老年人，由发火生气引起心肌缺血、心律失常、血压升高的情况易增加，甚至因此而发生猝死。所以，在春夏之交要顺应天气的变化，做好自我调节，重点关注心脏保养。

立夏养生之饮食清淡

立夏过后，温度逐渐攀升，人们就会觉得烦躁上火，食欲也会有所下降。立夏饮食原则是"春夏养阳"，养阳重在养心，养心可多喝牛奶，多吃豆制品、鸡肉、瘦肉等，既能补充营养，又起到强心的作用。

宜采取"增酸减苦、补肾助肝、调养胃气"的原则，饮食应清淡，以易消化、富含维生素的食物为主，大鱼大肉和油腻辛辣的食物要少吃。

除要少吃油腻外，可多吃一些苦菜类蔬菜，如苦瓜、香菜等。中医认为，苦味入心，苦味食物具有除躁祛湿、清凉解暑、利尿活血、解除劳乏、消炎退热、清心明目、促进食欲等作用。但是，苦味食物均属寒凉，虽然能清热泻火，但属于清泻类食物，故体质比较虚弱者不宜食用，否则会加重病情。

此外，平时还应多吃蔬菜、水果、粗粮及酸味食物，比如山楂、西红柿、橙子等，增强消化功能和滋养肝脏的作用，常吃还可降血压、软化血管、保护心脏。同时，还要考虑到养护脾胃，多喝点稀粥等易消化的食物，以畅通气血。

衣着要清爽透气

立夏以后，气温普遍升高，会导致人大量出汗。出汗时，大部分汗来不及蒸发而留在皮肤的表面，其中又多被贴身内衣所吸附。因此，夏季穿内衣的禁忌不容忽视。

麻、丝、棉织品等具有良好的透气性、吸湿性、排湿性、散热性，是热天最理想的内衣面料。夏天忌穿用涤纶等化纤物制作的内衣，因其透气性、吸排湿性相对较差，稍有出汗，内衣便发黏，热量不易散发，产生闷热、潮湿的内环境。随着湿度的增加，局部微生物迅速繁殖，使汗液中的尿素分解成氨，发出难闻的汗臭味；微生物的产物也使皮肤受到异常刺激，极易诱发痱子、皮炎。

夏季内衣更应勤洗勤换，且应在阳光下晾晒。如今年轻女性在夏天喜欢穿紧身牛仔裤，追求"曲线美"，这本来无可厚非，但考虑到健康问题紧身裤还是少穿为宜。紧身裤之所以不适于夏天穿着，是因为女性的阴道常分泌一种酸性液体，使外阴保持湿润，有防止细菌侵入和杀灭细菌的作用。若裤子穿得过紧，不利于湿气散发，长时间处于过热、过湿的环境，为细菌繁殖创造了有利条件，容易引发阴道炎症、瘙痒，甚至泌尿系统感染。因此，内裤宜宽松，大小适中，且尽量少穿尼龙、化纤材质的。

避免贪凉

《黄帝内经》有云："秋冬养阴，春夏养阳。"立夏节气，养生的关键在于顺应阴阳，让阳气更加茁壮地生长。随着气候日渐变暖，夏热使人体的腠理开泄，如果长时间对着电扇吹或久居空调室内，会使寒凉直入身体，使人感到头昏脑涨、四肢疲乏、精神困倦，更容易受凉感冒，严重者会引起气管炎、肺炎、关节炎等。对于冷饮更应少吃，以免损伤脾胃的运化功能，出现长期食欲不振、腹痛、大便异常等症状，对孩子来说还会影响生长发育。所以，即便是夏季，还要注意顾护身体的阳气，即少吹空调、远离冷饮，养阳的重点就是"勿贪凉"。

小满太阳位于黄经60°，5月20—22日交节

小满处在春夏相交之际，它既有春天万物升发的特点，又有夏天多雨热烈的特点。所以，小满时节总是欣欣向荣、热乎乎、湿漉漉的。这样温热挟湿的气候特点，给一些疾病创造了很好的机会。感冒、咳嗽等呼吸道疾病，湿疹、风疹等皮肤病，腹痛、腹泻等胃肠病，风湿性骨关节炎、手足口等传染性疾病，都是小满时节易发生的。

起居养生

小满节气正值五月下旬，气温明显增高，雨量增多，但早晚仍会较凉，气温日差仍较大，尤其是降雨后气温下降更明显，如若贪凉卧睡必将引发风湿症、湿性皮肤病等疾病。因此，要注意适时添加衣服，尤其是晚上睡觉时，要注意避免着凉受风而患感冒，夏天受寒于身，到了秋天易犯咳嗽。小满时节昼长夜短，天早早就亮了，人们应见亮就起，以顺应阳气的充盛。夜睡可以稍稍晚一些，以顺应阴气的不足，但也不应该晚过11点。睡子午觉是所有季节都应遵循的规则，小满时节睡好子午觉，有助于护阳养阴，使体内阴阳平衡。

情志养生

小满时气温升高，阳光较强，人们也易感到烦躁不安，此时要调适心情，注意保持心情舒畅，胸怀宽广，以防情绪剧烈波动后引发高血压、脑血管意外等心脑

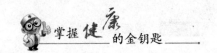

血管病。此时，可多参与一些怡养性情的文艺活动，如下棋、书法、画画等，同时也可在清晨参加体育锻炼，以散步、慢跑、打太极拳等为宜，不宜做过于剧烈的运动，避免大汗淋漓，伤阴也伤阳。当然这只是一个参考，每个人还是根据自己的身体实际状况来安排锻炼事宜。

饮食养生

饮食方面，进入小满后，气温不断升高，人们往往喜爱用冷饮消暑降温，但冷饮过量会导致腹痛、腹泻等病症。此时进食生冷饮食易引起胃肠不适，由于小儿消化系统发育尚未健全，老人脏腑机能逐渐衰退，故小孩及老人更易出现此种情况。因此，饮食方面要善加注意。而身体属寒性者以及身患重病者犹应注意，因贪图冷饮冷食容易引发全身各种疾病，或使已有病情更加严重，所以应当根据自己体质适当调整。小满时节气温较高，湿度大，给细菌、病毒繁殖创造了条件，隔夜食物易变质，生冷食物易损伤脾胃，造成腹痛、腹泻、恶心、呕吐等胃肠道疾病。

另外，小满后不但天气炎热，汗出较多，雨水也较多，饮食调养宜以清爽清淡为主，常吃具有清利湿热、养阴作用的食物，如赤小豆、薏苡仁、绿豆、冬瓜、黄瓜、黄花菜、水芹、荸荠、黑木耳、胡萝卜、西红柿、西瓜、山药等，忌吃膏粱厚味、甘肥滋腻、生湿助湿的食物，当然也可配合药膳进行调理，还可以常饮些生脉饮以益气生津。身体属寒者，注意饮食方面多选取一些性温或性热的来调整体质。

运动养生

"汗为津液"，小满气温渐高，人体出汗增多，易耗气伤津，损伤心阴，出现乏力、懒言等症状。特别是老年人，更是伤不起。所以，小满时节的运动不宜过度，运动时让身体出些"毛毛汗"就行了，莫大汗淋漓。《素问·上古天真论》里"形劳而不倦"就有这个意思。所以，选择适合的运动方式很重要。小满时节的运动方式以快步走、慢跑、武术导引为宜。每天坚持午后或傍晚快步走或慢跑个半小时就好，不要久坐久卧，动动才有阳气。锻炼时间不宜过长，在间歇时，可饮淡盐水或清凉退暑饮料（绿豆汤、果汁、金银花水等）。锻炼后，应用温水洗澡，浴后进行5～6分钟的自我按摩，并躺下歇息片刻，达到消除疲劳的效果。

芒种太阳位于黄经75°，6月5—7日交节

《历书》记载：斗指已为芒种，此时可种有芒之谷，过此即失效，故名芒种也。芒种时节养生重点是要根据季节的气候特征，做到起居有常、饮食有节、适当锻炼、重视情志，方可使气机得以宣畅，通泄得以自如。

防暑养心

芒种时节，气温逐渐升高，天气转热，"暑易入心。"因此，值此时节，人们要加强对心脏的保养，尤其是老年人要有意识地进行精神调养，保持神清气和、心情愉快的状态，切忌大悲大喜，恼怒忧郁，以免伤心伤身伤神。

芒种饮食

饮食调养方面，唐朝的孙思邈提倡人们："常宜轻清甜淡之物，大小麦曲，粳米为佳。"又说："善养生者常须少食肉，多食饭。"在强调饮食清补的同时，告诫人们食勿过咸、过甜。在夏季人体新陈代谢旺盛，汗易外泄、耗气伤津之时，宜多吃能祛暑益气、生津止渴的饮食。老年人因机体功能减退，热天消化液分泌减少，心脑血管不同程度地硬化，饮食宜清补为主，辅以清暑解热护胃益脾和具有降压、降脂功能的食品。

芒种节气要注意清热。夏季暑湿之毒会影响人体健康，吃些凉性蔬菜有利于生津止渴，除烦解暑，清热泻火，排毒通便。苦瓜、黄瓜、番茄、茄子、芹菜、生菜、芦笋、豆瓣菜、凉薯等是上乘之选。另外，夏季是疾病尤其是肠道疾病多发季节，多吃些大蒜、洋葱、韭菜、大葱、香葱等"杀菌"蔬菜可预防疾病。水果类如西瓜，性凉，且含有丰富的钾盐。西红柿，同样可清热解毒、平肝去火。梨，因鲜嫩多汁、酸甜适口，所以又有"天然矿泉水"之称，是最佳的补水护肤品。食品类多食稀饭类与面食类，如绿豆粥等。

芒种养生起居

起居方面，要晚睡早起，适当地接受阳光照射（避开太阳直射，注意防暑），以顺应阳气的充盛，利于气血的运行，振奋精神。夏日昼长夜短，中午小憩可助恢复疲劳，有利于健康。我国有些地方有谚语说："芒种夏至天，走路要人牵；牵的要人拉，拉的要人推。"这形象地表现了人们在这个时节的懒散。医生提醒，首先要使自己的精神保持轻松、愉快的状态。夏日昼长夜短，午休可助恢复疲劳，有利于健康。芒种时气候开始炎热，是消耗体力较多的季节，要注意补充水分，多喝水。芒种过后，午时天热，人易出汗，衣衫要勤洗勤换。为避免中暑，芒种后要常洗澡，"阳热"易于发泄。但须注意的一点，在出汗时不要立即洗澡，中国有句老话"汗出不见湿"，若"汗出见湿，乃生痤疮"。

芒种养生冬病夏治

由于夏季阳气旺盛，人体阳气也达到四季高峰，尤其是三伏天期间，肌肤腠

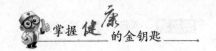

理开泄，选取穴位敷贴，药物最容易由皮肤渗入穴位经络，能通过经络气血直达病处，所以在夏季治疗冬病，往往可以达到最好的效果。冬病夏治是根据中医中"春夏养阳"的原则，结合天灸疗法，在人体的穴位上进行药物敷贴，以鼓舞正气，增加抗病能力，使哮喘、慢性支气管炎、反复感冒、心绞痛、风湿性关节炎、慢性腹泻、冻疮等这些冬天好发、阳气虚弱的疾病，于未发病而阳气旺盛的夏季进行治疗和调摄，取得事半功倍的效果。

适当锻炼

"东风染尽三千顷，折鹭飞来无处停"，芒种时节，田野景色秀丽，秧苗嫩绿，一派生机。但此时气温日渐升高，湿度增加，暑令湿胜必多兼感，使人感到四肢困倦，萎靡不振。因此，在芒种节气里不但要搞好雨期的田间管理，更要注意适度锻炼，增强体质，避免季节性疾病和传染病的发生，如中暑、腮腺炎、水痘、夏季皮炎等。

做好预防

可采取药浴的方法，以五枝汤（桂枝、槐枝、桃枝、柳枝、麻枝）沐浴，即先将等量药物用纱布包好，加10倍于药物的清水，浸泡20分钟，然后煎煮30分钟，再将药液倒入浴水内，即可浸浴，以达到健身防病的目的。芒种之后不久，不少地区陆续开展有冬病夏治活动，消化不好、易反复感冒、咳喘和不少皮肤病患者不妨试试"节气灸"，常会收到不错的效果。

夏至太阳位于黄经90°，6月21—22日交节

1. 清淡饮食多吃蔬果杂粮

夏至时节气候炎热，人的消化功能相对较弱，因此饮食宜清淡不宜肥甘厚味，要多食杂粮以寒其体，不可过食热性食物，以免助热。冷食瓜果当适可而止，不可过食，以免损伤脾胃。厚味肥腻之品宜少勿多，以免化热生风，激发疔疮之疾。

2. 冬至饺子夏至面

民间的百姓们在这一天吃夏至面（冬至吃饺子）。为什么同样是面食，却有饺子和面之分？这些其实也是有讲究的。专家称，面食是高热量的，饺子用面包裹起来，这也就意味着把热量也包裹了起来，这就符合冬至主藏的意思。而夏至节气，与冬至相反，要把阳气放出来，同样是面食，可面切成条后，就意味着把热适当地

放出来了。另外，面汤最好要放盐，吃面要学会喝面汤。

3. 要清凉

这个多指穿着及生活环境。夏季不要穿得太厚，很多年轻人喜欢穿牛仔服饰，夏季不适合穿这种衣物。衣服颜色尽量以浅色为主，这样才能少吸热。衣服的布料尽量选用棉质及亚麻，这样容易吸汗和透气。居室宜清凉，早晚室内气温低，应将门窗打开，通风换气。中午室外气温高于室内，宜将门窗紧闭，拉好窗帘。阴凉的环境，会使人心静神安。

4. 宜清淡忌生冷

由于天气日渐炎热，很多人会吃冷饮来消暑，但中医认为，进食过多生冷会损伤体内阳气。面对逐渐升温的天气，人们常感食欲减退，脾胃功能较为迟钝，加上夏季腠理发泄，出汗较多，此时宜适当食用酸味及咸凉食品。酸味食物既可起到收敛作用，防止出汗过多，又能开胃，又可清火散热。相反，荔枝、芒果、菠萝这些热性水果易上火，不宜多吃。

夏季饮食上宜清淡养生，多食五谷杂粮，通便通利。要少食辛辣、热性燥烈之品，以免助热；也不宜肥甘厚味，以免化热生风诱发疔疮之疾，避免暴饮暴食。夏天食物容易变质，因此尽量不要吃隔夜食物。建议人们日常可选择饮用一些具有辛凉散表热的菊花、桑叶、竹叶、荷叶茶，以助解毒散热。

5. 晚睡早起睡午觉

此时节，公众起居调养应顺应自然界阳盛阴衰的变化，宜晚睡早起，而老弱者则应早睡早起，尽量保持每天7小时左右的睡眠时间。从这天开始，一定要睡午觉。夏至阴生，在道医理论中，午觉是以阳养阴，子觉是以阴养阳。只要能合上眼睛一会儿，就能达到很好的养阴效果。

6. 每天喝2000ml水防头痛头晕

夏至时节，大多数人会有全身困倦乏力以及头痛头晕的症状，严重者可影响日常生活和工作。究其原因，首先是由于这一时节气温高，人体只能通过排汗来散热，使人体内的水分大量流失，此时若不及时补充水分，就会使人体血容量减少，大脑会因此而供血不足，进而造成头痛头晕。造成头痛头晕的另一种原因，是人体出汗时体表血管会扩张，更多的血液会流向体表，这种血液的再分配可使血压偏低的人血压更低，从而发生头痛头晕。

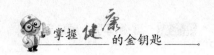

7. 静息调心

根据中医五行理论，夏天是养心的季节。三国时期的琴师稽康是著名的养心学家，他认为夏季炎热，更宜调息静心，应"常如冰雪在心"，即"心静自然凉"。听慢音乐是一个调息的好方法。音乐中的音符也含有阴阳五行的元素，与节奏快的音乐能增强体内阳气、助人兴奋的效果相反，舒缓音乐可以帮助呼吸慢下来，让心脏得到休息。

8. 温水洗澡

每日温水洗澡也是值得提倡的健身措施，不仅可以洗掉汗水、污垢，使皮肤清洁凉爽消暑防病，而且能起到锻炼身体的目的。因为，温水冲澡时的水压及机械按摩作用，可使神经系统兴奋性降低，体表血管扩张，加快血液循环，改善肌肤和组织的营养，降低肌肉张力，消除疲劳，改善睡眠，增强抵抗力。

9. 忌夜卧贪凉

不可晚上睡觉整夜开空调冷气，这种习惯易导致伤风、面瘫、关节疼痛、腹痛腹泻，对身体的损伤是严重的。对于小儿甚至不要在其睡着之后扇风取凉，否则，易于罹患手足抽搐、口噤不开、风痹等病症，人们往往不知其害，所谓爱之深，则害之甚。谚语有"避风如避箭，避色如避乱，加减逐时衣，少餐申后饭"的养生口诀，均可以理解为夏季的养生要求。

10. 绿豆胜冰消暑烦

中国人在夏天的时候，喜欢喝传承了成百上千年的绿豆粥，那就是一剂消暑的好方。绿豆性甘寒，能入心经和胃经，夏天体热小便黄赤的时候喝起来效果最好。很多人不知道煮绿豆的时候要不要把豆衣去掉，其实绿豆衣也是一味中药，药效跟绿豆一样，只是稍弱而已。所以作为一般清热消暑之品的话，不用特意将豆衣去掉。喜欢吃甜的人还可以加些蜂蜜，对热毒的痛肿也有很好的效果，但绿豆毕竟是寒性的，体质虚弱的人不宜多食。久服会把体内的虚寒坐实，这样以后就更不容易调理了。

小暑太阳位于黄经105°，7月6—8日交节

1. 热毛巾擦身

小暑是热的开始，在这个日子里人的脸面和躯干难免会出很多的汗，我们应该

及时地擦汗，以便保持皮肤的透气性，但需注意的是要用热毛巾擦拭，这样才能使得人的体温正常。

2. 洗热水澡

夏天洗冷水澡会使皮肤收缩，洗后反觉更热，而热水洗澡虽会多出汗，但能使毛细血管扩张，有利于机体排热。夏天该出汗时出汗，这才是符合自然规律和人体节律的方式。

3. 热水洗脚

脚有第二心脏之称，人的脚上分布有全身的代表区和五脏六腑的反射点。古人云："睡前洗脚，胜似补药。"夏季也不例外。当时虽然感觉有点热，但事后反而会带来凉意和舒适。

4. 喝热茶

一定要记住喝冷饮只不过是暂时性地解暑，它可不能持久地解热，然而喝点热茶可使毛细血管舒张，这样反而会使体温降低。

5. 虽然气温较高，但仍要顾护人体的阳气

亦即常说的"春夏养阳"。阳气是人的动力，随季节和日月的交替变化而产生一定的波动，夏季阳气旺盛且常浮跃于外，反易被外邪折伤，如大汗则亡阳。换言之，在炎热的夏季，一般不宜进行大量运动，运动之后应及时补充水分和营养物质。

6. 保证睡眠

立夏之后，北半球阳光照射充足，日照时间延长，加之气温升高，人的睡眠会减少。有睡眠障碍的人则更易加重，辗转难眠，或夜卧不安。中医讲夏季宜"早卧早起"，顺应节气。若夜晚不能早睡，中午适当地午休仍不失为一个很好的调整。夏季早起进行适度的晨练，是最佳的安排。

7. 调理饮食

当进入盛夏时节，气温高且湿度大，给人以闷热难耐的感觉，这就是中医所说的长夏。长夏在五行中属土，与中医五脏之脾脏相应，而脾最恶湿喜燥，所以长夏多患脾胃病，出现食欲不振、腹泻等症状。脾胃虚弱的人，应及时调理好饮食，

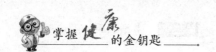

营养充足又不增加脾胃负担，可以少食多餐。夏季动辄出汗，使人口渴，但要注意不可在饭前大量饮水，更不能喝大量冷饮，反之则极易损伤脾胃，导致慢性脾胃疾病。

8. 多食瓜果

夏天里瓜果很是丰富，那么我们便可以多吃点水果，在吃水果时还要注意水果的属性，对自身的体质也要了解，以免造成不必要的麻烦。比如脾胃虚的人，要少食西瓜、梨等凉性的水果，容易上火的人要少食桂圆、荔枝等水果，芒果、菠萝等对过敏体质的人有危害。

常言道："桃养人，杏伤人，李子树下抬死人。"李子多吃使人生痰、助湿，甚至令人发虚热、头昏。尿路结石的人不能多吃草莓，胃酸多、易腹泻的人，少吃香蕉。苹果、桃、葡萄、哈密瓜、桑葚、西瓜等水果含糖量高，故糖尿病人慎食。

9. 预防感冒

夏季人体阳气浮跃于体表，随出汗而外泄，使卫气不足，抵抗力减低，若此时感受外风，同样可引起风寒、风热、暑湿等证。因而夏季感冒也分多种类型：风寒感冒，发热不甚而明显恶寒，同时鼻流清涕，喷嚏连连，此时应立即服感冒清热冲剂2袋，一定要热服，或喝葱白姜片红糖水，每2～3小时再饮一次，大多症状会明显缓解。若体温迅速升高，伴恶寒、咽喉不适等，多为风热感冒，早期可以服双黄连口服液、抗病毒口服液、清开灵、维C银翘片等。若发热伴恶心或呕吐、腹部不适、腹泻等，多为暑湿感冒，类似西医胃肠型感冒，此时应及时服用藿香正气胶囊或水，初次可以加大剂量，每日3～4次，同时控制饮食，煮些荷叶绿豆粥食用。

10. 注意皮肤病

湿闷热的气候，容易使人皮肤感染，夏季也是皮肤病多发的时节，注意皮肤护理，同时适当采用一些天然的草药洗浴，则会令人度过健康、愉快的夏季。如桑叶浴，将桑叶100克左右放入锅内煮10～15分钟，再倒入浴盆内即可，能消除皮肤痤疮、疖肿、褐色斑等；又如薄荷浴，可预防湿疹痱子。

大暑太阳位于黄经120°，7月22—24日交节

大暑时节，炎热的程度到达高峰。在日常起居上，睡眠要充足，不可在过于困乏时才睡，应当在微感乏累时便开始入睡，并且睡眠时不可做剧烈的运动。睡时要先睡眼，再睡心，逐渐进入深层睡眠。不可露宿，室温要适宜，不可过凉或过

热。房中也不可有对流的空气，即所谓的"穿堂风"。

早晨醒来，要先醒心，再醒眼，并在床上先做一些保健的气功，如熨眼、叩齿、鸣天鼓等，再下床。早晨可到室外进行一些健身活动，但气温高的中午不要外出。居室温度亦不可太低。

众所周知，皮肤覆盖在人体表面，具有保护、感觉、调节体温、分泌、排泄、代谢等多种功能。在人体皮肤上百万个汗毛孔，每天约排汗1000毫升。每毫升汗液依靠皮肤表面蒸发可带走246焦耳的热量。当外界气温超过35℃。人体的散热主要依靠皮肤汗液蒸发，加速散热，使体温不至过度升高。大暑节气中，大街小巷有些人光着脊梁，误以为这样凉快，其实并非如此。此时若光着脊梁，支肤就会从外界吸收热量，且不能通过蒸发的方式达到散热的目的而感到闷热。

风邪可引起多种疾病，伤人常在不经意之间。大暑时节天气闷热，晚上也酷热难耐。有些人喜欢纳凉至深夜，甚至贪凉而露宿于外，或睡于电风扇下，直吹取凉，这些都是不好的习惯。中医指出"夏夜避风如避箭"，夏季虽热，但仍阴气逼人，下半夜风也很凉，尤其在室内过道的风力比较大。而夏季人体皮肤毛孔开泄，人睡之后，机体抵抗力较弱，极易遭受风邪的侵袭。

夏季出门时如果不戴帽子，人们通常都会强烈地感觉到热，因为头发既将头部散发出来的热量捂在里面，又大量吸收紫外线，感觉到热的时候头上最先出汗就是这个道理。戴帽是为了遮挡阳光、防热、保护头脑。因此，夏季的帽子必须具有散热透风的性能。

凉帽种类很多，有草帽、布帽、太阳帽等，每种凉帽都有其优点。比如，草帽的散热、防热性能好，而通风、散汗性能差；竹笼帽的防热、散热、散汗性能均好，但是比较重。选用凉帽时，只要能遮阳散热、透风散汗就可以了。此外，白布对热辐射的反射最大，吸收辐射最少，所以夏天戴帽最好选择白色。

大暑时分气候炎热，酷暑多雨，所以暑湿之气比较容易乘虚而入，而且因为暑气很盛，心气比较容易亏耗，特别是老人、儿童、体虚气弱者往往难以抵挡酷热暑湿，从而导致疰夏、中暑等病。对于疰夏，常要采取芳香悦脾、辟秽化湿的方法，减少食量，清淡饮食，少吃油腻，以使脾健胃和。夏季预防中暑应注意合理安排工作，注意劳逸结合，避免在烈日下曝晒，注意室内降温，睡眠要充足，讲究饮食卫生。当出现心悸、胸闷、注意力不集中、大量出汗、全身明显乏力、头昏、四肢麻木、口渴、恶心等症状时，就可能是中暑先兆。一旦出现上述症状，应立即将中暑者抬到通风阴凉处休息，最好同时给病人喝些淡盐开水或绿豆汤等。

在养生保健中常有"冬病夏治"的说法，意思是说一些在冬季比较容易发作的病应该在夏季治疗，如慢性支气管炎、肺气肿、支气管哮喘、腹泻、风湿痹证等阳

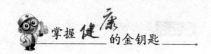

虚证。大暑是全年温度最高，也是阳气最旺盛的时节，因此对于很多病来说都是最佳的治疗时期。

大暑天气，合理饮食，注重饮食的营养作用，从而养生益寿，是减少疾病、防止衰老的有效保证。夏季的饮食调养应当以暑天的气候特点为基础。由于夏令气候炎热，容易伤津耗气，因此常可选用一些药粥来滋补身体。著名医学家李时珍尤其推崇药粥养生。他说："每日起食粥一大碗，空腹虚，谷气便作，所补不细，又极柔腻。与肠胃相得，最为饮食之妙也。"药粥对老年人、儿童、脾胃功能虚弱者都是适宜的。所以，古人称"世间第一补人之物乃粥也"，"日食二合米，胜似参芪一大包。"《医药六书》赞："粳米粥为资生化育坤丹，糯米粥为温养胃气妙品。"可见粥对人有多重要。

掌握健康小贴士

夏季饮食尤为注意以下三点：

1. 多吃瓜类：夏季气温高，人体丢失的水分多，须及时补充。蔬菜中的水分，是经过多层生物膜过滤的天然、洁净、营养且具有生物活性的水。瓜类蔬菜含水量都在90%以上。所有瓜类蔬菜都具有降低血压、保护血管的作用。

2. 多吃凉性蔬菜：吃些凉性蔬菜，有利于生津止渴，除烦解暑，清热泻火，排毒通便。瓜类蔬菜除南瓜属温性外，其余如苦瓜、丝瓜、黄瓜、菜瓜、西瓜、甜瓜都属于凉性蔬菜，番茄、芹菜、生菜等都属于凉性蔬菜。

3. 多吃"杀菌"蔬菜：夏季是人类疾病尤其是肠道传染病的多发季节，多吃些"杀菌"蔬菜，可预防疾病。这类蔬菜包括大蒜、洋葱、韭菜、大葱等，这些葱蒜类蔬菜中，含有丰富的植物广谱杀菌素，对各种球菌、杆菌、真菌、病毒有杀灭和抑制作用。其中，作用最突出的是大蒜，最好生食。

适合夏天喝的养生凉茶

夏天，偏热多湿的气候容易使人肠胃失调，再加上有的人嗜食辛辣、味重食物，难免会不同程度地出现上火、口舌生疮、咽喉肿痛、食欲不佳等症状。凉茶本是广东人的最爱，自古以来，广东人喝凉茶就喝出了名。其实，凉茶是祛暑败火气最有效最直接的方法。

所谓凉茶，是指将药性寒凉和能消解内热的中草药煎水做饮料喝，以消除夏季人体内的暑气，或治疗冬日干燥引起的喉咙疼痛等疾患。凉茶总的作用是清热解毒、清肺润燥解暑，凉茶对于广东人，可以说是"生命源于水，健康源于凉茶"。制作凉茶所使用的草药能有效祛除人体的毒素，起到提高人体免疫力、抗御细菌、病毒感染，平衡阴阳、柔润肌肤的作用。除了清热解毒外，凉茶还可祛湿生津、清火、明目、散结、消肿等，可治目赤头痛、头晕耳鸣、疔疮肿毒和高血压，夏天完全可以当清凉饮料饮用。下面就介绍几款简单有用的凉茶。

西瓜皮凉茶

可将外皮绿色的那一层瓜皮利用起来，洗净后切碎去渣取汁，再加入少量白糖搅拌均匀，有祛暑利尿解毒之功。

陈皮茶

将干橘子皮10克洗净，撕成小块，放入茶杯中，用开水冲入，盖上杯盖闷10分钟左右，然后去渣，放入少量白糖。凉后，放入冰箱中冰镇一下更好。常饮此茶，既能消暑又能止咳、化痰、健胃。

鲜藕凉茶

将鲜藕75克洗净，切成片，放入锅内，倒入750毫升水，用文火煮。待锅内水煮至水量的2/3时即可，放入适量的白糖，常饮能去火化瘀。

薄荷凉茶

取薄荷叶、甘草各6克放入锅内，加2500毫升水，煮沸5分钟后，放入白糖搅匀，常饮能提神醒脑。

橘子茶

将橘子肉和茶叶用开水冲泡，可制成橘子茶，它可防癌、抗癌和预防心血管疾

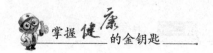

病，如果将经过消毒处理的新鲜橘子皮与白糖一同冲喝，还能起到理气消胀、生津润喉、清热止咳的作用。

桑菊茶

将桑叶、白菊花各10克，甘草3克放入锅中稍煮，去渣取汁，加入少量白糖即成，可散热、清肺润喉、清肝明目，对风热感冒也有一定疗效。

荷叶凉茶

将半张荷叶撕成碎块，与中药滑石、白术各10克，甘草6克，放入水中，共煮20分钟左右，去渣取汁，放入少量白糖搅匀，冷却后饮用，可防暑降温。

香兰凉茶

藿香9克、佩兰9克洗净，和茶叶6克一起放茶壶中，用500毫升开水冲泡，盖上壶盖闷5分钟，加入冰块冷却待饮，能解热祛风、清暑化湿、开胃止呕。

果汁红茶

锅中加水750毫升，加热至沸倒入红茶40克，微沸5分钟，离火去茶叶，晾凉后放入冰箱。饮用时在杯中倒入红茶40毫升，放少许柠檬汁、橘汁、白砂糖，再加冰水150毫升，滴入少许白兰地酒，放橘子一瓣，碎冰少许。既可去火，又很爽口。

菊花茶

白菊花10克，白糖10克，同置茶杯内，冲入沸水，加盖浸泡片刻，即可饮服。白菊花具有散风热、清肝明目、解毒之功效，可用于防治风热感冒、头痛眩晕、目赤肿痛等症。其所含的黄酮类物质有扩张血管、降低血压的作用，故对高血压病人更为适宜。

荷花茶

白荷花50克，放锅内，加水煮沸15分钟，取汁液加蜂蜜调匀饮服。此茶气香性凉，可解暑热、清心脾、化痰止咳、除烦渴、爽精神，适用于感受暑热、心烦口渴、喘咳痰血等症。

三叶清暑茶

鲜荷叶、鲜竹叶、鲜薄荷各50克，一同放入锅内，加清水适量，煎煮10分钟，过滤，再加入适量蜂蜜（或白糖、冰糖）搅匀，冷后代茶饮，有清热防暑、生津止渴之良效，实为盛夏消暑之佳品。

菊枣蜂蜜茶

菊花50克，大枣5枚，麦冬20克，一同放入锅内，加清水适量，煮沸15分钟后过滤取汁，再加入蜂蜜拌匀即可饮用。此药茶清香爽口，具有美容、养肝、健胃、明目、清热、生津止渴和消除疲劳之功效。

山楂麦冬茶

山楂、炒麦芽、麦冬各15～30克，一同放入锅内，加适量清水，煎煮20分钟后取汁，再加入适量蜂蜜拌匀饮用，此茶有开胃健脾、生津止渴之效，对中老年人夏日食欲不振、消化不良者适用。

荷叶三豆茶

荷叶15克，绿豆100克，黄豆、白扁豆各50克，先将荷叶切细，用纱布包好，与绿豆、黄豆、白扁豆一同入锅内，加水煎煮至豆烂后，取浓汁加适量蜂蜜饮服，此茶有清热解毒、利湿祛暑、和中健脾之功效，对脾虚湿重、慢性腹泻者尤为适宜。

掌握健康小贴士

需要注意的是，喝凉茶也要对症下药，应依个人体质而异。体质差及寒体型的朋友，不宜喝寒凉茶，因为喝了身体受不了，可能引起肾虚；而热体型的人则相反，对寒凉茶没有太大的禁忌，不过也应分清自身上火的类型。老人、婴幼儿、产妇及经期妇女也不适合喝凉茶。

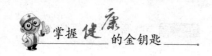

第三节　秋季养生三部曲：补脾、润肺、养肾

秋季养肺正当时

秋季是寒热交替的季节，气温变化较大，中午仍然很炎热，早晚凉爽，周围的环境也不再黏腻潮湿，人体也明显有了干燥的感觉。专家提醒大家，秋天到了，一定要注意养肺，小心呼吸道疾病的发生。

肺属金，通于鼻气，肺是人体最"娇嫩"的器官之一，其性喜润恶燥。而秋天又是一个干燥的季节，燥邪的特点是易伤津液。因此，秋天人们常常感觉到口鼻或咽喉干燥、干咳无痰、皮肤干燥，故防治秋燥对肺的养生保健有重要意义。"肺朝百脉"，肺的功能正常，会很好地带动其他脏器的功能，因此秋天的首要任务就是养肺、防秋燥。面对秋季气候干燥的特点，我们不妨从以下几方面着手。

秋季燥邪为盛，容易伤及肺阴，可通过食疗起到润肺补肺的功效。秋季可常食用百合汤：百合50克，蜂蜜30克，煎汤，连同百合服下，可起到润肺清热、止咳化痰、生津养肺的作用。另外应主动饮水，干燥的秋季使皮肤的日蒸发水分在600毫升以上，肺呼吸的日蒸发水分在300毫升以上。因此，主动饮水是秋季养肺的重要环节。当然，主动饮水也是有一定技巧的，即一次不宜大量地快速饮水，要多次少饮，最好是在清晨锻炼之前和晚上睡觉前各饮水200毫升，白天的两餐之间可饮水800毫升左右，这样可使肺腑滋润，充满生机。大家还可以试着煮一些汤羹，如冰糖银耳汤、百合莲子汤、山药莲子汤、芡实山药羹等。

随着工业污染和城市汽车的增加，大气污染也随之加剧。人体吸入空气中的污染物后，轻者可引起支气管炎、肺泡的炎症，重者可引起中毒，甚至癌变。因此，秋日应注意经常开窗通风换气，当然通风也要根据天气变化灵活调整，每日早晚应选择在空气清新处主动深呼吸，清除呼吸道及肺部的污染物，减少肺部损害。

秋季是锻炼身体很好的时期，强健肺脏的最佳方法是适当进行体育锻炼，但运动量不要过大，秋季本燥，运动量过大，会大汗伤阴，易致秋燥。因此，可根据人们的喜好不同，体质差异，选择合适的锻炼方法，如慢跑、散步、打太极拳、练气功等。

练习气功是秋季养肺较好的方法之一。秋季一般以收藏为主，以静练功为宜。例如吸收功，每日晚餐后两小时在花园里先慢步行走10分钟，然后站立，两目平视，两足分开与肩同宽，全身放松，两手掌相搭，掌心向下，置于丹田，吸气于两乳间，收腹时缓缓呼气松腹，练功30分钟，十分有利于健肺。

秋季里可以通过洗澡来促进血液循环，使肺与皮毛气血流通。一般秋季洗浴的水温可控制在20～30℃，在沐浴前先喝一杯淡盐开水，洗浴时不要过分揉搓，以浸浴为主，时间以20分钟左右为宜。

药膳养生

补肺药膳举例："益胃汤"原料：沙参10克、麦门冬15克、生地10克、玉竹5克、冰糖30克，水煎分三次服，或当饮料服用。用于肺津损伤之干咳，咽干口燥。注意事项：流行性感冒的咳嗽，及脾胃虚弱容易拉肚子的人不要服用。

贝梨膏：川贝母粉10克、雪梨汁1000克、东阿胶500克，共蒸熟。每次10克，日服两次，可滋阴润肺，治久咳不愈、痰中带血、鼻中出血。

八仙膏：生藕汁、生姜汁、梨汁、萝卜汁、白果汁、竹沥、甘蔗汁、蜂蜜各等份，将各汁和匀，蒸熟后用玻璃瓶贮存，任意食之。有生津养肺、清热化痰之功效。

掌握健康小贴士

"秋季补肺三势"："第一势"，以两手抱头项，婉转回旋俯仰10次。可疏通颈部及胸背部经脉，促进血液循环，增强肺的生理机能。"第二势"，以两手相叉头上，左右伸拽10遍。可去关节间风湿寒邪，治疗肺脏诸疾。"第三势"，两手拍脚胫（小腿前外侧）10遍。可开胸膈，利肺气，治疗肺脏疾病。做此运动时若能配合叩齿，效果更好。具体方法是轻轻叩齿36次，不要出声。

初秋滋阴防燥调身心

中医学倡导"天人合一"，即人与自然是一个和谐整体，人的养生宜顺应自然界的规律。肺在五行中属金，与秋气相应，从养生角度看，金秋以养肺为主，以收藏为佳。

秋季阳气逐渐收敛，阴气慢慢滋长，而肺气和燥气过度地交换循环造成体内津液大量耗伤，此时人体如能及时顺应秋冬收藏规律而养阴，可使体内保证气血运行的阳气有所收敛而不致外散，积累生命活动所必需的精气和营养。所以，秋季进

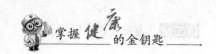

补，养阴为上。经过夏季暑气煎灼，人体各脏腑阴津耗伤严重，加之秋燥外袭，易于出现口干舌燥、鼻干、喉咙干涩，甚则咳嗽、头痛、皮肤干燥松弛等症，又因肺与大肠相表里，所以还易大便燥结等。秋季昼温夜凉，一日内温差较大，穿衣不慎易致感冒。在这个阶段中，应从饮食起居、心理调摄、户外锻炼、依时调养这些方面加以调整，以增强体质，提高免疫力和抵抗力。

合理膳食　滋阴防燥

中医认为，阴虚证是指体内津液精血等阴液亏少所表现的虚热证候。其表现为形体消瘦、口燥咽干、五心烦热、小便短黄、大便干结等特征。漫长的炎热夏季之后，阴液内亏，加上天干物燥，容易伤及肺阴，这时滋阴润肺就显得尤为重要，平时应注意适量饮水，以少量多次饮水为佳，使口、鼻、咽喉、肺脏等各脏腑器官得以充分濡养。秋季进补原则是益气养阴、气阴双补。由于老年人脏器衰弱，脾胃消化功能不足，因此进补时要选用补而不峻、润而不腻的平补之品，不能马上进食阿胶、甲鱼等过于滋腻的养阴补品，这样会滋腻碍胃，加重脾胃的负担，甚至损害其消化功能，既浪费又有损健康。秋季，可选用茭白、南瓜、芡实、莲子、桂圆、花生、栗子、藕、百合、山药、白扁豆、黑芝麻、红枣、核桃、梨、荸荠、胡萝卜、番茄、荠菜、平菇、黄鳝、海蜇、海带、蛇肉、兔肉等食物，既营养滋补，又容易消化吸收。还可适量服用黄芪和西洋参、太子参等气阴双补之品，老人秋补忌用人参、鹿茸、淫羊藿、肉桂等过于温热的补药。

舒畅情志　修身养性

有诗云："秋花惨淡秋草黄，耿耿秋灯秋夜长。已觉秋窗秋不尽，那堪风雨助凄凉。"秋天花朵枯萎，树木凋零，秋风瑟瑟，萧条、飘零、落寞、凄清的意味甚重，易使人们产生苍凉、伤感、悲观的情绪，久之则容易抑郁不舒，心情低落，影响正常的生活和工作。当此时节，应顺应季节变化，使肺气清降，适应秋季容平之气，避免肃杀之气，保持内心宁静，情绪乐观，可多做一些自己感兴趣的事情，要经常与亲朋好友交流，适当进行户外活动，如重阳节登山、郊游、赏菊等，以舒畅胸怀，修身养性。

稍避风寒　早卧早起

尽管金秋是户外活动的黄金季节，晨起锻炼能使机体适应寒冷环境，增强体质，但早晚温差大，在室外时应酌情增减衣物，保暖的同时宜保持凉爽，有意识地让自己"冻一冻"，以增强自身的抗寒能力，但老人、儿童等体弱者，以及在降温明显时不可"秋冻"，需及时增加衣物。

秋季人体精气呈内收之趋势，运动时也要顺应这一规律，避免过于剧烈活动致使精气升发，可选择一些稍微轻松平缓的锻炼项目，如太极拳、五禽戏、慢跑、散步等。起居方面应"早卧早起"，秋季阳气渐收，白天时间缩短，早睡早起，以助阳气升扬和阴气收藏。

依时调养 避邪扶正

秋季分为三期，即初秋、中秋和晚秋，不同时期养生的侧重也有所不同。初秋俗称"秋老虎"，余热仍炽，湿热犹存，行户外活动时尚需注意防暑，此阶段天气炎热，不可贪凉饮冷，同时须注重饮食清洁卫生，以免引起胃肠不适。中秋时天气渐凉，以燥为主，可适当涂抹润肤品防止皮肤干燥，且应补充水分，配合食用秋梨、百合、沙参、麦冬等品，以生津润燥，濡润肺胃。晚秋时寒气日盛，当防寒保暖，及时增添衣物，以固护阳气，为冬天的到来做好准备。

在秋风送爽的时节，人们除了享受丰收的果实之外，尚需预防呼吸道疾病，以避免燥邪伤肺，同时要讲究科学养生，从而既能够调养身体，增强体质，减少自身患病的概率，还可以减轻或者延缓慢性疾病的发生。

掌握健康小贴士

夏秋之交热而多雨，湿气较重，湿邪过盛可致病。湿邪伤人有内外之分，外湿多由气候潮湿，坐卧湿地而致病；内湿多因喜食冷饮，贪吃生冷瓜果等寒凉之物，损伤人体阳气所致。

中医认为：脾脏能运化水湿。脾喜燥而恶湿，若脾阳振奋，脾脏健运，湿邪则不易致病。反之，湿气太重致人生病后，病人往往出现头昏头重、四肢酸懒、关节屈伸不利、胸中郁闷、脘腹胀满、恶心欲吐、大便溏泻等症状。为预防、减轻湿邪伤人，必须重视护脾。

因此，夏秋之交应特别注意居室和工作场所的通风，涉水及淋雨后应及时将身体擦干并更衣，阴天水凉时不要在河水及游泳池里长时间浸泡，以防外湿入侵肌表伤人。为防内湿，切勿过量食生冷瓜果，饮食宜清淡易消化，忌肥甘厚腻及暴食。此外，用莲子、薏米、赤小豆、白扁豆等健脾利湿之品适量煮粥食用，可护脾胃，祛湿气。

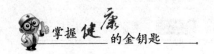

妙法应对秋老虎

四季轮转，初秋之际还没跟炎热彻底告别，凶猛的"秋老虎"就伺机而动，带来一年中温差最大的日子，于是感冒、咽喉肿痛、皮炎湿疹各种小病痛纷纷出来作怪。

调饮食

清热解暑类食品不能一下子从餐桌上撤除，此类饮食能防暑敛汗补液，增进食欲。因此，喝些绿豆汤，吃些莲子粥、薄荷粥很有益处。此外，多吃一些新鲜水果蔬菜，既可满足人体所需要的营养，又可补充经排汗而丢失的钾。经历长夏后，人们身体消耗都很大，尤其是老年人，大多脾胃虚寒。因此，选择食物时要注意其性味，不宜过于寒凉，如梨、黄瓜等，多食可能伤及脾胃，不利补虚。也不能为追求清热解暑，使饮食过于清淡，可食用一些鸭肉、泥鳅、西洋参、鱼、猪瘦肉、海产品、豆制品等，既清暑热又补益。此时，肠道抗病能力减弱，要特别注意饮食卫生，以防病从口入。

祛暑热

立秋后仍须加强防暑降温，不在烈日下暴晒或在高温环境中久留，外出还应上遮阳伞、帽，及时补充水分，多喝淡盐开水、绿茶、绿豆汤及酸梅汤、菊花茶、银花露、芦根水等清凉饮料。"秋老虎"易扰心神，常表现出心烦不宁，坐卧不安，思绪杂乱，此时应有意识避开这种不良情绪的干扰，做到神清气和，胸怀宽阔，遇事不烦，处事不躁，精神愉快，心情舒畅，始终保持心理平衡和良好的心境。

防风寒

"春捂秋冻"是古人一条非常实用的生活谚语，"春捂"是为了帮助气血走表散热，促进阳气生发，"秋冻"是为了促进阳气潜降。立秋过后，可明显感到昼夜温差逐渐变大，早晚温差过大容易引起腹痛、吐泻、伤风感冒、腰肩疼痛等"风寒病"。开空调时间不宜过长，夜里最好不开，处在空调环境中的人们应常喝点姜汤。有哮喘、慢性支气管炎等慢性病，胃肠功能较弱，如常腹泻的人不宜开空调。另外，不要天一冷就马上全副武装，穿很厚的衣服。初秋是"冷"，人体并没有感觉到"寒"，"皮肉之冷"是可以忍耐的，而采取"秋冻"对于适应与抗御冬天的严寒都有很大的好处。

保睡眠

处暑节气正是由热转凉的交替时期，自然界中阴气增强，阳气减弱，人体的阳气也随之内收，"秋乏"也就随之出现。中医理论支持秋季"阴精收藏，收敛神气"的养生法则，适当增加睡眠有利于消除疲劳，恢复体力和脑力，而早睡和午休是增加睡眠的最佳方法。增加睡眠一小时并且保证有质量的午觉，可以让人保持精神，也可在冬天来临之前保存能量、养精蓄锐。尤其对于老年人，建议晚上提早入睡，并且培养午睡的好习惯，即使睡不着，闭目养神对身体也是极有好处的。对于年轻人来说，适当增加睡眠可以让学习、工作更精力充沛，同时减少"秋困"的出现。

掌握健康小贴士

中医认为，醋味苦酸、性温，有活血散瘀、消食化积、消肿软坚、解毒杀虫、治癣疗疮的功效。现代研究表明，醋含有丰富的有机酸，多达20余种。醋对至少8种有害微生物，比如葡萄球菌、伤寒杆菌、赤痢菌以及造成"香港脚"的真菌有明显的抑制杀灭作用。炎热天气是各种细菌滋生的有利因素，毒素易在体内聚集，吃凉拌菜或炒菜时加点醋，不仅味道更鲜美，还能起到杀菌消毒的作用，从而有效避免肠胃道病菌的传染。此外，醋还有缓解疲劳、增进食欲、帮助消化、美容护肤等作用。因此，为了防"秋老虎"，可以在生活中适当喝些醋。但要注意，醋不能空腹食用，以免导致胃酸过多，宜在餐与餐之间，或饭后一小时再喝醋，这样避免刺激胃肠，并帮助消化。

应对秋困小妙招

"春乏，秋困，夏打盹。"进入秋天，人们都很容易犯困，尤其在上班族和学生族中表现最为明显，尽管睡眠不少，可白天还是精神萎靡，哈欠连连，严重影响了人们正常的工作和学习。如何应对秋困？主要有以下几种方法。

多睡觉

秋困是一种自然的生理现象，是人体自我修复和储备能量的一个过程，因此

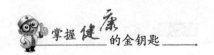

保持充足的睡眠是很有必要的。睡眠一定要早，勿过十一时。十一时，为子时，属肾，子时肾生一阳上升于心，对应坎卦，此时熬夜，肾水必亏，心肾相连，水亏则火旺，最易伤神。另外，秋季每天最好早起，以顺应阳气的舒长，来完成新陈代谢，肃降浊气，使肺气清，这样有助于养肺和顺应天时升起人体阳气，使人一天阳气充足，精神饱满。最好有半小时的午休。午时，即上午十一点至一点，为阴生之时，属心，此时如不能睡，可静坐一刻钟，闭目养神，则心气强。

睡前用醋泡脚

中医认为，醋味酸，性苦、温，能活血散瘀、消食化积、消肿软坚、解毒杀虫、治癣疗疮，用醋浸泡足部，能促进机体的血液循环、解除疲劳、帮助入睡。具体操作方法：每晚睡前将60℃左右的热水约2500毫升倒入盆中，加食醋150毫升浸泡双脚（水温以脚能承受的热度为准），水应淹没踝关节，每次浸泡10分钟即可。

多补水

秋季燥邪最易伤津耗液，因此秋季更应该多补水。人体每天大概需要2500毫升水来弥补新陈代谢损失的水分。食物应多吃富含水分的瓜果蔬菜为宜，如百合、山药、莴笋、莲藕、平菇、番茄、卷心菜、草莓、黄瓜、西瓜等。喝茶是中国人最好的补水方式，各种茶水不仅能改善口感，提高风味，更能增加保健养生的功效，如蜂蜜茶滋阴润肺，菊花茶清肝明目，山楂茶健脾消食，决明子茶润肠通便，西洋参茶益气养阴等。

多运动

运动是保证人体代谢旺盛的重要因素。运动可以促进经络通畅，气血运行，但运动不可过于激烈，以避免伤津耗液，总以遍身微汗为佳，因为出汗表示人体营卫通畅。当这些小络脉都能通畅无阻时，表明人体经络周流畅通，全身气血津液循环良好。运动方式以散步、慢跑步、太极拳、瑜伽等轻柔运动为宜，总之不宜太剧烈。另外，通经活络的方式也并非只有运动一种方式，很多中医传统的保健方法，如刮痧、推拿、按摩、导引、拔罐等都可以达到祛邪通络、行气活血的效果。另外，脑为元神之府，五指梳头是一种很好的头部保健方法。头部穴位多，通过用双手指梳理头部，可对穴位起到按摩、刺激作用，疏通头部气血，消除大脑疲劳，提高思维能力。

伸懒腰

平时多伸懒腰也有解秋乏的效果。下午伸个懒腰，马上就会觉得神清气爽、舒服自在。即使在不累的时候，有意识地伸几个懒腰，也会觉得轻松。这是因为，伸懒腰能适当增加对心、肺的挤压，促进心脏泵血，增加全身的供氧。大脑血流充足了，人自然感到清醒、舒适。

掌握健康小贴士

"秋风秋雨愁煞人"，秋凉以后，日照变短，人的情绪难免消沉低落。人们在秋天，尤其要注意精神调养，设法改善种种不良心境，提高对不良刺激的耐受性。避免不良情绪的干扰，要做到以下几点：一要宁心安神，静心养气，保持良好的心态，稳定自己的情绪，逐渐适应气候的变化。二要多接受有益的光照，在外要多晒太阳，在室内可用模拟太阳光谱的"全光谱"灯泡代替白炽灯等"不全光谱"灯泡。三要多接触大自然，经常处身于自然环境之中。四要多进行户外活动，多参加一些文体活动，或登高远足，或水中泛舟，或琴棋书画，或养花垂钓，或闻曲起舞，使秋愁在愉悦之中悄然而去。

秋高鸭肥最适宜秋季吃

鸭可谓餐桌上的上乘肴馔，也是人们进补的优良食品。尤其是当年新鸭养到秋季，肉质壮嫩肥美，营养丰富，能及时补充人体必需的蛋白质、维生素和矿物质。同时鸭肉性寒凉，特别适合体热上火者食用，所以秋季润燥首选吃鸭。尤其老年人要多吃点鸭肉，对失眠很有帮助。

肉禽类食品多是温热性，而鸭肉最大的特点就是不温不热，清热去火，所以夏秋容易上火的季节，可多吃鸭肉。《本草纲目》记载鸭肉"填骨髓、长肌肉、生津血、补五脏"，可补虚生津、利尿消肿，适用于阴虚内热引起的低热、便秘、食欲不振、干咳痰稠等症。

1. 吃鸭可以除秋燥。元朝的御医忽思慧在《饮膳正要》里说，鸭肉味甘、冷、无毒，补内虚，消毒热，利水道。可用于头痛、阴虚失眠、肺热咳嗽、肾炎水肿、

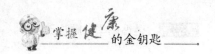

小便不利、低热等症。经常食用鸭肉对体弱阴虚、水肿食少、大便干燥、低热者最为有益。因此，夏秋的燥热季节最适合吃鸭。

2. 鸭肉的脂肪最健康。鸭肉富含B族维生素和维生素E，其脂肪酸主要是不饱和脂肪酸和低碳饱和脂肪酸，易于消化。此外，鸭肉中的脂肪不同于其他动物油，其各种脂肪酸的比例接近理想值，化学成分和橄榄油很像，有降低胆固醇的作用，对患动脉粥样硬化的人群尤为适宜。

3. 鸭肉对心脏也有好处。100克鸭肉里面大概含有300毫克的钾，钾跟心脏节律有关，而且钾高了能够对抗钠。盐吃多了钠高了是造成高血压的原因，所以日常生活多吃点鸭肉取代其他的肉菜，是非常健康的。

喝鸭汤进补在秋季比较适合。适合喝鸭汤进补的主要有三类人群：平时容易患咳嗽、感冒等呼吸道疾病的老人、孩子，以及平时比较劳累的中青年人；平时阴虚火旺型的人群，比如形体消瘦、高血压、糖尿病、肺结核等病人；秋季女性的皮肤特别干燥，也可以通过喝鸭汤进补。

从养生角度讲，为避免做鸭子时产生油、盐过量的问题，最好的做法是煲汤，更好地起到滋阴清热和润肺的作用。此外，还可在汤里加点"补药"，放具有滋阴或健脾、补气功效的食材，比如山药、黄芪、枸杞、沙参等。下面推荐两款鸭汤的做法：

1. 北沙参炖老鸭

材料：北沙参15克，枸杞子30克，老鸭200克，姜2片，黄酒6克，精盐、高汤等适量。

做法：老鸭切块，氽水洗净血水，入盅内，洗净的中草药、姜片、黄酒、高汤注入盅内，以食用玻璃纸包住，橡皮筋封口，入蒸箱炖2.5小时后，加适量精盐调味即成。

功效：北沙参性味甘凉，能养阴清肺、祛痰止咳。老鸭营养丰富、滋味鲜美，其性凉，既有滋阴养胃之功，又能利水消肿。二者共煮能滋阴补津，治疗慢性咳嗽，解渴降肺热。

2. 山药老鸭煲

材料：鸭子1千克，山药500克，葱、姜、八角、料酒、盐适量即可。

做法：先将鸭子洗净剁块，山药去皮切块，姜切片，葱切段；鸭肉焯水后，冷水下锅煮，放入葱、姜、八角、料酒；约40分钟后，待汤表面浮出油花后，放入山药，煮至食材酥软，再加入盐调味即可。

功效：鸭肉性凉，有滋阴养肺、止咳化痰的作用。秋季吃山药有益肺止咳、健脾养胃的功效。山药与鸭肉同吃，还可降低胆固醇，是秋季进补的上佳组合。

掌握健康小贴士

鸭肉虽好，吃时也有讲究。首先，感冒患者不宜食用鸭肉，否则可能会加重病情，感冒时还是以喝鸡汤为宜；其次，慢性肠炎者要少吃，鸭肉味甘咸，吃了可能使肠炎病情加重；腹痛、腹泻、腰痛、痛经等症状的人也最好少吃鸭肉。在烹饪鸭肉的时候，还需注意食材"相克"的禁忌，就鸭肉而言，应避免与兔肉、杨梅、核桃、鳖、木耳、胡桃、大蒜、荞麦等食材搭配烹饪，以免误食伤身。

秋季佳品西洋参

中医认为，西洋参性苦、微甘而寒，入心、肺、肾经，有补肺降火、养胃生津之功，特别适合秋天的进补。《本草从新》言其："补肺降火，上津液，除烦倦，虚而有火者相宜。"《医学衷中参西录》言其："性凉而补，凡欲用人参而不受人参之温者，皆可以此代之。"药理研究表明，西洋参主要成分为人参皂苷类，又含挥发油、树脂等，有镇静大脑作用，对生命中枢有中度的兴奋作用。

人参、西洋参均有补气生津之效，但人参甘而微温，为大补元气之竣品；西洋参味苦性寒，兼有清热之功，故气脱证及肺脾气虚者宜用人参，而脾胃气阴两伤有热者以用洋参为宜。秋季气候干燥，易损津伤肺，耗伤阴液，而老年人体内阴液不足，易致阴虚火旺，故老年人秋日进补以西洋参为宜。西洋参具有滋阴补气、宁神益智及清热生津、降火消暑的双重功效。古语云："西洋参性凉而补，凡欲用人参而不受人参之温者皆可用之。"故补而不燥是西洋参的特别之处。

西洋参的功效

1. 增强中枢神经系统功能 西洋参中的皂苷可以有效增强中枢神经，达到静心凝神、消除疲劳、增强记忆力等作用，可适用于失眠、烦躁、记忆力衰退及老年痴呆等症状。

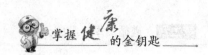

2. 保护心血管系统　常服西洋参可以抗心律失常、抗心肌缺血、抗心肌氧化、强化心肌收缩能力。冠心病患者症状表现为气阴两虚、心慌气短可长期服用西洋参，疗效显著。西洋参的功效还在于调节血压，可有效降低暂时性和持久性血压，有助于高血压、心律失常、冠心病、急性心肌梗死、脑血栓等疾病的康复。

3. 提高免疫力　西洋参作为补气保健首选药材，可以促进血清蛋白合成、骨髓蛋白合成、器官蛋白合成，提高机体免疫力，抑制癌细胞生长，有效抵抗癌症。

4. 促进血液活力　长服西洋参可以降低血液凝固性、抑制血小板凝聚、抗动脉粥样硬化并促进红细胞生长，增加血色素。

5. 治疗糖尿病　西洋参可以降低血糖、调节胰岛素分泌、促进糖代谢和脂肪代谢，对治疗糖尿病有一定辅助作用。

介绍三则粥疗方，供选用。

洋参阿胶粥：西洋参5克，阿胶10克，大米100克。将西洋参择净，研为细末，阿胶捣碎。取大米淘净，煮为稀粥，待沸时，调入阿胶、西洋参，煮至粥熟服食，每日1剂。可补肺降火，适用于阴虚火旺所致的肺燥或肺阴虚干咳、咳血、喘息、口干、饮食减少等。

洋参二粉粥：西洋参5克，葛粉、藕粉、白糖各适量。将西洋参研细，放入锅中，加清水适量煎沸后，将葛粉、藕粉、白糖各适量倒入，搅拌均匀，文火煮至粥糊熟后即成，每日1剂。可养阴清热，凉血止血，适用于溃疡病出血、酒醉心烦、口渴等。

洋参粥：洋参5克，糯米100克。将洋参择净，研为细末备用。先取糯米淘净，放锅中，加清水适量煮粥，待熟时调入洋参，煮至粥熟服食，每日1剂。可补益脾肺，适用于肺脾两虚所致的纳差食少、肢软乏力等。

掌握健康小贴士

进食西洋参要注意以下两点：一是服时不宜饮茶，因茶中含有鞣酸，能与西洋参的有效成分结合使吸收率下降；二是服后不宜吃萝卜，因萝卜是破气的，而西洋参是补气的。

肺燥咳嗽，川贝冰糖雪梨膏

秋季燥邪伤肺易引起咳嗽，主要表现为反复咳嗽、咳黄痰，伴有口干、咽痛、便秘、尿赤、身热或伴有喘息等症状，舌质红、苔薄黄，或黄腻、少津、脉滑数，或细数。《症因脉治·伤燥咳嗽》："天行燥烈，燥从火化，肺被燥伤则必咳嗽。"《不居集》卷十五："肺燥咳嗽，金性喜清润，润则生水，以滋脏腑。若本体一燥，则水源渐竭，火无所制，金受火燥，则气自乱而咳嗽，嗽则喉干声哑，烦渴引饮，痰结便闭，肌肤枯燥，形神虚萎，脉必虚数，久则涩数无神。"《金匮翼·燥咳》："肺燥者，肺虚液少而燥气乘之也。其状咳甚而少涎沫，咽喉干，气哽不利。子和云：燥乘肺者，气壅不利，百节内痛，皮肤干燥，大便秘涩，涕唾稠黏。"治宜养阴生津、润肺止咳。

川贝冰糖雪梨膏是由川贝母、冰糖、雪梨组成。川贝母是常用中药，性凉，味甘平，入肺、胃经，传统的功效是润肺、止咳、化痰。冰糖味甘、性平、无毒，入肺、脾经。具有养阴生津、润肺止咳的功效，此外还可以用来调味，掩盖川贝母的苦味。雪梨味甘微酸、性凉，入肺、胃经，具有生津润燥、清热化痰的功效。中医认为"梨养肺清热，生者清六腑之热，熟者滋五脏之阴"。三者共奏养阴生津、润肺止咳之效。

川贝冰糖雪梨膏做法也简单，先将雪梨洗净削皮，切开去核掏空，做成一个梨盅，然后将6克左右的川贝粉和少许冰糖放入梨盅内，盖上梨盖，用牙签固定，将雪梨放入碗中，隔水蒸30分钟至梨熟即可，然后吃梨盅。每天吃1～2个（儿童用量酌减），中病即止，不可过食。川贝冰糖雪梨膏对肺燥咳嗽效果较好，但要辨证使用，勿乱用，以免耽误病情和带来不必要的伤害。

肺燥咳嗽还可以选用以下几个食疗方：

油菜猪肺汤

原料：油菜250克，猪肺1具，姜末、精盐、味精等适量。

制作：猪肺洗净，切成块，置锅中，煮熟后放入油菜及调味品后食用。

功能：对肺虚久咳、痰鸣喘促、劳伤吐血者可起辅助治疗作用。

银耳乳鸽汤

原料：银耳50克，乳鸽1只，生姜3片，食盐、味精少量。

制作：将发好的银耳择去杂质，洗净待用。乳鸽用温水洗净，去毛及爪、内脏。然后将银耳、乳鸽、生姜一起放入砂锅内，加清水1000毫升，先用武火煮沸，然后改用文火慢煲1小时，加入调味品，即可食用。

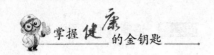

功能：可滋阴润燥。银耳可滋阴润肺，对肺燥的干咳、久咳及咳嗽吐血均有辅助治疗作用；乳鸽能祛风解毒。二味配合可改善病人体质。

松子胡桃膏

方药：松子仁50克，胡桃仁100克。

用法：共研末，和熟蜜25克收之成膏。每次服10克，开水冲服。每日服3次，10次为1个疗程。

说明：此方出自《玄感传尸方》一书，名曰凤髓丹，治肺燥咳嗽。松子仁含脂肪油74％，有养液、息风、润肺、滑肠之功能。胡桃仁亦含脂肪油及蛋白质、糖类，有温补肺肾、润肠通便之作用。二药与蜂蜜合用，肺润而燥咳止，便通而逆气降。其味甘美，可代点心食之，尤宜老人，是延年益寿之佳品。

掌握健康小贴士

中医认为，有声无痰为咳，有痰无声为嗽，一般多为痰声并见，故以咳嗽并称。咳嗽大多是由于外感六淫之邪或脏腑之病气，使肺气不清失于宣肃所致。咳嗽大体可分为外感咳嗽和内伤咳嗽两类。外感引起的咳嗽、咯痰大多伴有发热、头痛、恶寒等症状，起病较急，病程较短；内伤咳嗽一般无外感症状，起病慢，病程长，常伴有脏腑功能失调的证候，可分为痰湿咳嗽、肺热咳嗽、肺燥咳嗽、瘀血咳嗽、阴虚火旺咳嗽等证型。

白萝卜具有除痰润肺、解毒生津、和中止咳的作用，梨具有滋阴润肺、止咳祛痰的作用，生姜具有发汗解表、温中止呕、温肺止咳的作用。三者配合在一起，共奏止咳化痰、滋阴润肺的功效，尤对肺燥咳嗽（表现为干咳无痰，或痰少色白黏稠，咯吐不利，咽干口渴等）有一定的治疗作用。取10厘米长白萝卜1个，梨1个，生姜半块，将三者洗净切片放入锅中，加水适量煎煮，武火烧开后改用文火煮5分钟，待温度适宜时代茶频饮，睡觉前再把萝卜、梨和生姜吃掉，1周为1个疗程。

"秋冻"养生也要因人而异

立秋的到来，标志着秋天的开始，气温将逐渐转凉。在我国北方很多地方有"春捂秋冻"的说法，意思是春天穿衣服要尽量保暖，而秋天呢，则在一定程度上要挨些冻，只有这样才能对身体有好处。但对许多人来说，这"春捂"似乎还容易理解，可这"秋冻"就有些让人莫名其妙。

一年四季之中，大自然的阳气是春生、夏长、秋收、冬藏，如此循环往复。对应的气候特点是春温、夏热、秋凉、冬寒，阳气在运动变化的任何一个环节受阻，都会波及整体，人体阳气变化同样要与之相适应，我们先来看春生。春季，一阳初生，冰河解冻，万物复苏，初生之阳如刚萌芽之幼苗，当然难以抵御早春的严寒，所以我们就要想办法使之去寒就温，就好像北方农民春季种蔬菜要采用温室的道理一样。对应养生的要求就是要"春捂"，只有这样阳气才能不断生发，才会有夏季阳气盛满的繁茂景象。那么，到了秋季，气温转凉，大自然阳气潜藏，人体阳气也随之转入收敛状态，只有很好地收藏，来年才能有生发的基础。可是我们说阳气主升主动，阳气如何才能更好地潜藏呢？《内经》中关于阴阳关系还有另外一个原则，即"阴阳制约"，相对于人体阳气来说，人体周围的秋凉气候就是阴，阴自然要制约阳，一定程度上，阴气越盛，对阳气的制约作用自然越强，就越有利于阳气的收藏。"秋冻"的实质即加强阴气的制约作用，其养生意义即在于此。

"秋冻"适宜中青年

适宜秋冻人群以中、青年体质较好的为主。当天气变化比较平缓时，少穿点衣服，使身体略感凉意，但不感觉寒冷，即"冻一冻"是可以的。但一旦有强冷空气活动，造成气温急剧下降时，还进行"秋冻"而不及时、适当地增衣保暖，不但达不到强身健体的目的，反而会招灾惹病，患感冒等呼吸道疾病。所以，秋冻也要视天气情况而定。

老年人不适宜"秋冻"

心脑血管疾病患者和身体调节功能较差的年老体衰者，是不适宜"秋冻"的。这是因为深秋季节气温变化大，温差、风速、大气压都处于较大的波动状态，这种变化多端的天气会使人的皮肤、皮下组织血管收缩，周围血管阻力增大，导致血压升高，也会引起血液黏稠度增高，严重时还会导致冠心病患者发生心绞痛、心肌梗死等症状，甚至还会使血管脆裂发生中风，引起偏瘫，危及生命，所以不要"秋冻"。

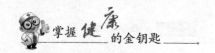
婴幼儿不宜"秋冻"

正在生长发育的婴幼儿和那些长期病号、弱不禁风的人则是不宜"秋冻"的，还有慢性支气管病、哮喘病等病史的人也不宜"秋冻"，因为这种人一旦着凉、感冒就很容易旧病复发或使病情加重。还有的儿童，一到秋冬就经常感冒，每个月患感冒发热1～2次，医学上称为"易感儿"，这种小孩也不能"秋冻"。

虽说"春捂秋冻"，但也要因人、因部位而异。人体从头到脚有6个部位最怕冷，一定要注意保暖。

第一是头。头部容易受风寒，秋冬季节不宜晨起洗头。

第二是脖子。这个部位受凉，向下容易引起感冒；向上则会导致颈部血管收缩，不利于脑部供血。

第三是双肩。肩关节及其周围组织相对比较脆弱，容易受伤。尤其是中老年人，秋季降温后是肩周炎的高发季节，要注意双肩的保暖。

第四是腹部。上腹受凉容易引起胃部不适，甚至疼痛，特别是有胃病史的人更要加以注意。下腹受凉对女性伤害大，容易诱发痛经和月经不调等。

第五是膝关节。在阴冷、潮湿的天气着裙装，腿部会因风寒的袭击而出现发凉麻木、酸痛不适等症状，易诱发慢性风湿性关节炎。

第六是双脚。脚是人体各部位中离心脏最远的地方，血液流经的路程最长，"脚冷则冷全身"。全身若冷，机体抵抗力就会下降，病邪就有可能乘虚而入。

初秋，暑热未消，还时不时地有几场"秋老虎"光临，虽然气温开始下降，却并不寒冷，这时是开始"秋冻"的最佳时期，最适合耐寒锻炼，以增强机体适应寒冷气候的能力，而在昼夜温差变化较大的晚秋则切勿受冻。晚秋常有强冷空气侵袭，以致气温骤降，此时若一味强求"秋冻"，对健康无益，还会引发呼吸道和心血管疾病。此时应随时增减衣服，以防感冒。

此外，要领悟"秋冻"的内涵，不应只局限于少穿点衣服，也包含诸如运动锻炼等，不同年龄可选择不同的锻炼项目。无论何种活动，都应注意切勿搞得大汗淋漓，当周身微热、尚未出汗时即可停止，以保证阴精内敛，不使阳气外耗。

掌握健康小贴士

"秋冻"不仅停留在穿衣上，适当进行冷水浴锻炼，可以增强人体对疾病的抵抗能力，还有助于消化功能的增强，对慢性胃炎、胃下垂、便秘等病症有一定的辅助治疗作用。

循序渐进：冷水浴虽然对健康有促进作用，但如果方法不当，也会对人带来负面的影响。专家建议，冷水浴锻炼必须采取循序渐进的方法：包括洗浴部位的"由局部到全身"、水温的"由高渐低"以及洗浴时间的"由短渐长"。

常见的冷水浴有以下四种：①头面浴，即以冷水洗头洗脸。②脚浴，双足浸于水中，水温可从20℃左右开始，逐渐降到5℃左右。③擦浴，即用毛巾浸冷水擦身，用力不可太猛，时间不宜太长，适可而止。④淋浴，先从35℃左右温水开始，渐渐降到用自来水洗浴。

冷水浴并非对每个人都适合。有些人的皮肤对冷水敏感，遇到冷水就会产生过敏症状，如起疹子、生紫斑等，这类特异体质的人就不能进行冷水浴；此外，患有严重高血压、冠心病、风湿病、空洞性肺结核、坐骨神经痛以及高热病人都不可进行冷水淋浴。

按摩穴位降秋火

1. 照海穴

照，意为照射，海，意大水，"照海"顾名思义指肾经经水在此大量蒸发，具有吸热生气作用，正好能缓解"上火"之类的热证。照海穴位于足内侧，内踝尖下方凹陷处。按压时，感到酸、麻、胀就可以。时间不宜太长，5～10分钟即可。按压此穴能缓解咽喉干燥、目赤、失眠等由于阴虚火旺引起的症状。

2. 涌泉穴

涌，外涌而出也。泉，泉水也。顾名思义，这个穴位对于滋阴降火多么有意义，本穴为肾经经脉的第一穴，重要性不言而喻。此穴在脚掌前部三分之一处（不算脚趾），脚缘两侧连线的正中间就是涌泉穴。《黄帝内经》中提到"肾出于涌泉，涌泉者足心"，就是说肾经之气犹如源泉之水，涌出灌溉周身四肢各处。这个穴位对于滋阴降火很有意义，可以缓解上火引起的口干、眩晕、焦躁等。方法是将拇指放在穴位上，用较强的力气揉20～30次，晨起和睡前按摩效果好。

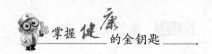

3. 内庭穴

在第二趾与第三趾的分叉处，对手脚发冷、体虚多汗、脸部神经比如牙疼有显著的缓解效果。内庭穴最显著的一个特点就是可以祛胃火，可以说是胃火的克星。凡是胃火引起的牙痛、咽喉痛、鼻出血、口臭、胃酸、便秘都可以按摩内庭穴，按摩内庭穴祛热、祛胃火效果非常好，平时也可多用指端按压此穴。按压时，以一侧拇指的指端按住此穴，稍用力按压，以酸胀感为宜，每侧1分钟，共2分钟，每天坚持按摩。

4. 至阴穴

至阴穴，属足太阳膀胱经，在小趾外侧趾甲角旁0.1寸。湿热过盛易引起小便黄臊臭、尿频、尿急、尿涩痛。点按去火点至阴穴，可在15点到17点，此时是膀胱经最旺盛的时候，用大拇指按压此处，并坚持1~2分钟，然后再换另一只脚，每日2次，有清热散风、通利下焦的作用，对尿黄涩痛等症有很好的排泄效果。

> **掌握健康小贴士**
>
> 体内的"火"分为两类：实火和虚火。实火患者表现为面红目赤、口唇干裂、口苦燥渴、口舌糜烂、咽喉肿痛、牙龈出血、耳鸣耳聋、疥疮乍起、尿少便秘、尿血便血、舌红苔黄。虚火以阴虚火旺者居多，多表现为全身潮热、夜晚盗汗、形体消瘦、口燥咽干、五心烦热、躁动不安、舌红无苔等症状。

秋食石榴最相宜

仲秋时节，石榴红了，沉甸甸的石榴挂满枝头，果实红如玛瑙、白若水晶，张开娇艳的小口，露出宝珠似的籽儿，令人眼馋。石榴集观赏、食、药于一身，白居易有诗赞曰："风来添意态，日出助晶光。渐绽胭脂萼，犹含琴轸房。"石榴多籽儿，象征长寿、团圆和吉祥。

石榴原产于伊朗，西汉时传入我国，如今已在我国形成了一批批优良品种。石榴中含有较为丰富的营养物质，其中每百克可食部分蛋白质含量是苹果和梨的2

倍，脂肪含量为葡萄的3倍，钙含量超出桃子4倍，糖类及维生素含量也较一般水果为高。此外，石榴中还含有苹果酸、柠檬酸、果胶、甘露醇等有益于人体的营养成分。石榴既可鲜食，又能加工成清凉饮料，以其酿酒，别具风味。

石榴营养丰富，含有多种有益于人体的营养成分，特别是维生素C，能帮助消化、促进吸收、增进食欲，很适合老人和儿童食用。

美容养颜：吃石榴可以美容养颜、祛斑、促进血液循环，经常食用石榴，有益皮肤，会使脸色变得更加红润透亮。收敛固涩：石榴具有良好的收涩功能，因此能够涩肠止血，所以是治疗腹泻、出血的佳品。生津止渴：甜石榴可防治咽燥口渴，酸石榴连籽打碎，用开水浸泡过滤放冷，每日多次含漱，可以治口舌生疮及口腔溃疡。活血养血：石榴具有活血养血的功能，能清除血管壁上的油脂，促进血液循环，让血管变得软化有弹性，因此多吃石榴可以软化血管，防止血管堵塞老化。缓解酒醉：石榴是治疗宿醉的佳品，若饮酒过量，适时吃些石榴，有助于缓解酒醉的痛苦。安神除烦：石榴富含的碳水化合物可以补充大脑消耗的葡萄糖，安神除烦，宁心定志。

石榴入药亦堪称上品，其花、实、皮均可入药，其中以石榴皮最为驰名。中医认为，石榴子实性味甘、酸、温，入胃、大肠经，有生津止渴、涩肠止泄之功，适用于津伤口渴咽燥、久泻久痢等症。石榴皮性温，无毒，入肺、肾、大肠经，多炒黑用之，凡虚寒久咳、血崩带下、脘腹胀满、皮肤癣症、肠道寄生虫症等，均可应用。石榴花揉成团，塞入鼻孔对鼻出血有暂时止血的效果。将石榴花捣碎调以芝麻油，可用于烫伤局部外敷治疗。《本草纲目》谓"止泻痢、下血、脱肛、崩中带下"，《滇南本草》曰："治日久水泻，同炒砂糖煨服，又治痢脓血、大肠下血。"此外，石榴还能治疗咽喉及扁桃体炎、口疮以及皮肤疮癣，并可杀虫。

秋燥气主令，人体常表现出诸多"津亏液少"的秋燥症，如口鼻咽喉干燥，皮肤皲裂、大便秘结等，故"当秋之时，其饮食之味，宜减辛增酸"。石榴味酸甘，可化生阴液，如水行舟，生津润燥。

掌握健康小贴士

1. 石榴皮：味涩性温，入肺、肾、大肠经，多炒黑用之。石榴皮含鞣质、生物碱及熊果酸等，有明显的收敛作用，对痢疾杆菌、伤寒杆菌、结核杆菌、绿脓杆菌及各种皮肤真菌都有有抑制作用。石榴皮碱对绦虫有杀灭作用，可用于虚寒久咳、血崩带下、痢疾、皮肤癣症，并适用于蛔虫、蛲虫等肠道寄生虫症。石榴皮、槟榔各3克，水煎服，每日1剂，连服5天，可治疗小儿虫积。石榴皮适量，水煎取汁，外洗患处，可治疗手癣、足癣、脓疱疮及稻田皮炎。酸石榴皮水煎，加红糖适量服用，治尿血、鼻衄。

2. 石榴花：性味甘、凉，入肺、胃经，有清肺泄热、养阴生津之功。用石榴花5朵开水泡饮，可治疗肺热咳嗽、津伤、口渴。用以泡水洗眼，有明目效能。

秋季登高益健康

登高是古代重阳节最重要的习俗之一。古人登高的原始目的是避祸消灾，但用现代人的眼光看，秋日登高对健康是非常有益的。登高，一般就是指民间的爬山运动。作为一种体育锻炼，登高的保健作用是：能使肺通气量、肺活量增加，血液循环增强，脑血流量增加，从而增强心、肺、脑的功能。

秋日登高具有显著的心理保健作用。重阳节正值深秋，此时天高云淡，风轻气爽，丹桂飘香，红叶似火。宜人的气候，多彩的景致，令人赏心悦目，心旷神怡。

秋季气温不冷不热，但空气温度随着高度的上升而递减，加之秋季温度的变化幅度较大，山上气温受小气候影响也难以预料，所以秋日登高，气温变化最为频繁，这对锻炼人体适应外界环境的能力也有益处。

当然，对于年老体弱者，不可一味强调这种保健效果，登高时间要避开气温较低的早晨和傍晚，登高速度要缓慢，上下山时可通过增减衣服达到适应空气温度的目的。高血压、冠心病等患者，登高爬山更要量力而行，以防不测。

掌握健康小贴士

登高要领

（1）登向山坡时，上体前倾，弯腰屈腹，稳步踏地前进。攀越岩石区要踏稳平整的岩块，攀爬陡坡岩石要抓稳有棱角支点的起伏处。学会两手攀握，一脚踏地和两脚撑地，一手攀登向上攀进的组合动作。

（2）下山时，上体微微凸腹屈膝，重心稍向后移，步速宜缓慢，步幅小而稳妥。

（3）登山途中遇到路障的排除方法：①通过杂草地区采用高草拨分，低草踏压，藤草迈跨的方法前进。②穿过灌木丛区时，两眼环视，谨防头部被树枝钩扎。③越过山涧、水溪时，涉水步速缓慢，身体重心宜偏低。

深秋骤然降温，警惕易发疾病

秋冬季节是流感、哮喘、鼻炎、支气管炎等疾病的高发期，尤其是天气的反复变化及骤然升温、降温等会引起这些病的大暴发。在此，提醒大家注意防范。

1. 流感　典型的流感呈现为乏力、头痛、头晕、全身酸痛，常有咽痛、鼻塞、流涕等。老人、婴幼儿、有心肺疾病者患流感后可发展为肺炎。

2. 鼻炎　患者会出现鼻塞、流清水涕、鼻痒、喉部不适、咳嗽等症状，其中急性鼻炎、过敏性鼻炎、血管运动性鼻炎受天气影响较大。

3. 哮喘　寒冷季节容易受凉而导致呼吸道感染，天气突然变化，可激发支气管哮喘发作。此种炎症可引起反复发作的喘息、气促、胸闷、咳嗽等症状。

4. 支气管炎　秋季是慢性气管炎的高发期，它对气候的变化较敏感，且适应性差，易因上呼吸道感染而发病，因此要针对气管炎反复发作、迁延不愈的特点，积极配合治疗。秋季草枯叶落，空气中过敏物较多，这也是诱发气管炎的病因之一。当气温骤降、呼吸道小血管痉挛缺血、防御功能下降等可致病。慢性咳嗽、咳痰或伴有喘息，部分病人可发展成阻塞性肺气肿、慢性肺源性心脏病。

5. 胃病复发　每到秋季，人体受到冷空气的刺激，血液中的组胺增多，胃酸分泌增加，胃肠易发生痉挛性收缩，这是由于自身的抵抗力和对气候适应性下降所致。此外，由于气候转凉，人们的食欲随之旺盛，使胃肠功能的负担加重，导致胃病的复发。此类病人除了注意保暖之外，还应当进行体育锻炼，改善胃肠道的血液循环，减少发病机会，还要注意膳食合理，少吃多餐，定时定量，戒烟禁酒，以增强胃肠的适应力。

6. 关节炎　进入秋季，一方面暑湿蒸腾，另一方面又寒意袭人，极易发生外寒

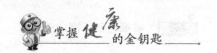
内湿的关节痛症。因此，患者应注意防寒保暖，尤其是大汗后不宜立即接触冷水或用冷水洗澡。有关节炎症病史者，可选猪蹄炖海风藤、木瓜鸡蛋酒等药膳，以祛风通络、化湿止痛，还可用当归、鸡血藤、桂枝、杜仲等煎汤药浴，对防止关节痛发作有积极的治疗作用。

掌握健康小贴士

秋季咳嗽辨证分类用药：

风寒咳嗽：患者表现为咳嗽痰稀，气急咽痒，伴有头痛、鼻塞、流清涕、怕冷、稍有发热、无汗、肢体酸痛等症状。治宜疏风散寒，宣肺止咳。一般可选用通宣理肺口服液：口服，每日2~3次，成人每次20毫升。服药时忌吃生冷油腻食物。

风热咳嗽：患者表现为咳嗽气粗，痰黏稠或黄稠，常伴有发热、口干、咽喉疼痛等症状。治宜疏风清热、化痰止咳。一般选用川贝止咳露：口服，每日3次，成人每次15毫升。服药时忌食生冷油腻食物。

痰湿咳嗽：患者表现为咳嗽痰多，咳声重浊，痰白黏腻，早晨咳嗽咯痰尤甚，喉间常呼噜作响，胸闷吐清水，不想吃东西等。治宜燥湿化痰止咳。一般选用橘红片：口服，成人每日2次，每次6片。服药期间忌食辛辣油腻食物；寒咳、虚咳者不宜服。

痰热咳嗽：患者表现为咳声连连，痰少质黏，难于咯出，发热、咽干、口渴、胸闷、胁痛、气喘等。治宜清热肃肺，豁痰止咳。一般选用二母宁嗽丸：口服，成人每日2次，每次1丸。忌辛辣食物；风寒咳嗽、痰量多而连续咯痰的患者不宜服。

燥热咳嗽：患者表现为干咳少痰，或痰中带血丝，不易咯出，咽干或疼痛等。治宜滋阴润肺、化痰止咳。一般选用养阴清肺膏：口服，成人每日2~3次，每次10~20毫升。忌辛辣油腻食物；咳嗽痰多患者不宜服用。

秋季防皮肤瘙痒

秋季气温降低，空气湿度下降，皮肤中的水分蒸发增多，加上活动减少，皮脂腺和汗腺分泌不足，所以不少人（特别是一些中老年人）往往容易出现皮肤干燥、瘙痒等不适症状。但要注意的是，一旦遇到这种情况，千万别用热水频繁清洗以达到止痒目的。否则，会适得其反。那么，如何防止或减轻皮肤瘙痒的发生或症状呢？

控制洗澡次数

洗澡不要过于频繁，如无出汗，一般每周一次即可，并且洗澡时水温不宜过高（浴水以35～40℃为佳）、时间不要过长（10～20分钟为宜），不可用碱性大的肥皂（以含脂肪多的羊毛脂皂为好），以减少皮脂的丢失，保持皮肤润滑。还可于每次浴后，在经常感觉瘙痒的部位，适当涂抹一些含有少量油脂的滋润、保湿的润肤乳或霜膏，可以在皮肤表面形成保护膜，减少皮肤中水分的散失，从而使皮肤润泽，避免干燥瘙痒。

做到饮食合理

日常饮食宜清淡，少吃或不吃酒、辣椒、蒜、咖啡、香料等辛辣刺激性食物。有过敏反应体质的人，应尽量少吃或不吃富含异体蛋白质的食物（如鱼、虾、螃蟹、蛋、牛奶等），以免引发或加重瘙痒。但是，不妨适当多吃些含植物油丰富的食物，如芝麻、花生、核桃、果仁和黄豆等，可使皮肤滋润；还要适当多吃些新鲜蔬菜和水果，它们是机体维生素和矿物质的重要来源，对增强皮肤生理功能大有帮助。要注意多喝开水，既可及时为身体补充水分帮助皮肤抗御干燥，又能保持大便通畅，利于及时将肠道里对人体有害或引起过敏的物质排出体外。

保持适当锻炼

只要天气、时间及身体许可，平时应多到户外进行适当的运动，以改善皮肤的血液供应，促进汗腺和皮脂腺的分泌，在一定程度上可改变皮肤的干燥程度。每次运动锻炼后，最好能自我进行皮肤按摩，对增强皮肤功能和身体健康大有裨益。因为皮肤的营养是通过血液、淋巴液循环取得的，按摩可以加速血液、淋巴液的流通，使新陈代谢保持旺盛，有利于改善皮肤的耐寒抗干燥能力。

讲究衣着得当

内衣内裤最好选择具有本色、柔软、光滑、吸湿性好的纯棉、麻、丝织物，因

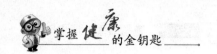

为有的染色化纤类织物虽然好看，但却会对皮肤产生不良的刺激而容易引起瘙痒，特别是皮肤比较敏感的人更甚，还可能导致过敏性皮炎。同时，要注意衣裤的勤换洗，尤其是要保持内衣内裤的清洁卫生，以利穿得舒适，减少或防止瘙痒的发生。

喝浓茶

茶叶中含有丰富的微量元素锰。锰积极参与机体的物质代谢，从而促进人体对蛋白质的吸收和利用，协助分解对皮肤有害物质的排泄，减少不良刺激。此外，它还能激活多糖聚合酶和半乳糖转移酶等生物酶的活力，催化硫胺素和尼克酸等在体内的代谢，以保证末梢神经兴奋传导和皮脂代谢的正常进行，防止皮肤干燥，从而减轻或免除皮肤的瘙痒感。

吃红枣

红枣中含有大量的抗过敏物质——环磷酸腺苷，可阻止皮肤过敏，防止皮肤瘙痒现象的发生。另外，红枣中含有丰富的维生素C，对改善过敏症状有一定的作用。凡有过敏症状的患者，可经常服用红枣。服用方法：每日10枚，分3次服用，生食或水煎，直到过敏症状消失为止。

吃香蕉

香蕉可润肠通便，大便通畅则能有效地将体内积聚的致敏物质及时排出体外。另外，据科学分析，香蕉皮中含有可抑制真菌和细菌的有效成分——蕉皮素，可以用它来涂抹局部，治疗由于真菌和细菌感染所引起的皮肤瘙痒症，或者因为皮肤干燥诱发的老年性皮肤瘙痒。

此外，大家在日常生活中还要注意做到起居有常，创造良好的生活环境，保持精神愉快、心情舒畅、睡眠充足，全面提高身体素质，以增强抵抗能力，这些对防止皮肤瘙痒的发生也有一定作用。

掌握健康小贴士

秋季很多人都会有"秋燥"的情况。肺气虚弱，特别是抵抗力比较差的人会出现咽喉不适，咳嗽少痰等情况。这时候要以润肺清火，化痰止咳为主，下面就向大家介绍一组百合荸荠雪梨羹的做法。

原料：百合20克，荸荠20克，香梨50克，冰糖10克。

做法：鲜百合一瓣瓣掰下来洗净，荸荠、雪梨分别去皮，切成一样大小的小块备用。在砂锅里加入适量的水，放入冰糖，把荸荠、雪梨、百合一起放入锅里，先用大火煮沸。后改文火炖煮20分钟，倒入盆里即可。

秋天节气养生法

立秋太阳位于黄经135°，8月7—9日交节

立秋是进入秋季的初始，《管子》记载："秋者阴气始下，故万物收。"在秋季养生中，《素问·四气调神大论》指出："夫四时阴阳者，万物之根本也……则伐其本，坏起真矣。"此乃古人调摄四室的宗旨。顺应四时养生要知道春生、夏长、秋收、冬藏的自然规律。

立秋节气，南方地区仍是高温酷暑之势，时有台风降雨，湿度仍较大，人体还是容易受湿热邪气的侵袭。湿困脾胃，则易出现疲倦乏力、食欲不佳、脘腹胀满等症状，且不少人"因暑贪凉"，过食寒凉生冷之品而更易损伤脾阳。所以，保护脾胃仍是立秋节气饮食养生的要点。又因"肺主秋……肺欲收，急食酸以收之，用酸补之，辛泻之"，立秋为秋天的开始，养生要开始养收，所以饮食上要开始适当减辛增酸，多吃橘子、柠檬、葡萄、苹果、石榴、杨梅、柚子等酸味食物，而少吃葱、姜、蒜、韭菜、辣椒等辛辣食物。不过，素有胃病之人则应注意慎食过酸之品。

立秋时节在养生起居上，应做到早卧早起。早睡可调养人体中的阳气，早期则可使肺气得以舒展，且防收敛太过。秋季适当早睡可减少血栓形成的机会，对于预防脑血栓等缺血性疾病发病有一定意义。一般来说，秋季以晚9：00～10：00入睡，早晨5：00～6：00起床比较合适。立秋时节，暑热未尽，虽有凉风时至，但天气变化无常，早晚温差大，白天仍然炎热异常。此节气中多加强夜里的睡眠时间很有道理，正好借此以补偿夏日的睡眠不足。秋季早睡，完全符合"养收之道"的养生原则。

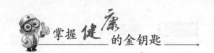
我国自古以来就流传着"春捂秋冻，不生杂病"的养生保健谚语。要晚一点儿增衣，要适当地冻一冻，锻炼锻炼，以增强自己的御寒能力。等天气真正冷时再适当地增加衣服，这样既感到暖和，又不容易患外感风寒引起一系列疾病。

要做到内心宁静，神志安宁，心情舒畅，切忌悲忧伤感，即使遇到伤感的事，也应主动予以消解，以避肃杀之气，同时还应收敛神气，以适应秋天容平之气。进入秋季，是开展各种运动锻炼的大好时机，只要天气不十分恶劣就应到户外进行体育锻炼，如打球、爬山等。每个人可根据自己的具体情况，选择不同的锻炼项目。

立秋是一年中气温由升温向降温的转折期，此后湿气逐渐减弱，之前让人难以忍受的"桑拿天"逐渐减少。但立秋不是真正秋天的到来，炎夏的余热未消，处暑节气也将在8月底接踵而来，"秋老虎"也虎视眈眈，天气逐渐转向干热。特别是在立秋前后，很多地区仍处于炎热之中。气象资料表明，这种炎热的气候，往往要延续到九月的中下旬，天气才真正能凉爽起来。因此，立秋后应密切关注天气预报，当心"秋老虎"，小心中暑。为了预防中暑，天文和气象专家建议人们保证睡眠，注意补充水分，多吃新鲜水果蔬菜，不要长时间待在空调房间，以免室内外温差过大引起"热伤风"。出门时随身备好藿香正气、仁丹等防暑药品。

处暑 太阳位于黄经150°，8月22—24日交节

处暑是气温由高向低变化比较明显的一个转折点，昼热夜寒是这一时期的气候特点。但是，我国地域辽阔，南北方气温差别大，特别是在南方，有"争秋夺暑"的现象，真正有秋日的感觉往往要到秋分节气以后了，此时养生应注意以下几点。

起居有常　不要熬夜

处暑过后，首先应调整的是睡眠时间。早睡早起是众所周知的，但科学的养生保健需要更全面地掌握睡眠的规律及方法。在处暑时节，夜间0～4点，体内各器官的功能都降至最低，中午12～13时，是人体交感神经最衰弱的时间，把握这两个睡眠的最佳时机，有事半功倍的效果。所以，喜欢过夜生活的"夜猫子"们，在晚上12点以前一定要及时休息。

饮食清淡　润肺防燥

处暑后燥气明显，肺易受伤，容易出现咳嗽、便秘、支气管炎等症状，有慢性哮喘或肺部疾病的患者，症状更明显。此时，饮食以清热润肺防燥为主，每天早上喝杯白开水，既可补充人体水分，又能防便秘。平时不妨多用莲子、芡实、怀山药等健脾养胃的中药煲汤或煮粥服食，如冬瓜莲子煲老鸭、怀山药芡实煲、金钱草

薏米煲猪肚、赤小豆煲鱼汤等都是处暑时节的佳品。还可适量吃些西瓜、雪梨、苹果、香蕉、橘子、葡萄等水果，但要少吃辣椒、韭菜及少喝冷饮等。气虚体质者多食些黄豆、豇豆、蚕豆、兔肉、鹅肉、黄鳝、山药、南瓜、番薯、银耳、秋梨、荸荠、甘蔗、苹果等食物。早晨可吃几颗红枣、桂圆等应季水果，并可适量吃些酸味食品以主收敛。禁食破气耗气、生冷性凉之物，少食辛辣油腻食物。处暑期间少吃萝卜（胡萝卜除外），萝卜主下气，中气不足之人吃萝卜易伤中气。

预防感冒　早晚添衣

处暑期间的气候特点是白天热，早晚凉，昼夜温差大，降水少，空气湿度低。在这样的环境下，人容易出现口鼻干燥、咽干、唇焦等干燥症。因此，衣服不要加得太多——忌捂宜冻，但也不能过凉。不宜急于增加衣服，"春捂秋冻"，但夜里外出要增加衣服，以保护阳气。晚上就寝要关好门窗，腹部盖薄被，防胃病复发。天气渐凉，尤其应注意预防感冒。

处暑慢跑　最易运动

慢跑之前，先原地站立，或缓慢行走，放松形体，调匀呼吸，集中注意力。有了心理准备后，再迈开两腿，缓慢小跑。

跑时头正颈直，上身微向前倾，双目平视，两手自然握成空心拳，前臂弯曲90°。自然呼吸，呼吸宜均匀、深长。全身放松，保持乐观心情，面带微笑，意守丹田，排除一切杂念，只想跑步是强身坚志的有效手段。慢跑过程中，步子可迈得大一些，但每一步都要踏得稳。两臂随前后摆动，尽量用脚尖着地，以增进脑细胞的氧供应，防止脑动脉硬化。慢跑还能增加能量消耗，刺激新陈代谢。

初练慢跑，宜短距离，以后逐渐加长。体弱多病者，可用慢跑—快步—慢跑的办法，跑几步，走几步，随体力的增强，再逐渐减少步行量，增加慢跑运动量。慢跑结束后，要做做深呼吸，让全身彻底放松，并继续行走一段距离。

白露太阳位于黄经165°，9月7—9日交节

白露时节是气候转凉的开始，此时夜间及早晚的气温低，正午时的天气仍很热，是秋天日温差最大的时候。有谚语说："过了白露节，夜寒日里热。"是说白露之后昼夜温差很大，此时白天虽然温和，但早晚气候已转凉，如果这时再赤膊露体，就容易受凉，轻则易患感冒，重则易染肺疾。因此，夜间睡觉时要注意保暖，不要使四肢受寒邪侵犯。所以，白露时节要注意保暖，尤其是一早一晚要多添些衣服。

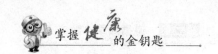

秋装要宽紧适度，长短大小适宜，穿在身上使人感到舒适。另外，秋季不宜露臂、露胸、露腿。秋季的外衣裤应用纯丝或纯棉织品或混仿品为面料，既可防秋凉，又能防燥热，质地柔中有刚、软中有硬，穿在身上爽身也气派。秋季的内衣裤要求面料柔软、清润，如丝绸、不过浆水的软胎棉布。男性内衣要紧中有松、狭中有宽，内裤要紧松适中；女性的内衣要上紧、中松、下紧，内裤宜紧。女性内衣袖子要紧中有松，手端宜紧，男性内衣袖子上下宜松些。

秋季气候开始转凉，进入"阳消阴长"的过渡阶段。顺应秋季气候特点，节令养生食谱应当以润燥益气为中心，以健脾、补肝、清肺为主。秋季万物收敛，白露时节，燥气当令。此季人们食欲大增，因为在夏季消耗的体力要靠此季节增加营养来补充。因此，秋季里饮食宜用甘润平和之品，即"平补"。既不宜多食辛辣、煎烤等燥热食物，也应忌生冷、寒凉之品。秋天是收获的季节，果蔬丰盛，萝卜、梨、枇杷、芝麻、白果、银耳、茭白、南瓜、莲子、桂圆、黑芝麻、核桃等，俱是"平补"佳品。此外，还有许多食物，如山药、扁豆等既含丰富的淀粉、蛋白质、维生素，又具健补脾胃作用；燕窝、银耳、百合之类，则既能养阴润燥，又可益中补气。根据身体情况进行平补，有许多适宜的食品可以选择。

白露节气适宜开展健身运动，但选择运动项目要因人而异，如老年人可以散步、慢跑、打太极拳等，中青年人可跑步、打球、爬山、游泳等。在进行以上运动锻炼的同时，还可配合一些"静功"，做到动静结合，动静和谐。

秋分太阳位于黄经180°，9月22—24日交节

秋分以后，气候渐凉，胃肠道对寒冷的刺激非常敏感，如果防护不当，不注意饮食和起居，就会引发胃肠道疾病而出现反酸、腹胀、腹泻、腹痛等症，或使原来的胃病加重。所以，患有慢性胃炎的人，此时要特别注意胃部的保暖，适时增添衣服，夜晚睡觉盖好被子。

中医认为，侧身屈膝而卧，可使精气不散。长寿老人一般睡眠时都呈侧卧，而以右侧弓形卧位最多，正符合古人所言的"卧如弓"。正确的睡眠姿势为一手曲肘放在枕前，一手自然放在大腿上，右侧卧，微曲双腿，全身放松，这样脊柱自然形成弓形，四肢容易自由变动，且全身肌肉可得到充分放松，胸部受压最小，不容易出鼾声。

需要指出的是，秋季睡眠姿势的选择也须因人而异，有些疾病患者却不宜采用右侧卧的方式，如心衰患者，则宜采用半卧位；脑血栓患者，侧卧会加大血流障碍，易导致血栓再发，而宜仰卧；胃溃疡患者，右侧卧，会大大增加胃部流向食管的酸性液体的回流量，引起胃部灼痛，而宜左侧卧；高血压患者，宜加枕平卧，枕

头一般高15厘米左右；肺气肿患者宜仰卧，头部略高，双手向上微伸，以保持呼吸通畅。另外，孙思邈曾说："夜卧常习闭口。"目的也在于使精气内存不散。因此，秋季睡眠尽量不要张口呼吸，以助秋季养收之道。

秋分后太阳直射的位置移至南半球，北半球得到的太阳辐射越来越少，而地面散失的热量却较多，气温降低的速度明显加快。进入"秋分"节气，此后冷空气会逐渐活跃，"秋老虎"出现的概率也越来越小。农谚说"一场秋雨一场寒"，"白露秋分夜，一夜冷一夜"，正是"一场秋雨一场寒，十场秋雨好穿棉"。随着秋分节气的到来，气温降低的速度将明显加快，应准备好换季的秋装。特别是老年人，代谢功能下降，血液循环减慢，既怕冷，又怕热，对天气变化非常敏感，可适时加厚衣服。秋天早晚凉，千万要注意别让"背"和"心"凉着，必要时，可先穿上夹背心或毛背心。

在饮食调养方面，中医也是从阴阳平衡出发，宜忌有别。利于阴平阳秘则为宜，反之为忌。对阴气不足，阳气有余的老年人，应忌食大热峻补之品。对发育中的儿童，如无特殊原因也不宜过分进补。痰湿体质的人应忌食油腻，木火质的人应忌食辛辣，患有皮肤病、哮喘者应忌食虾、蟹等海产品，胃寒者应忌食生冷食物等。不论哪种人，都应防止实者更实、虚者更虚而导致阴阳失调。饮食调养方面要体现"虚则补之，实则泻之""寒者热之，热者寒之"的原则。

在食物搭配和饮食调剂方面，中医也注重调和阴阳。秋分节气的养生要注重对肺脾肾三脏的养护，适当选用一些中草药煎服，也很有效。党参、芡实、白术、苍术、茯苓能补脾祛湿止泻，芡实可防病延年，莲子补脾止泻，益肾固精，固涩止带，养心安神。莲子和人参、黄芪、大枣、茯苓同用，可补脾益气。莲子、芡实、酸枣仁、五味子益肾气、宁心安神，治失眠。百合性偏凉，胃肠功能差者应少吃。

寒露太阳位于黄经195°，10月8—9日交节

寒露是深秋的节令，是二十四节气中最早出现"寒"字的节气。如果说白露是炎热向凉爽的过渡，寒露则是凉爽向寒冷的转折。寒露以后，昼夜温差变化增大，人们要注意添加衣服，特别要注意脚部保暖，同时要加强体育锻炼，做好防寒准备，预防感冒。换季着装过渡要自然，别换得太快，最好厚薄搭配，做两手准备。

寒露这个节气，正是"已凉天气未寒时"。人们趁此不热不冷的时候，适宜进补，健身过冬。秋季宜多吃滋阴润燥的食物，如百合、莲子、山药、银耳、芝麻、豆浆、蜂蜜等，常吃能防止秋燥伤身。此外，奶制品、豆类及新鲜蔬菜、水果均宜多吃，这些食物含有丰富的碳水化合物、蛋白质及多种维生素，是很好的进补品。由于夏季吃凉冷食品较多，初秋时人的脾胃尚未完全恢复，因此不宜食用过于油腻

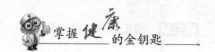

的食物。秋天气温干燥，饮食还要少吃葱、姜、蒜、椒等辛辣食品。

寒露气候由热转寒，万物随寒气增长，逐渐萧落。此时燥邪之气易侵犯人体，很多人容易患感冒。因为在气温下降和空气干燥时，感冒病毒的致病力增强。在此时，有些原本天热时血压平稳的高血压患者，会因为天气突然转寒，导致血压骤升，诱发脑卒中、心肌梗死等意外事件，不但严重影响身体健康，还会威胁到生命安全。另外，哮喘、慢性扁桃体炎也容易在此段时间复发。因此，心脑血管病人在寒露前后应注意保暖，要随着天气转凉逐渐增添衣服，但添衣不要太多、太快。

精神调养也不容忽视，由于气候渐冷，日照减少，风起叶落，时常在一些人心中引起凄凉之感，出现情绪不稳，易于伤感的忧郁心情。因此，保持良好的心态，因势利导，宣泄积郁之情，培养乐观豁达之心是养生保健不可缺少的内容之一。

霜降太阳位于黄经210°，10月23—24日交节

霜降是秋季最后一个节气，此时适当调养进补，不仅能提高身体免疫力，更显示出年轻活力。

以水养肺

肺是一个开放系统，最容易被空气中有害物质侵害。尤其在深秋，干燥会带走人体更多水分，造成肺黏膜和呼吸道损伤。因此，每天喝足1500毫升水是让自己保持最佳状态的重要措施。可在水中加两片柠檬，柠檬水中富含维生素C，能调节体内生理环境的平衡。维生素C对于胶原蛋白的生成也起关键作用，胶原蛋白正是保持皮肤细胞年轻的结构基础。喝柠檬水要少量多次，小口饮用，不要一口气喝一大杯。

泡澡有讲究

泡澡前喝一杯冷开水，打开皮肤毛孔，充分吸收水分，滋润肺部。有洗冷水浴习惯的人士，每天早上起床后用冷热水交替淋浴5分钟，更能刺激全身血液循环，优化体液循环，帮助排出体内毒素，让细胞保持年轻。也可尝试用冷水洗脸，帮助脸部细胞抗衰老。

多做拉伸练习

随时多做拉伸练习，起床后伸个懒腰，坐久了练练弓步。随时随地多拉伸，能保持全身柔韧性，有效缓解工作压力，舒缓紧张情绪。柔韧性越好，说明体内血液循环和体液循环越顺畅，营养供应就越充足，代谢废物也能更快排出体外，细胞

就能保持年轻。

控制睡眠时间

秋天易疲乏，会有赖床习惯。当长时间睡眠后，往往会觉得越睡越困，甚至还感到头晕恶心。入睡时全身新陈代谢速率会大大降低，睡眠时间过长会导致体内细胞缺氧，尤其大脑的中枢神经会被过度抑制，反而导致细胞衰老加速。因此，睡眠时间一定要有节制，女人睡7～8小时，男人睡8～9小时，但都不能超过11小时。

饮食宜清淡

霜降应淡补，饮食尽量清淡，尤其不要在食物中放太多的盐。长期大量摄取盐会导致身体浮肿，还会增加肾脏负担。

霜降正值秋冬过渡期，天气变化较大，感冒、咳嗽等疾病高发，早晚出门应避免受凉，患有肠胃疾病、高血压及脑血管硬化的患者要保持情绪稳定和心情舒畅，减少外出。

掌握健康小贴士

秋季很多人都有喉咙不适、咳嗽的情况，而药蜀葵是润肺止咳的良药。药蜀葵的叶子、花及根部充满丰富的凝胶物质，特别是根部的凝胶物质含量最丰富，是香药草专家最常使用的部位，能够舒缓及滋润刺激的黏膜组织。药蜀葵当茶饮喝，能改善喉咙痛、咳嗽、支气管感染等问题。所以，当小孩咳嗽或喉咙痛时，早期西方人常以烤棉花糖哄小孩吃下去，有助于止咳及排痰。做法是将药蜀葵的根部煮成浓汁，与蛋白、蜂蜜、糖汁混合成软绵绵的棉花糖。下面介绍一款药蜀葵止咳茶饮。

材料：药蜀葵30克，百里香15克，少许蜂蜜。

做法：将药蜀葵及百里香充分混合，然后从中取出2~3克，冲泡250毫升的温水，浸泡20分钟以上，待茶汁变黏稠状即可。饮用时加入少许蜂蜜，不仅可以增加风味，还能利用蜂蜜天然抗生素的作用，减少喉咙干痒的情形，一天可以喝3~4次。

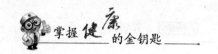

适合秋天喝的养生粥

气候干燥，温差渐大，宜早晚食粥，温肠软胃，润肺止燥。明代医家李梴认为，盖晨起食粥，推陈致新，利膈养胃，生津液，令人一日清爽，所补不小。宋代诗人陆游《食粥》诗曰：世人个个学长年，不知长年在眼前。我得宛丘平易法，只将食粥致神仙。《随息居饮食谱》更把粥誉为"世间第一补人之物"，以代替参汤。清代学者曹庭栋更在《老老恒言》中强调了粥对老年人的益处：粥能益人，老年尤宜。老年有意日食粥，不计顿，饥即食，亦能体健，享大寿。粥是秋季饮食中必不可少的良物。

梨粥

梨2个，洗净后剖开去核，连皮切碎，与粳米100克同煮为粥。梨不仅为"百果之宗"，亦是秋季润燥第一果，对秋天干咳少痰或胶痰难咯之"燥咳"，以及口干鼻燥有较好的疗效。此粥可作为秋季常食的保健食品。

胡萝卜粥

胡萝卜250克，洗净切碎，加粳米100克，和水煮粥。对秋天人体出现的皮肤粗糙、口唇干裂、两眼干涩、头屑增多有一定效用，同时还可辅助治疗夜盲症及眼干燥症。

荸荠粥

荸荠250克，洗净去皮切碎，粳米100克，加水制粥。荸荠有生津润燥、清音化痰的作用，煮粥后可用于秋季咽干、口燥、音哑以及咳痰不爽。

藕粥

鲜藕150克，洗净切碎，粳米100克，先将粳米煮粥，快熟时加入藕。"秋藕最补人"，此粥不仅是秋季老幼妇弱咸宜的良好滋补品，而且兼有润燥之功，可辅助治疗秋燥引起的口干舌燥、鼻干出血等症。

百合杏仁粥

鲜百合50克（干品30克），杏仁10克去皮，打碎，粳米50克，同煮为稀粥，调白蜜适量温食，1日3次。

蔗浆粥

新鲜甘蔗500克，去皮榨汁备用，以大米50克煮粥，熟后倒入甘蔗汁60毫升，再煮沸一次即可食用。

玄参麦冬粥

玄参、麦冬各30克，煎汤取汁备用，以粳米50克煮粥，熟后兑入药汁令沸，调蜂蜜食用，每日1次。

莲子粥

取新鲜莲子，去掉莲皮和莲心，和淘洗干净的糯米、红枣放入锅内同煮（也可用莲子晒干后磨成的莲粉代替莲子，只是它必须等粥将成时再放入），后加适量冰糖，改用小火煨制而成。莲子粥黏糯香甜，具有补脾、益肾、养心的作用，对多梦失眠、慢性腹泻的治愈最为有益。

南瓜粥

备南瓜1斤半，大米6两。先把南瓜去皮洗净，切成块状，备用。淘净米后再泡30分钟，让米粒充分吸收水分，才能熬煮出又软又稠的粥。将米及南瓜块置入锅中，加入适量水。先用猛火煮，然后改用文火，不断搅拌，直至米粒完全烂熟，即可成就一锅美味的南瓜粥了。南瓜粥性偏温，具有和胃补脾、润养肺燥、清热解毒的功效，还能平喘、消肿，绝对是秋季养生的绝佳选择。

松子仁粥

将松子仁炒熟去皮，研碎或捣烂，再将糯米淘洗干净，一并放入锅内，加适量水，同煮。待粥将熟时，加入冰糖或蜂蜜稍煮即可。松子粥味甘香美，具有补虚损、润肺、通便的作用，适宜体质虚弱及老年便秘者。

板栗粳米粥

板栗50克，粳米100克，煮粥食之。栗子既能与粳米一起健运脾胃，增进食欲，又能补肾强筋骨，尤其适合老年人机能退化所致的胃纳不佳、腰膝酸软无力、步履蹒跚者服食，对老人肾虚大有裨益。

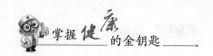

中医认为，板栗性味甘温，入脾、胃、肾三经，有养胃健脾、补肾强筋、活血止血、止咳化痰等功效，适用于脾胃虚寒引起的慢性腹泻，肾虚所致的腰酸膝软、腰肢不遂、小便频数、折伤肿痛等症。因此，秋天多食板栗有养生的效果。

栗子瘦肉汤：栗子200克，猪瘦肉500克，山药60克，陈皮1片。栗子去壳，用开水烫一下，然后脱去外衣。把山药、陈皮、瘦肉洗净，再将其倒入锅中，加水适量，文火煲3小时，食时放少许食盐。本品补气健脾，温肠止泻。

第四节　冬季养生，重在养肾固精

肾为先天之本，冬季要养肾固精

《黄帝内经》认为"冬主肾""冬三月，此谓闭藏"。冬季草木凋零，是自然界万物闭藏的季节，寒为阴邪，易伤阳气，由于人体阳气根源于肾，所以寒邪最易中伤肾阳，而我们的身体能否平安过冬，就要依赖我们体内负责过冬的主打脏器——肾。肾就像一块电池，如果电充足了，就能正常使用，在冬季养护具有闭藏功能的肾，就是给身体全面充电。

肾主冬，主骨生髓，在冬季要注意肾脏和相应功能的保养。冬季肾养生需"闭藏"，意思是冬天要关闭所有的气机进行收藏，人体新陈代谢相对缓慢，阴精阳气均处于藏伏之中，机体表现为"内动外静"的状态，此时应注意保存阳气，这个只要简单地"早睡晚起"一招就可以实现。

当然，早睡晚起可不是要太阳晒脊背了才起，那样阳气不得生发，所以我们才会有越睡越不清醒、越睡越累的体会。老年人一般气血虚衰，冬季的起居更应早睡迟起，避寒就暖，绝不提倡"闻鸡起舞"，这也是因为春季的生发之气所必需。一入冬就要注意骨的保养，对于老年人来说骨简直太重要了。

冬季为肾经旺盛之时，而肾主咸，心主苦，当咸味吃多了，就会使本来就偏亢的肾水更亢，从而使心的力量减弱。所以，应多食些苦味的食物，以助心之功能，抗御过亢的肾水。同时，冬季饮食切忌黏硬、生冷，因为此类食物属阴，易使脾胃之阳受损。对于正常人来说，冬季应当遵循"秋冬养阴"的原则，也就是食用滋阴、热量较高的膳食为宜，像藕、木耳、胡麻等皆为有益的食品。

冬天可以多吃羊肉，男女都要多吃。羊肉能够大补虚损，补益元气，能治疗肾脏阳虚，温补暖身，能够治疗脾胃虚寒，即虚寒体质要多吃，健胃壮脾，对脾肾都非常有好处。虚劳瘦弱的体质，多吃羊肉可以使人强壮。

狗肉也是一样要多吃，补益力气，补脾胃，暖肾脏，强筋健骨，但不宜和杏仁一起服用。还有一味菜补阳——醉虾，就是用酒浸泡活虾服用，可以治疗四肢寒冷、脾肾阳虚。除了牛羊肉之外，其他温补阳虚的食物，阴虚火旺体质的人都要少吃。此外隆重推荐核桃，它能治疗肾虚腰痛、耳鸣，滋补肝肾脏，能够治疗肺虚寒，改善肠道便秘，滋润五脏。长久服用，皮肤细腻光滑，头发乌黑有光泽，可以延缓衰老。

掌握健康小贴士

冬日晒背即背晒太阳。冬日晒太阳，古来有之，是许多养生名家极为推崇的重要的养神健体的手段。现代科学研究证明，阳光是特殊的可见光，其红外线会使人身体受到照射的部位温度升高，血管扩张，血液流动加快，皮肤和组织的营养状况得到改善。同时，还能调整睡眠规律，提升食欲，促进细胞增长，令人心情舒畅。同时，其紫外线能有效地杀灭细菌、病毒，活跃人体酶系统，增强免疫能力，能促进机体对钙、磷等微量元素的吸收利用，有利于骨骼的生长发育，防止佝偻病出现。选择有阳光而无风的上午，在室外背对阳光而坐，做到不空腹，不坐得过久，适可而止。

冬季锻炼需注意事项

俗话说："冬天动一动，少闹一场病；冬天懒一懒，多喝药一碗。"进行冬季锻炼，不仅能提高身体对寒冷气候的适应能力，还可以磨练意志。冬季锻炼需要注

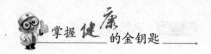

意以下几点。

1. 运动前要做好准备工作

运动前我们要做好准备工作，除了选择好穿的衣物外，还要根据身体状况补充一些能量，可以选择喝一些热的牛奶、麦片，这样不但可以补充水分、缓解饥饿感，还能热身。

2. 最好在下午锻炼

一般的健身爱好者都有长年早起健身的习惯，而这在冬季就不太适用。科学研究数据表明，冬季健身的最佳时间是在14～19时之间。

3. 大雾天不宜室外锻炼

冬季健身尤其要注意在大雾天不宜进行锻炼。雾是地面上的水蒸气遇冷后，与飞起的尘土凝结成不透明的小水点，浮游在近地面的空间而成的。在大雾的时候，不仅空气中的水分多、尘土多，而且气压较低，呼吸困难，汗液不易蒸发，这时最好在室内做简易的活动。

在寒冷环境下长跑的中老年人，如果出现头晕、步履不稳时要停止锻炼，但不能即刻坐下来休息，否则会使体温进一步降低甚至引起昏迷。冬季冷空气中的病菌进入呼吸道会导致慢性气管炎发作，寒冷还会使心血管病人感到胸闷、憋气、头晕、恶心、全身不适，还可能诱发心肌梗死和中风。因此，上述慢性疾病患者以及老人一定要根据天气和个人的身体状况来安排运动量，运动时间不宜过长。

冬季更应注重适度锻炼，强度过大的健身反而会使人更容易生病，高强度运动应与低强度运动相结合。冬季里适度锻炼可更好地起到强心健体的作用，但每次锻炼时间不应长于60分钟，每周1～2次间歇性锻炼为宜。如果进行减肥训练，更应控制每次训练的时间。当人们每次锻炼超过60分钟后，人体会分泌过多的应激激素皮质醇，这不利于人体的免疫系统，并且会阻碍新陈代谢。因此，对于所有类型的健身运动来说，高强度训练都应与低强度训练相结合，让身体有充分的时间来恢复。

此外，运动后别吃过热的饮食。寒冷时节，人体在运动时，皮肤、心、肺、消化道黏膜及周围组织都处在冷适应状态。运动后如果马上吃较热的食物，消化道黏膜会产生强烈的应激反应，容易导致微血管破裂、出血。中老年人的组织、脏器适应功能减退，应变能力差，血管脆性增加，黏膜损伤、出血的可能性会更大。

掌握健康小贴士

冬季寒冷，进补不易产生火气，因此是最好的壮阳补气的季节。这时阳虚者可以多吃温补食物，如羊肉、狗肉、兔肉等补血壮阳之品；血虚者在上述食物中添加当归、红枣、首乌、枸杞等，气虚者适当加入黄芪、党参、五爪龙等。至于阴虚患者建议选用乌龟、鱼、水鸭、雪蛤等食品，并酌量添加玉竹、麦冬、生地、天冬等药材。进补时还应该注意，不是补得越多越好，任何补品服用过量都是有害的。生病后不要急着进补，人体无论患何种疾病，体内各部的正常生理功能都发生不同程度的紊乱。此时，脾胃的受纳、消化和吸收功能的失调，往往很明显地出现如口中乏味、不思饮食、消化不良等病理性变化。一般具有补益作用的药物和食品，大多有温热和高蛋白、高脂肪的属性。这样的营养品若吃下去，势必会增加消化系统负担，使病程延长。

冬季洗澡过勤易致皮肤瘙痒

瘙痒是许多皮肤病共有的一种自觉症状，如果只有皮肤瘙痒而无原发性皮肤损害，则称为瘙痒症。老年性瘙痒症多由于皮脂腺分泌功能减退、皮肤干燥和退行性萎缩等因素引起，以躯干多见。冬季瘙痒症常因寒冷诱发，多发生于冬季气温急剧变化时，特别是从寒冷的室外进入温暖的室内或在夜间脱衣睡觉时，便开始瘙痒。

过去皮肤瘙痒病人中老年人居多，但近年来年轻人中患皮肤瘙痒的也在逐年增加，这固然有冬季气候干燥的原因，但这些病人都有一个共同的特点，就是洗澡过勤，有的还喜欢每天泡热水澡、搓澡。冬季人体皮脂腺、汗腺分泌的皮脂及汗液减少，皮脂膜会明显变薄，如果洗澡过于频繁，并大量使用浴液，就会使正常角质细胞过多脱落及皮脂膜进一步变薄，导致皮肤屏障破坏，从而引起皮肤干燥瘙痒。

冬天应根据季节气候及个人的皮肤状况适当减少洗澡次数，年轻人每周2次，老年人皮肤更加干燥，一周1次即可。洗澡的时间不要过长，水温以40℃为宜。水温也不宜过高，因为热水会将皮肤上的天然油分洗掉。最好不要用碱性太大的香皂，用含有滋润成分的浴液，洗过澡后涂抹含有保湿成分的润肤用品。同时，还应注意多喝开水，经常吃一些新鲜蔬菜水果，保持室内空气湿度以及经常开窗透透

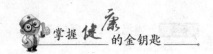

风，对于预防各种皮肤病的帮助是非常大的。

最好穿质地柔软的纯棉衣物，衣服要宽松、舒适，贴身，同时还要确保衣服不要太紧。应尽量穿长衣裤，以防寒风直接吹皮肤而使皮肤更加干燥。冬季天气干燥，平时应多饮水，补充机体和皮肤的水分丧失。在饮食方面，要尽量多摄入些富含维生素A、E的食物，如胡萝卜、卷心菜及花生、芝麻等，必要的时候也可以按医嘱补充适量的维生素。

如果出现剧烈瘙痒，甚至红斑、丘疹、渗出，应及时到医院就诊，抗组胺药、维生素类药物对瘙痒都有一定的治疗或辅助作用，去炎松霜、皮炎平霜也是较好的外用药。也可选用防风通圣丸或润燥止痒颗粒等中成药，它们有很好的止痒作用。

掌握健康小贴士

洗澡要注意：①洗澡前喝一杯温开水，可以补充全身血液容量。洗澡后同样喝一杯温开水，可以补充洗澡时皮肤缺失的水分。②选择中性的香皂或沐浴露，但不必天天用，隔两三天用一次即可，以免将皮脂洗去，导致皮肤更加干燥。③洗澡后，全身涂抹润肤露，然后穿上用吹风筒吹热的睡衣，有助吸收、锁住皮肤表面水分，缓解干燥瘙痒。④热水澡过后，可以用比较凉的水冲全身，使皮肤及血管有一定的收缩，以增加血管的弹性，会使人更加健康。⑤如果你在调整洗澡次数和洗澡方法之后，皮肤干燥瘙痒程度仍然没有缓解的话，最好还是请医生对皮肤进行诊断后对症下药。

如何预防冻疮

冻疮是寒冷冬天的一种常见病，当环境气温低于10℃（尤其气温在5℃以下）时容易发生，一般人要到春季气候转暖后才会自愈。但许多人一旦患冻疮后，每年一到冬季就会再次复发。冻疮好发于手指、手背、足趾、足跟、耳部、面颊等处，可单侧或双侧发生。主要症状有：初起损害为局部性红斑或暗红带紫色肿块，触之冰凉，有痒感，受热后痒感加剧。重者出现水疱，内含淡黄色或白色浆液，破溃后形成糜烂或溃疡，自觉疼痛。迁延不愈者有硬结，甚至遗留瘢痕，对冷过敏。不仅影响了双手、脸部的美观度，还给人们的日常工作、学习和生活带来了极大的不便。

预防冻疮首先生活起居要做到防寒保暖，外出时需戴手套、口罩、围巾、耳套等防寒保暖用品，保证不被寒邪侵袭。加强日常体育锻炼，例如慢跑、爬山、跳绳、跳舞等。对于容易长冻疮的部位可以选用摩擦产热的方法，这也是最简单最有效的促进血液循环、消除微循环障碍、达到"流通血脉"的方法。适当吃点大蒜、生姜、辣椒等具有温经散寒、活血化瘀、消肿止痛的食物，可多吃羊肉类暖身食物，可以让身体暖和起来。多吃些具有理气、通络作用的白萝卜，可使全身气血舒畅，以减少冻疮的发生。

预防冻疮复发验方

①鲜芝麻叶适量，先用两手揉软后，再放于生过冻疮的部位来回揉搓约20分钟（注意用力要适当，达到皮肤微微发热），让汁液留在皮肤上1小时后再洗去，每日1次。

②白萝卜一个洗净，切成厚片，烤热，临睡前摩擦患处，至皮肤发红为止，每日1次；或用食醋适量，加热后湿敷患过冻疮的部位，每日3次。

③干辣椒10克，去子切碎，放入高度白酒60毫升中浸泡7天，再加樟脑3克摇匀，用干净棉签蘸药液外搽生过冻疮的部位，每日2次。

④生姜切片，涂搽常发冻疮的皮肤，一日数次。也可将生姜60克（捣烂），加入白酒100毫升，浸泡3天，用干净棉签蘸药液外搽生过冻疮的部位，每日2次。

⑤白茄根60克，花椒10克，水煎熏洗易患冻疮处，每次10～30分钟，每日1次。

提示：上述方法任选1种，连用5～7天，即可有效地预防冻疮发生。

治冻疮未破溃验方

①正红花油（或正骨水）涂擦患处，每天2～3次。也可用"十滴水"外擦冻疮局部，每天6~10次。

②取风油精少许涂搽患处，接着用手轻轻地揉搓，直至局部发热，每日3次。

③伤湿止痛膏（或麝香虎骨膏）每晚睡前贴患处，并用手轻轻按摩数分钟，24小时更换1次。

④取3份熟猪油、7份蜂蜜，再加少许樟脑，混拌均匀成膏，每天涂抹患处1～2次。

⑤鸡蛋数个煮熟，取蛋黄入锅压碎，用小火熬出油，再加冰片0.5～1克拌匀，用干净涂抹棉签蘸蛋黄油涂搽患处，每天1次。

⑥用茄子根和干辣椒各适量，或葱须与茄根各100克，煎水趁热洗患处，日1～2次。

提示：上述的1～5法，在用药前应先用热水将患部洗净擦干。

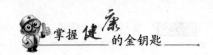

内服当归汤

当归四逆汤：当归15克，桂枝12克，赤芍10克，细辛6克，通草6克，甘草6克，大枣8枚，水煎服。使阳气通，寒气散，气血通畅，则冻疮可愈。

当归生姜羊肉汤：当归30克，生姜20克，羊肉500克，加水适量煎煮，亦可适当加些盐、调料等。久服可补血活血，温阳益气，强身健体。对预防和治疗冻疮有较好疗效。

当归红花饮：生姜、当归、红花、川芎各10克，同浸于500毫升白酒中，一周后即可服用。每次饮酒10毫升，每日2次。

掌握健康小贴士

冻疮好发于手足、面颊、耳郭等末梢部位。坚持每天两至三次的按摩，可以有效地防治冻疮。

捏拿法：适宜于耳部。用拇指和食指轻轻捏拿耳郭和耳垂部。

手搓法：在面颊、手、脚部位，用手指和手掌来回搓摩。

按压法：用手掌或掌根按压红肿处，先轻后稍重，可使红肿消散。

叩打法：在手脚部位可用掌根轻轻叩击。

按摩适用于冻疮好发部位的预防和轻度冻疮的治疗，每次10分钟。皮肤溃破者忌用。

如何缓解冬季手脚冰凉

1. 吃羊肉温暖手脚

《食疗本草》上介绍，羊肉性温，治疗丈夫五劳七伤、脏气虚寒。《本草纲目》言羊肉暖中补虚、补中益气、开胃健身、益肾气、养胆明目，治虚劳寒冷、五劳七伤。许多人冬天都有手脚冰凉的症状，有的人手脚就跟冰棍儿一样，尤其是手背皮肤上还会出现网格状的干纹，对于这样的人群，冬天吃羊肉，可以让气血畅通，不再有寒彻骨的感觉，手脚也会变热乎。涮羊肉和红焖羊肉的通气血效果最好。

2. 健脾养阳补气血

手脚冰凉和心脏血管有很大的关系，因为血液是由心脏发出的，一旦心血管系统功能出现故障，就会造成手脚冰凉的症状，易发人群有体型瘦小的女生、血糖太低者及压力过大者。在日常生活中，这些人除了可以吃羊肉暖体，还要注意保暖，避免用凉水，外出戴手套，还要注意鞋袜手套不要过紧而影响血液循环，这类人群适宜做慢跑、散步、跳绳、气功等运动加速血液循环。当然，中药中也有改善手脚冰凉症状的药物，如人参、党参、当归、丹参、鹿茸、菟丝子、桂枝、麻黄、干姜、花椒、胡椒、肉豆蔻和草豆蔻等。不过中药毕竟是药，还需医生开处方。除此之外，手脚冰凉者在日常饮食中也要注意多选择健脾养阳的食物，多吃新鲜蔬菜水果、坚果，多吃糯米、糙米、黄豆、芝麻、红糖等温热性食物。女性患者需要多补血，这样才能血气充足，不怕寒冷。

3. 按摩穴位补阳气

不少人秋冬季节会出现手脚冰凉的症状。中医认为，怕冷是由于体内阳气虚弱所致。治疗手脚冰凉的症状，主要在于疏通经络、活血化瘀、改善血液循环和新陈代谢。如果经常按摩肾经上的太溪穴可以缓解手脚冰凉的症状。太溪在足内侧，内踝后方，当内踝尖与跟腱之间的凹陷处。太溪穴，太，大也；溪，溪流也。从此穴的名称上我们就可以推知，肾经水液在此形成较大的溪水。本穴物质为然谷穴传来的冷降之水，到了本穴的辖区后，冷降水液形成了较为宽大的浅溪，所以得名。其位置在内踝后方，当内踝尖与跟腱之间的中点凹陷处。此穴主治头痛、目眩等肾虚性五官病症，以及月经不调、遗精、阳痿、小便频数等泌尿生殖系统疾患，能滋阴降火，又能培阳补肾，而且它阴阳都能调，可谓是补肾的一个要穴。

以下几种食疗药膳都需要温热服食。

1. 良姜粥

原料：高良姜末15克，大米100克。

做法：先将高良姜末置粥锅内，并加入清水2000毫升，用中火煎至1500毫升，去良姜渣，再放入洗净大米，用文火煮成糜粥。

2. 红薯鸡蛋粥

原料：红薯1/6块，鸡蛋1个，牛奶2大匙。

做法：将红薯去皮，炖烂，并捣成泥状。将鸡蛋煮熟之后把蛋黄捣碎，红薯泥加牛奶用文火煮，并不时地搅动。黏稠时放入蛋黄，搅匀。

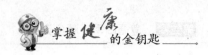
3. 鲫鱼煲

原料：鲫鱼、萝卜、豆腐、姜、葱。

做法：鱼（已处理好的）两面抹盐，放姜片于鱼腹、鱼外，腌制15分钟。下油锅煎鱼，两面煎黄。锅里放水，放姜片、葱结（葱挽成的结）大火炖15分钟，锅中出白汤。放入切薄的萝卜片，大火2分钟，中火15分钟左右。放入切好的豆腐块，锅中放盐、少量鸡精，再用中火炖5分钟。

4. 艾附暖胃茶

原料：艾叶10克，香附10克，大枣5枚。

做法：艾叶和香附研末，与大枣一起放入保温杯中，以沸水冲泡，焖15分钟，代茶频饮。

掌握健康小贴士

羊肉既然是温性食品，那必定有不适宜吃它的人群，有发热、牙痛、口舌生疮、咳吐黄痰、眼睛红、口苦、烦躁、咽喉干痛、腹泻，或服中药方中有半夏、石菖蒲者均应减少或者不用羊肉。患有肝病、高血压、急性肠炎和其他感染性疾病的人，或在发热期间的人也不宜食用。此外，有些人一吃火锅就喜欢弄点醋蘸一蘸，吃羊肉是不宜蘸醋的，醋中含蛋白质、糖、维生素、醋酸及多种有机酸，性温，宜与寒性食物搭配，与热性的羊肉同吃不适宜。不能与羊肉同食的食物还有茶与南瓜。专家称，吃羊肉喝茶易发便秘；中医古籍中还有羊肉不宜与南瓜同食的记载。这主要是因为羊肉与南瓜都是温热食物，如果放在一起食用，极易"上火"。同样的道理，在烹调羊肉时也应少放点辣椒、胡椒、生姜、丁香、茴香等辛温燥热的调味品。

冬日晒太阳身体好

中医尊崇天人相应。冬季老人多晒太阳可以温煦体内阳气，驱除寒气，每天晒太阳30分钟以上，还能强壮骨骼。晒太阳有很多技巧，做对了养生效果会事半功倍。晒太阳对增加人体皮肤和内脏器官的血液循环，提高造血功能，调节中枢神经，增加吞噬细胞活力，增强人体各部位新陈代谢和免疫功能均大有益处。

冬日晒背即背晒太阳。冬日晒太阳，古来有之，是许多养生名家极为推崇的重要的养生健体的手段。白居易在《负冬日》的诗中说："负暄闭目坐，和气生肌肤。切似饮醇醪，又如蛰者苏。外融百骸畅，中适一念无。旷然忘所在，心与虚空俱。"诗中的"负暄"就是指晒太阳，即背对太阳晒晒。事实上，一个人经常不见阳光，会显得神疲力乏、面色苍白，甚至会出现头晕、头痛、失眠、食欲不振为特征的精神抑郁症。为此，清代的慈山居士在他的《长寿秘决》中写道："清晨略进饮食后，如值日晴风空，就南窗下，背日而坐，《列子》所谓'负日之暄'也。脊梁得有微暖，能遍体和扬。日为太阳之精，其光壮人阳气，极为补益。"他的这一主张，肯定了晒太阳的益处。

上午6～10点晒脚踝。此时红外线比较强，紫外线偏弱，室内温度逐渐攀升，比较温和，适合晒足部。经过一夜的休息，老人的血液循环不畅，热量不易到达脚部，可能会引起脚趾肿胀，增加冻伤概率。起床后，可以适当露出脚踝，对着太阳晒晒脚底，这样做不但能促进血液循环，让踝关节活动自如，还能令阳光直射足部穴位，促进机体代谢功能，提升内脏器官活力。

上午10点～下午4点晒头顶。这段时间阳光最猛烈，特别是中午12点～下午4点，紫外线较强，如果长时间晒太阳会给皮肤造成伤害。中医认为，头为诸阳之会，五脏精华之血、六腑清阳之气皆汇于头部，适合在中午晒。老人可以在午饭后到室外散步一刻钟，脱掉帽子，让阳光温煦头顶百会穴，有助通畅百脉、调补阳气。

下午4～5点晒后背。此时紫外线光束较强，是储备维生素D的最佳时间，多晒太阳有助肠道内钙、磷的吸收。人体腹为阴，背为阳。很多经脉和穴位都在后背，晒这里能起到调理脏腑气血的作用。老人在公园锻炼时可特意将后背朝向阳光即可。时间长短自己掌握，以舒适为宜。此外，人的后腰部位有两大穴位，分别是命门和肾枢（分别在腰背的正中部位）。如果方便，可将衣服撩起来，让阳光晒一下这两个穴位，可以补充肾气。或者在晒太阳的时候，可配合将双手搓热后摩擦该部位。

需要提醒的是，冬季阳光中的紫外线较弱，如果穿得太厚，紫外线难以透过衣服到达皮肤，起不到保健效果。晒太阳时不要捂得太严，最好选择宽松、柔软、红色的棉质衣服，因为红色的辐射波能"吃掉"杀伤力较强的短波紫外线。晒的时候不要迎风，如果风大，可以待在室内隔着玻璃晒，也有一定效果。

掌握健康小贴士

立冬过后，日照时间持续缩短，气温逐渐下降，极易发生面瘫。中医认为，风属阳邪，轻扬开泄，易袭阳位，而人头面部属于阳位。当出现一侧面部活动不灵、不能闭目、口眼歪斜、喝水漏水、鼓腮漏气的症状时，就可能患上了面瘫。此时要及时就医，以免留下后遗症。对于面瘫的预防，首先要远离风寒，遇到大风天气，出门时要轻拍面部、耳后、颈部的一些重要穴位，戴口罩或用围巾把面部、耳前、耳后围起来保护好，增加自己的御寒能力。平时洗头后，也要赶紧把头发吹干，不要让湿头发贴在自己身上。平时注意休息，避免过度劳累，保证睡眠充足。面对压力时，要以乐观平和的精神状态面对，学会自我调适。根据自身的情况选择一些适宜的体育项目，如散步、体操、打太极拳、跳舞等，对风寒的易感性和抗御能力也会大大增强。也可以适当做些加强面部表情肌的训练，比如可以适当咀嚼口香糖，加强瘫痪肌群的恢复，少吃油腻滞胃、不易消化的食品，多吃一些蔬菜和水果，如桃、葡萄、苦瓜、茄子、青椒、韭菜，来维持人体足够的维生素摄入。最后提醒大家，如果面部出现麻木等不适，要及时到正规医院治疗，以免错过最佳治疗时机。

三九四九宜喝羊肉汤

小寒过后，全国各地气候都进入一个最寒冷的阶段，也是寒气最重的时候，我国民间有"冷在三九，热在三伏"的说法。此时补益人体阳气最合适，喝碗羊肉汤最为恰当。

羊肉味甘而不腻，性温而不燥，具有补肾壮阳、暖中祛寒、温补气血、开胃健脾的功效。冬季，人体的阳气潜藏于体内，所以容易出现手足冰冷，气血循环不良的情况。冬天吃羊肉，既能抵御风寒，又可滋补身体，实在是一举两得的美事。

羊肉汤做法

原料：羊肉500克，羊棒子骨500克，猪棒子骨500克，鲫鱼200克，油、盐、胡椒、茴香粉、香菜等适量。

做法：羊肉与羊的棒子骨、猪的棒子骨、鲫鱼一起煮。第一步很重要。羊肉煮好后捞起切片，汤继续小火熬，熬得发白，越久越好。羊油（或猪油或菜籽油）下锅，放姜炒。放羊肉，开始爆炒，放点盐、胡椒、茴香粉。炒好后可以倒汤进去煮，煮好后，汤熬成白色。放适量的盐和味精，再放一点点茴香和胡椒，一点点就好，起锅，放葱。打个干海椒面碟子或者青海椒碟子。值得注意的是，羊肉汤正宗的吃法是放葱，一般不在汤里放香菜，放了香菜，香菜的味道会遮盖羊肉汤的香味。

东坡羊肉汤

配方：羊肉250克，土豆、胡萝卜各45克。

制法：把羊肉切成小块，土豆、胡萝卜切成菱角形状。炒勺放植物油，旺火烧至油见烟时，放入羊肉块，约炒5分钟，肉变成金黄色时捞出，再把土豆、胡萝卜块放入炒勺内，炸至金黄色时捞出。倒去余油，把炒锅放在微火上，倒入炒好的羊肉块，加入清水，放入酱油、葱、姜、蒜、花椒、八角茴香、料酒、白糖，煨至肉烂，再放入炸过的土豆、胡萝卜块，一起煨5分钟，倒入汤盘即成。

功效：温肾助阳。

用法：佐餐食用。

当归生姜羊肉汤

主料：羊肉一斤，当归一两，生姜二两。

做法：羊肉洗净、切块，用开水焯过，沥干水；当归、生姜分别用清水洗净，生姜切片。将生姜下锅内略炒片刻，再倒入羊肉炒至血水干，铲起，与当归同放砂煲内，加开水适量，武火煮沸后，改用文火煲2～3小时，调味供用。

功效：主要用于补益补身汤。有补气养血、温中暖肾作用，适用于妇女产后气血虚弱，阳虚失温所致的腹痛，同时，此汤还有助于血虚乳少、恶露不止等症状。

吃羊肉注意事项

羊肉的吃法很多，爆、炒、烤、烧、酱、涮等，不一而论。当然，羊肉虽好也不是人人皆宜。吃羊肉要注意以下五点：

1. 宜搭配凉性和甘平性的蔬菜：此种搭配可起到清凉、解毒、去火的作用，可选择的蔬菜有冬瓜、菠菜、白菜、蘑菇、莲藕等。

2. 宜搭配豆腐食用：豆腐不仅能补充多种微量元素，其中的石膏还能起到清热泻火、除烦、止渴的作用。

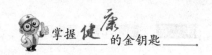

3. 宜与萝卜搭配：萝卜性凉，可以起到消积滞、化痰热的作用。

4. 宜放点不去皮的生姜：因为姜皮辛凉，有散火除热、止痛祛风湿的作用，与羊肉同食还能去掉膻味。

5. 宜放点莲子心：做羊肉时放点莲子心，有清心泻火的作用。

掌握健康小贴士

吃羊肉禁忌

吃羊肉时忌喝茶：因为羊肉中含有丰富的蛋白质，而茶叶中含有较多的鞣酸，吃完羊肉后马上饮茶，会产生一种叫鞣酸蛋白质的物质，容易引发便秘。

吃羊肉时忌吃西瓜：吃羊肉的时候除了不能喝茶水之外，羊肉也不能和西瓜一起吃。在冬季或许吃西瓜的频率比较低，但是在夏季的时候一定要注意了。吃羊肉后进食西瓜容易"伤元气"，这是因为羊肉性味甘热，而西瓜性寒，属生冷之品，进食后不仅大大降低羊肉的温补作用，且有碍脾胃运化，容易导致胃肠不适。

吃羊肉时忌吃醋：许多人吃羊肉时喜欢配食醋作为调味品，吃起来更加爽口，其实是不合理的。醋中含蛋白质、糖、维生素、醋酸及多种有机酸，性温，宜与寒性食物搭配，与热性的羊肉搭配，会更加上火。同样的道理，在烹调羊肉时也应少放点辣椒、胡椒、生姜、丁香、茴香等辛温燥热的调味品，以防惹"火"上身。

感冒患者慎吃羊肉：羊肉虽能御风寒，但为大补之品，一般感冒者宜慎食，以防助邪，加重病情。但对于咳喘日久、虚寒哮喘、肾亏阳痿、腹部冷痛、体虚怕冷、腰膝酸软等一切虚状者，可经常食之，有一定的治疗和补益效果。

冬季白菜萝卜保平安

民间有句俗语："白菜萝卜保平安。"从一个侧面告诉人们：白菜、萝卜是可以大快朵颐的安全食品。所以，别看白菜、萝卜价格低廉，但是营养价值和药用价值却很高，日常生活中，我们不妨经常吃点。

白菜除作为蔬菜供人们食用之外，还有一定的药用价值，古代医书《名医别录》里记载："白菜能通利胃肠，除胸中烦，解酒毒。"清代《本草纲目拾遗》中说："白菜汁，甘温无毒，利肠胃，除胸烦，解酒渴，利大小便，和中止嗽。"如配葱白、生姜、萝卜等煎汤饮，可治感冒；如捣烂，炒热后外敷脘部，可治胃病。白菜根配银花、紫背浮萍，煎服或捣烂涂患处，可治疗皮肤过敏症，尤其是对面部皮肤过敏症有较好疗效。大白菜洗净切碎煎浓汤，每晚睡前洗冻疮患处，连洗数日即可见效。现代医学发现，多吃白菜还能防乳腺癌。美国纽约激素研究所的科学家发现，中国和日本妇女乳腺癌发病率之所以比西方妇女低得多，是由于她们常吃白菜的缘故。白菜中有一些微量元素，它们能帮助分解同乳腺癌相联系的雌激素。

下面介绍几则白菜入药治病的验方，供患者选用。

1. 白菜根100克，葱白、生姜各50克。水煎服，每日3次。可治伤风感冒。

2. 白菜、白萝卜各100克，甜杏仁30克（去皮尖）。煮熟后吃菜喝汤，每日两次。可治一般咳嗽。

3. 白菜60克，麻仁15克（另包），煮熟后去麻仁，吃菜喝汤，每日1～2次。可治习惯性便秘。

4. 白菜250克，薏苡仁30克，煮熟后吃菜（连薏苡仁）喝汤，每日2次。可治青光眼。

5. 白菜适量，捣烂，涂擦患处。可治疗皮肤病之丹毒与漆毒生疮患者。

6. 大白菜捣烂绞汁200毫升，略加温后饭前饮服，每日2次；或小白菜适量，全株捣烂取汁，加白糖适量温服，每次30毫升。可治消化道溃疡出血。

7. 白菜500克，加盐少许，捣烂取汁，一次服20毫升，每日3次。可治尿道感染。

大白菜食法颇多，从烹调方法上看，无论是炒、熘、烧、煎、烩、扒、涮、凉拌、腌制，都可做成美味佳肴，特别是同鲜菇、冬菇、火腿、虾米、肉、栗子等同烧，可以做出很多富有地方特色的菜肴。用新鲜猪肉末制成丸子，再加大白菜红烧，这便是河南地区有名的"大白菜烧丸子"。此菜特点是丸子酥烂，白菜鲜香，是一道很不错的下饭菜。把干辣椒节过油炸，然后用醋与卷心菜块同炒，这便是有名的"醋熘白菜"。这道菜特点是色泽银红，酸甜辣香，具有润肠的功效。白菜块炸后与牛奶、海米、火腿共汇一炉，文火爆之，这便是"奶汁爆白菜"；白菜叶卷入肉馅、切段码碗浇汁笼蒸，这就是当年少帅张学良招待贵宾的压轴菜——"如意白菜卷"。

我国是萝卜的故乡，栽培食用历史悠久。萝卜又名"菜菔""罗服"，早在

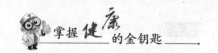
《诗经》中就有关于萝卜的记载。它既可用于制作菜肴，炒、煮、凉拌等俱佳，又可当作水果生吃，味道鲜美，还可用作泡菜、酱菜腌制。萝卜有很高的营养价值，含有丰富的碳水化合物和多种维生素，其中维生素C的含量比梨高8~10倍。萝卜不含草酸，不仅不会与食物中的钙结合，更有利于钙的吸收。

自古以来，我国就有"冬吃萝卜夏吃姜，不用医生开药方"的养生谚语，这说明古人就已经认识到冬天吃萝卜对于养生的重要功效。现代科学研究也发现，萝卜不仅含有丰富的维生素C和多种微量元素，还含有芥子油等有益成分。冬季常吃萝卜不仅可以消散内热，还有下气宽中、消积导滞等作用，故有"小人参"的美誉。

胡萝卜补气健胃

胡萝卜是萝卜家族里的"平民人参"。中医认为，胡萝卜中富含的胡萝卜素可以补中气、健肠胃、壮元阳、安五脏。同时，它还含有丰富的丙氨酸和钙、磷、铁等矿物质，对保护视力、促进儿童生长发育有明显效果。在干燥的冬季，爱美的女士吃点胡萝卜，还有滋润皮肤的美容作用。

白萝卜润肺止咳

白萝卜性清凉，有润肺止咳之功效，尤其是在冬天，人们常常会出现燥热痰多、肺部不适等症状，适量地吃一些冰糖白萝卜，是一种很好的辅助治疗手段。此外，白萝卜生吃时其辛辣的成分可促胃液分泌，调整胃肠机能，还有消炎作用。近代研究发现，白萝卜中含有的芥子油和菜苷，能与多种酶发生作用，是有效的抗癌成分。

青萝卜健脾降脂

青萝卜中含有大量的淀粉酶、蛋白质、钾等矿物质，具有健脾，防治痰多、口干舌渴等功效，故有"水果萝卜"的美称。而且青萝卜所含热量较少，纤维素较多，吃后易产生饱胀感，所以有助于减肥。另外，青萝卜中的精纤维可促进胃肠蠕动，有助于体内废物的排出。经常食用青萝卜还可以降低血脂、软化血管、稳定血压，预防冠心病、动脉硬化、胆石症等多种疾病。

水萝卜解酒消食

水萝卜为十字花科植物菜菔的新鲜根，它既可用于制作菜肴，炒、煮、凉拌等俱佳，又可当作水果生吃，味道鲜美，还可腌制泡菜、酱菜。水萝卜营养丰富，有很好的食用、医疗价值。它具有很好的利尿功能，利于解酒。另外，水萝卜中含有的维生素及钙、磷、铁等矿物质，具有消食、顺气、醒目等功效。

白菜禁忌：

1.烹调大白菜时不宜用煮焯、浸烫后挤汁等方法，以避免营养元素的大量损失。

2.大白菜在沸水中焯烫的时间不可过长，最佳时间为20～30秒，否则烫得太软、太烂，就不好吃了。

3.白菜在腐烂的过程中产生毒素，所产生的亚硝酸盐能使血液中的血红蛋白丧失携氧能力，使人体严重缺氧，甚至有生命危险，所以腐烂的大白菜一定不能食用。

4.大白菜中含有少量的、会引起甲状腺肿大的物质，这种物质干扰了甲状腺对必需矿物质碘的利用。因此，食用一定量的碘盐、海鱼、海产品和食用海藻可以补充碘的不足。

5.白菜滑肠，不可过多冷食，腹泻者、气虚胃寒者更不能多吃。

萝卜禁忌：

脾虚的人要少吃萝卜，萝卜有下气和消滞的作用。所以，对于脾胃虚弱没有积滞症状的人来说，最好不要经常吃白萝卜，老慢支、哮喘病患者更不适合吃萝卜，因为萝卜性凉，味辛、甘，清热化痰生津，所以如果你本身属于凉性体质，吃偏凉的食物肯定会加重病情，甚至会诱发哮喘急性发作。专家指出，烹饪萝卜时一定要注意一些环节，如果食用不当，不仅其营养价值大打折扣，还会对人的健康造成不利影响。炒胡萝卜切忌放醋，不然胡萝卜素会被破坏，造成营养大量流失；其次，白萝卜、胡萝卜不要一起煮，两者性味功能不合，如果一起煮就大大地降低了营养价值。萝卜不能和党参、黄芪一起吃，因为萝卜下气和消滞的作用，会对党参和黄芪这些补气类药物的补益作用造成一定影响。同时，提醒大家注意的是，食用萝卜前后不宜同时进食苹果、柿子、梨、葡萄等水果，如长期与这些水果一起食用，则可能抑制甲状腺机能，导致甲状腺异常。

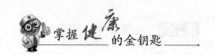

寒冬吃藕好处多

《本草纲目》把莲藕誉为"灵根"，原文中记载莲藕"四时可食，令人心欢，可谓灵根矣"。《神农本草经疏》更认为藕是大自然界的馈赠良药，因为"藕实得天地清芳之气，禀土中冲和之味，故味甘气平。"清代著名的中医食疗养生著作《随息居饮食谱》中对藕的食疗功效记载更为详细，称其"生食生津，行瘀，止渴除烦，开胃消食，析醒，治霍乱口干，疗产后闷乱。罨金疮，止血定痛，杀射罔、鱼蟹诸毒。熟食补虚，养心生血，开胃舒郁，止泻充饥"。

冬天吃藕的好处

1. 清热凉血

莲藕生用性寒，有清热凉血作用，可用来治热性病证。莲藕味甘多液，对热病口渴、衄血、咯血、下血者尤为有益。

2. 止血散瘀

藕含有大量的单宁酸，有收缩血管作用，可用来止血。藕还能凉血、散血。中医认为其止血而不留瘀，是热病、血证的食疗佳品。

3. 益血生肌

藕的营养价值很高，富含铁、钙等微量元素，植物蛋白质、维生素以及淀粉含量也很丰富，有明显的补益气血、增强人体免疫力的作用，故中医称其"主补中养神，益气力"。

4. 通便止泻，健脾开胃

莲藕中含有黏液蛋白和膳食纤维，能与人体内胆酸盐，食物中的胆固醇及甘油三酯结合，使其从粪便中排出，从而减少脂类的吸收。莲藕散发出一种独特的清香，还含有鞣质，有一定的健脾止泻作用，能增进食欲，促进消化，开胃健中，有益于胃纳不佳、食欲不振者恢复健康。

冬天吃藕的家常做法

莲藕排骨汤

材料：排骨300克，莲藕300克，香葱2棵，生姜1块。

做法：排骨洗净，砍成3厘米长的节，莲藕刮皮切块洗净，锅内放适量水，放入半块生姜、香葱、料酒，烧沸后，下入排骨，氽水后捞出待用。炒锅置火上，加水入排骨、半块生姜、香葱，用大火烧沸，去尽浮沫后改用小火，炖约20分钟，把莲藕、排骨及汤汁一起倒进砂锅，再炖30分钟，拣出生姜、香葱不用，放精盐、胡椒、味精即可。

凉拌藕片

材料：莲藕200克，适量醋、生抽、麻油、盐、香菜、葱花末等。

做法：藕洗净切片，烧一锅水，水开后把藕片放下煮大约3分钟，捞起来放入冷水中泡起来。趁藕泡着的时候，切一些葱花、香菜末、蒜末放到碗里，加生抽、醋、少许的盐、麻油，然后搅拌均匀。把藕片用漏勺捞起来，沥干水分，码在碟子上，浇入调好的调料即可。

栗子莲藕汤

材料：莲藕750克，栗子20个，葡萄干1/3杯（可有可无）。

做法：莲藕洗净切成0.5cm的片状，藕节须切除。栗子去壳、去膜后备用。将莲藕、栗子与水入煲，放到炉火上加热至沸后，改中火煲40分钟。加入葡萄干，再煲5分钟，加入调料即可（喜甜的可放糖，或者加入盐来调味）。

莲藕花生章鱼汤

莲藕400克，花生150克，章鱼干100克，排骨400克，适量调味品。莲藕洗净切块，章鱼干洗净后泡3～5个小时，花生、排骨洗净备用。起锅煮水，水开后将各种备好的料一起入锅，武火滚15分钟，再改用文火煲1～2小时，熄火后适当调味，吃渣喝汤。此汤有润肺、止血、通利小便的作用。

人参莲子汤

白参3克，莲子15克，加水浸泡4小时后，放入冰糖15克，隔水蒸炖2小时后食用。对病后体虚、疲倦自汗或泄泻的患者有益气健脾的作用，可促进体质的恢复。

芡实莲藕汤

芡实60克，莲藕、荸荠各100克，大枣20枚。上3味捣碎，大枣去核，加水共煮成糊，放适量冰糖服食，每日1剂。服此汤可养胃生津，适用于食欲不振、口渴咽干、大便秘结、小便短赤等症。

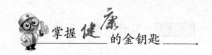

莲藕山楂糕

鲜莲藕500克，山楂糕150克，桂花酱25克，白糖适量。将鲜莲藕去皮，放入水中煮熟，捞出晾凉。山楂糕用刀压成泥，加桂花酱、白糖拌匀，灌入莲藕孔内切片，装盘即成。有健脾开胃、生津止渴、降压降脂的功效，适用于慢性胃炎、慢性支气管炎、高血压、高脂血症患者。

糖藕糕

藕粉、糯米粉、白糖各250克，花生60克，加水适量调合蒸熟，切块，分顿食用。有健脾益胃、补虚止血的作用，适用于身体虚弱、少食、吐血、尿血、便血症等。

秋梨白藕汁

秋梨（去皮、核）10个，白藕（去节）500克，捣汁，不拘量代茶饮。有清热润肺的功效，适用于肺热型咳嗽、痰黄、咽干舌燥等症。

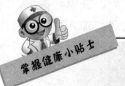

藕的选购窍门

颜色微黄没有异味的：藕的外皮颜色为微黄色，散发出淡淡的泥土味，如果有微酸的味道，则代表经过工业处理的，这样的藕就不要选。

两边被藕节封住的：这样的藕的藕眼中不会有淤泥等杂质，比较好清洗。

选择藕节粗且短的：藕节的数目不会影响藕的口感，挑选时尽量选择较粗较短的藕节，这样的藕成熟度较高。

不要选择外观凹凸不平的。

外皮颜色不能发白的：这种藕很可能是经过化学处理的，最好不要购买。

穴位按摩防感冒

中医认为感冒是风邪外袭、肺气失宣所致，大体分为风寒和风热两种类型。风寒型表现为头痛，四肢酸痛，发热恶寒，无汗，鼻塞流涕，苔薄白，脉浮紧。风热型可以分成两类，一类是普通的风热感冒，一类是病毒性感冒，中医称之为"时疫"。风热感冒表现为头胀痛，咽痛，咳吐黄痰，发热恶寒，口干汗少，苔薄黄，脉浮数。病毒性感冒即流行性感冒，常急性发病，突发高热（体温可达39℃），惧冷，头痛剧烈，眼眶痛，全身肌肉和关节痛，鼻塞流清涕，咳嗽，病程一般7天左右。婴幼儿、老年人和身体虚弱者易于并发肺炎等合并症。

感冒重在预防，现在介绍几个按摩穴位防治感冒的方法。

点揉风池穴

患者坐椅子上，头略低，颈部放松，双手自然弯曲，用食指来回摩擦风池穴（位于项后枕骨下两侧凹陷处，相当于耳垂齐平），并用按揉手法，至有酸、胀、麻、重感觉为度，患者感到局部发热、浑身轻松为止。能起到清热疏风解表的作用，适合风热感冒。

揉大椎穴

该穴在颈后正中，一个较大的骨头突起的下缘，即第七颈椎棘突的下缘。用一手食、中两指，用力按住大椎穴，揉动100～200次。可起到预防和治疗感冒的作用，适合治疗感冒后高热不退。

拿肩井穴

该穴在颈到肩端的中部，肌肉较丰富的地方。两手拇、食、中三指分别拿对侧的肩井穴。拇指在前，食、中指在后，提拿10次即可。能起到疏风散寒解表的作用，适合风寒感冒。

点揉足三里穴

小腿外侧上端有一个凸起的骨头名叫腓骨小头，在这个骨头凸起的前下方约三个手指宽处即是足三里穴。用一手食、中两指，用力点住同侧足三里穴，慢慢揉动数十次。再用另一只手点揉另一侧的足三里穴。此穴有疏风散寒、扶正祛邪的作用，可调节机体免疫力，预防感冒。

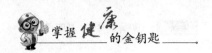

太阳穴

如头昏症状较重，可按揉太阳穴（位于眉梢与外眼角连线中点，向后约1寸凹陷处）40下，或捏耳垂数十下，头昏即可缓解。

迎香穴

如鼻塞较重可按摩鼻翼两侧处的迎香穴（位于鼻翼外缘中点旁开约0.5寸，当鼻唇沟凹陷处），可上下按揉，直到鼻通为止。

丰隆穴

位置在小腿前外侧，距离膝盖和脚踝差不多的中间点。经常按摩丰隆穴有减肥奇效，而且还能治疗头痛、咳嗽痰多等症状。功效：和胃气，化痰湿，清神志。

掌握健康小贴士

防治感冒重在强身健体，在流感暴发期间尽可能不到人多拥挤的公共场所去，老人和孩子尤其要注意。流感病毒可通过接触传染，因此要避免行握手礼，外出回家要洗手，每天室内通风换气。平常多吃些清淡的果蔬类，避免过饱引起食滞不化而易外感风邪。在感冒高发季节，可以在室内用艾叶或醋熏蒸以预防感冒。用白萝卜、青果、白茅根煎服可以预防感冒，并有一定的治疗作用。也可以服用适量板蓝根冲剂，或板蓝根与贯众等量制成煎剂服用，以预防感冒。不幸罹患感冒则要注意休息，室内空气要保持清新，多喝开水。风寒型感冒可以喝姜糖水，服后盖被发汗，亦可用生姜、葱头水煎服。

冬季吃火锅注意事项

冬日来临，寒风雨雪，令人味觉不振。那如果约上亲朋好友两三个，大家围坐在一张桌子上，一起吃着香喷喷、暖和的火锅呢？那种温暖满足的感觉相信你一定垂涎三尺了吧！但是冬季吃火锅也要注意一些事项。

烧煮时间不宜过长

一般来说，口腔、食道和胃黏膜只能耐受50℃左右的温度，反复烧煮的火锅最高可达到120℃甚至更高。此外，火锅烧煮超过一个小时，汤汁中的亚硝酸盐含量增加，如果反复刺激胃肠，使得胃液、胆汁、胰液等消化液不停分泌，导致胃肠功能紊乱而发生慢性胃肠炎等疾病。

生熟有序，淀粉先行

建议吃火锅时做到生熟有序，在吃之前建议先吃一点淀粉类的食物，比如土豆、红薯等，这既能控制自己的食量，还可以保护肠胃。建议先涮蔬菜，再吃肉类。不要贪图吃鲜嫩，不掌握火候，尤其是生肉、生鱼切忌往锅里一烫就立马捞出来吃。最好多备两双筷子，一个夹熟食，一个夹生食，以免肉类中的病菌或寄生卵直接进入消化道，引起胃肠道感染。

忌喝冷饮

一般来说，白酒、冰镇的冷饮对肠胃都会有一定的刺激，若加上滚烫的火锅，更会加重对肠胃的刺激。所以，在饮料的选择上，可以点一些豆浆、酸奶等以保护肠胃。但对于有反流性食道炎或是胃肠不适的人群，酸奶也不建议喝。

不要盲目点滋补锅

养生锅底一直是冬季火锅店打的热门招牌，但一般来讲，不建议使用黄芪、桂圆、枸杞、党参等滋补类中药。江苏省南京市中医院金陵名医馆张钟爱教授说，黄芪、枸杞等之类滋补中药，在提高抵抗力方面有一定作用，但对于感冒、发热的人群来讲，在有疾病症状出现的时候，所谓中药滋补是不合适的。对于热性体质（容易上火）、痰湿重（肥胖、舌苔厚腻）、胃肠时常感觉多胀气、腹胀的人群，也不适合服用黄芪、枸杞等滋补中药。

水温要足

涮食时，火锅中水的温度要高，一定要使水处于沸腾状态，涮料放入后等再次沸腾后取出。如鱼片、蜊蛄、石蟹涮不熟，吃了容易感染肺吸虫和肝吸虫病，羊肉片涮不熟，易得布鲁菌病和旋毛虫病。布鲁菌病诊断不易，难以治好。布鲁杆菌易进入肝、脾及骨髓病，形成慢性疾病，导致长期低热，失眠，肌痛，关节痛，神经痛，肝、脾肿大等。旋毛虫病是人畜共患的寄生虫病，人吃进含有旋毛虫包囊的羊肉后，旋毛虫在肠道里发育成虫，并产生大量的幼虫，幼虫钻进肠黏膜，随血流到全身，在肌肉内定居，长期寄生在人体内。

掌握健康小贴士

一般不建议小朋友吃过多滋补类中药火锅，吃太多容易引起上火。再者，小朋友胃肠功能弱，吃火锅对胃肠有一定刺激，容易引起胃肠道不适的症状。还有一些人，如患有高血压病、慢性咽炎、口腔炎、胃病、溃疡病、皮肤病、痔疮、肛裂、经常流鼻血、牙龈出血者，以及属于阳热体质者最好忌食含有温热类滋补中药的锅底，这类人群建议选择清淡的锅底，太咸、太油的都别选择。火锅吃多了容易上火，一周不超过一次，且每次最好控制在2小时以内。

寒冬多风湿，预防重细节

寒冬来临，气温骤降，风湿病患者剧增。《素问·痹论》中精辟地指出："风寒湿三气杂至，合而为痹。"中医认为，风湿就是指的一种感受风、寒、湿邪气侵入人身引发的疾病。风气较胜者为行痹，寒气胜者是痛痹，湿气胜者为着痹。一旦患上风湿病则难以痊愈，每当天气变化则疼痛难忍，因此预防风湿病则变成重中之重！

添加衣物，注重保暖

寒冬时节，注意及时添加衣物，避免风寒湿等外邪侵袭。特别是寒性体质的朋友，平时就怕冷、怕风，手足冰冷，天气寒冷必须及时添加衣物，外出穿戴严实，最好带帽子、口罩、手套，避免寒湿入侵；尽量不穿短衣短裤，女士少穿裙服等。产妇尤其要做好产后保养，注意保暖避免受凉，以免发生产后风湿病。

忌食生冷，少用凉水

尽量不吃冷食、冷饮、冷水果，尽量少用冷水洗脸、洗手、洗澡等，中老年人尽量少冬泳。避免寒湿伤及脾胃、内脏和机体阳气，内脏受伤或机体阳气不足，导致寒湿、痰浊与瘀血之邪内生，这些病理性产物，所导致风湿病大多呈慢性进行，久久难愈。

择时锻炼，必待日光

经常锻炼可提高体质，增强抵抗力和免疫能力，"正气存内邪不可干。"但寒冬季节的最佳锻炼时间最好选择在上午9～11时，下午3～5时，于天气晴朗，太阳高照时进行，早晚寒冷之时尽量少外出，可选择如散步、慢跑、打太极拳、跳保健体操、做广播体操等有氧运动，并注意多晒太阳，补充身体的阳气。

重点护足，日踮晚泡

俗话说"寒从脚起"，人体的脚部不能受凉，因为脚部脂肪少，而且许多穴位与人的内脏相对应，脚部受凉就会引起许多脏腑不适乃至风湿病。寒冬季节一定要注意脚部锻炼和暖足。白天可随时踮脚，尽量在户外进行：双脚并拢站直，踮起脚后跟，脚掌、脚趾着地，以较快的速度和较大的步幅甩臂行走，每天20分钟左右；雨天可在室内原地踮足反复20次左右，以不疲劳为度。注意循序渐进，刚开始时间不要太长。睡前用苏梗桂枝生姜汤泡脚，中药用紫苏梗、桂枝各30克，生姜10克，加水半盆煮开5分钟，趁热泡脚、泡手25～30分钟，有散寒除湿、温通经络的作用。

掌握健康小贴士

对于老人和小孩的便秘，最好润治，不可泻治，紫菜就是冬季润肠最好的食物。紫菜除含有大量的钙、磷、铁、碘和多种维生素外，还含有异常柔软的粗纤维，用其做菜汤，不但味道鲜美，还能清理肠腔内积留的黏液、积气和腐败物。晚饭前让大人和小孩吃一些紫菜汤，随着肠蠕动，便能治疗便秘、清理肠腔。紫菜调理便秘妙方如下：紫菜10克，香油2小勺，酱油数滴，味精0.5克。每晚饭前半小时，用开水冲泡一碗，温服，一般第二天即可解除便秘。

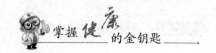

老人冬季宜用"膏方"

膏方是中药丸、散、膏、丹、汤、酒、露、锭八种剂型之一，有着浓度高，体积小，易保存，服用方便的特点。膏方长于平调阴阳、增强机体抵抗力等，有调节机体免疫力、清除体内自由基，抗衰老、增强内分泌的调节功能，强壮、健脑益智、养颜美容的功能，改善心脑血管功能，调整消化系统功能，降低"三高"等。

膏方对于三类人具有较好的补养、调治作用：一是亚健康人群，这类人体质虚弱，平时经常感冒头晕，感觉疲惫，但到医院体检各项指标均在正常范围内，可通过服用膏方来提高体质、增强免疫力；二是老年人，老年人身体机能下降，气血渐衰，服用具有滋补作用的膏方则可起到延缓衰老、防病保健的作用；三是需要长期治疗的慢性疾病患者，以及手术后需要恢复体质的人等。膏方能调整阴阳，补益气血，调动机体内在因素，激发与提高机体的自卫和抗病能力，即中医所指的"扶正祛邪"，从而达到祛病强身、抗衰益寿的目的。

膏方一般分为平补、湿补、清补、涩补、调补几种，要根据体质、疾病性质来开方。比如，有的女性冬天特别怕冷，就要温补，用红参、桂圆等药材。有些人多汗、大便干燥，属于偏热体质，这就要清补。脾胃功能特别差的人要用调补，大出血、做大手术、产后的人士用大补方法。没有寒热偏性的要平补，适合用冬虫夏草、人参、灵芝这些药材。如气虚质的人，可选用由人参、黄芪、茯苓、白术等制成的膏方。血虚质的人，可选用由阿胶、熟地、当归、白芍等制成的膏方。阴虚质的人，可选用由麦冬、沙参、龟板、枸杞等制成的膏方。阳虚质的人，可选用由鹿角胶、杜仲、蛤蚧、核桃仁等制成的膏方。

进补之前先调脾胃。对于胃肠功能差、舌苔厚腻、消化不良、经常腹胀者，在进补膏方前，要先给予"开路药"，如用陈皮、半夏、厚朴、枳壳、神曲、山楂等药煎汤服用，以理气化湿、改善脾胃运化功能。另外，感冒、咳嗽、咯痰者，应彻底治愈后再进补。

服用膏方最好从冬至起连续服用50天左右，或服至立春前结束。每日清晨取1汤匙10～15克，温开水冲服，服后最好马上喝点粳米粥。服膏方应从小剂量开始，逐渐加量，如成人每日先服1汤匙，若消化功能正常，1周后可改为1天服2次，即早晨起床后和晚上睡前1小时各服1次。

掌握健康小贴士

服用膏方后，若出现饮食减少、脘腹胀闷、大便溏泻、舌苔厚腻等症状，可选用参苓白术散、香砂养胃丸、藿香正气片等中成药，或选用陈皮、佛手、砂仁等中药。泡茶饮用若出现口渴、咽干、鼻燥等症状，可选用柚子、甘蔗、柠檬等水果。服用含有人参、黄芪等具有补气作用的膏方时，应忌食生萝卜。属阳虚体质者，服用膏方时应忌食生冷饮食。属阴虚火旺体质者，服用膏方时应忌辛辣刺激性食物。另外，服膏方时不宜用茶水冲饮。膏方应储存在瓷罐内，保存膏方时应放在阴凉通风的地方，取膏方时要使用固定的汤匙。

冬天节气养生法

立冬太阳位于黄经225°，11月7—8日交节

立冬时节睡觉前，先用温水泡洗双脚，然后用力揉擦足心，除了能祛污垢、御寒保暖外，还有补肾强身、解除疲劳、促进睡眠、延缓衰老，以及防治感冒、冠心病、高血压等多种病症的作用。我国传统的医学理论十分重视阳光对人体健康的作用，认为常晒太阳能助发人体的阳气。在冬季，由于大自然处于"阴盛阳衰"的状态，而人应乎自然，也不例外，故冬天常晒太阳，更能起到壮人阳气、温通经脉的作用。

立冬标志着冬季的开始。进入冬季之后，选择冬装的首要标准就是保暖，而冬装的保暖性主要从以下几个方面衡量。首先，衣料的导热性非常重要。衣料的导热性越低，则保暖性越高。在众多的衣料中，羊毛、氯纶、腈纶、蚕丝、醋脂粘胶棉导热性最低，所以保暖性最高。其次吸收太阳辐射的热量，还与衣料的表面状态有关。各种表面粗糙和起毛的麦尔登呢、制服呢、大众呢等厚呢大衣是良好的冬令外衣。外套衣料的颜色也很重要，冬令外衣选深色其保暖效果更佳。内衣应选择具有较好吸湿性和透气性的衣料，如各种纯棉毛衫裤，棉和棉粘的绒衫裤等。

饮食调养要遵循"秋冬养阴""无扰乎阳""虚者补之，寒者温之"的古训，随四时气候的变化而调节饮食。元代忽思慧所著《饮膳正要》曰："……冬气寒，

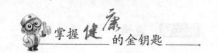
宜食黍以热性治其寒。"也就是说，少食生冷，但也不宜燥热，有的放矢地食用一些滋阴潜阳，热量较高的膳食为宜，同时也要多吃新鲜蔬菜以避免维生素的缺乏，如牛羊肉、乌鸡、鲫鱼，多饮豆浆、牛奶，多吃萝卜、青菜、豆腐、木耳等。这里需要注意的是，我国幅员辽阔，地理环境各异，人们的生活方式不同，同属冬令，西北地区与东南沿海的气候条件迥然有别。冬季的西北地区天气寒冷，进补宜大温大热之品，如牛、羊、狗肉等。而长江以南地区虽已入冬，但气温较西北地区要温和得多，进补应以清补甘温之味，如鸡、鸭、鱼类。地处高原山区，雨量较少且气候偏燥的地带，则应以甘润生津之品的果蔬、冰糖为宜。除此之外，还要因人而异，因为食有谷肉果菜之分，人有男女老幼之别，体质有虚实寒热之辨，本着人体生长规律，中医养生原则，少年重养，中年重调，老年重保，耋耄重延。故"冬令进补"应根据实际情况有针对性地选择清补、温补、小补、大补，万不可盲目"进补"。

小雪太阳位于黄经240°，11月22—23日交节

小雪是冬季的第二个节气，小雪过后，天气日渐寒冷，进入真正意义上的冬季。天气转冷，感冒也进入多发季节，专家建议，要及时添衣注意保暖。衣服不能太紧，衣服太紧太厚，不但会限制身体活动，还会影响血液循环。所以冬季穿衣感觉温暖就可以了。一般来说，老人衣着应以质轻暖和为宜，年轻人穿衣不可过厚，婴幼儿体温调节能力低，应以保暖为主，但切忌捂得过厚、出汗。

头戴帽，不易寒。头部由于裸露在外面，很容易受风寒。头部一旦受寒，容易引起感冒。要想保暖头部，戴帽子很重要，并且最好能捂住耳朵。另外，头上有很多重要穴位，经常按摩头皮，加快血液循环，也能保持头部暖和。

小雪节气前后，天气时常阴冷晦暗，此时人们的心情也会受影响，特别是那些患有抑郁症的人更容易加重病情。对于有抑郁症倾向或症状的人来说，应调节自己的心态，保持乐观，节喜制怒，要经常参加一些户外活动以增强体质，多晒太阳以保持脑内5-羟色胺的稳定，多听音乐让美妙的旋律增添生活中的乐趣。清代医学家吴尚光说："七情之病，看花解闷，听曲消愁，有胜于服药者也。"

小雪以后，西北风刮得比较多，这时候北方室内早已供暖，而室外寒冷。如果人们穿得过于严实，体内热气散发不出去，就易生"内火"——上火。其表现就是口腔溃疡，甚至脸上的疙瘩也比平日多。此外，因为天气寒冷，人们喜欢吃热食，但是过于麻辣的食物最好少吃，因为这也会助长"内火"。应多吃白萝卜、白菜等当季食物，它们不仅富含维生素及多种微量元素，更能清火降气、消食。还可喝些汤，如白菜豆腐汤、菠菜豆腐汤、羊肉白萝卜汤等，既暖和又滋补津液。

风、寒、暑、湿、燥、火，中医称之为六邪。六邪之中，寒为冬令主气，寒为水气而通于肾，与肾水相应。由于冬季气温骤降，防寒保温不够，人体亦易感受寒邪而为病，因此寒病多发于冬季。外寒侵袭人体，首先可使用发汗之类的方法。因为经过发汗之后，毛孔开泄，汗液外出，体温下降，有些疾病因此就好了。古人总结说，身体发热虽然温度很高，但是一经汗出就可退热。因此，用发汗散寒法治疗外感疾病一直是中医学常用的方法，这些方法包括烤火发汗、运动发汗以及药物发汗等。

大雪太阳位于黄经255°，12月6—8日交节

大雪时节后，天气越来越凉，寒风萧萧，雪花飘飘。有些人因天冷怕寒，冬天睡觉时总爱多穿些衣服，其实这样做很不利于健康。因为人在睡眠时大脑、肌肉进入休息状态，心脏跳动次数减少，肌肉的反射运动和紧张度减弱，中枢神经系统活动减慢，此时脱衣而眠，可很快消除疲劳，使身体的各器官都得到很好的休息。由于人体皮肤能分泌和散发出一些化学物质，若和衣而眠，无疑会妨碍皮肤的正常"呼吸"和汗液的蒸发。衣服对肌肉的压迫和摩擦还会影响血液循环，造成体表热量减少，即使盖上较厚的被子，也会感到寒冷。因此，在寒冷的冬天不宜穿厚衣服睡觉。

严冬季节，出门戴手套，既保暖，又可保护手部皮肤。手套要固定自己使用，不随便乱戴别人手套，以免传染皮肤病。小孩手小皮肤薄嫩，手套材料以柔软的棉绒、绒线或者弹性尼龙织品为好。冬天骑自行车戴的手套，不宜选用人造革、尼龙或者过厚的材料。最后，戴顶帽子，配条围脖，穿双保暖鞋，也不失为防寒的最佳选择。　俗话说："寒从脚下起。"脚离心脏最远，数九严寒脚部的保暖尤应加强。双脚血液供应慢而少，皮下脂肪层较薄，保暖性较差，一旦受寒，会反射性地引起呼吸道黏膜毛细血管收缩，使抗病能力下降，导致上呼吸道感染。因此，要注意双脚的保暖。

大雪食补以补阳为主，但应根据自身的状况来选择。像面红上火、口腔干燥、干咳、口唇皲裂、皮肤干燥、毛发干枯等阴虚之人应以防燥护阴、滋肾润肺为主，可食用柔软甘润的食物，如牛奶、豆浆、鸡蛋、鱼肉、芝麻、蜂蜜、百合等，忌食燥热食物，如辣椒、胡椒、大茴香、小茴香等。如果经常面色苍白、四肢乏力、易疲劳、怕冷等阳虚之人，应食用温热、熟软的食物，如豆类、大枣、怀山药、桂圆肉、南瓜、韭菜、芹菜、栗子、鸡肉等，忌食黏、干、硬、生冷的食物。

冬属阴，大雪时节是一年中阴气较盛的季节。这时如果借助天气的优势养阴，则可以调整体内的阴阳平衡，尤其是阴虚的人。中医认为，水是阴中的至阴，因此隆冬

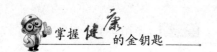

之际，多喝水可养阴。一般来说，一天中有三杯水是必须要喝的。第一杯水是早晨起来喝，可润肠燥；第二杯水是下午5点喝，可滋肾阴；第三杯水是晚上9点喝，可养心阴。除此之外，还可以多吃梨、萝卜、藕、蘑菇等，因为这些都是养阴的食物。

冬至太阳位于黄经270°，12月21—23日交节

冬季要勤晒被褥。阳光中的紫外线有强烈的杀菌消毒作用，可杀死各种细菌和微生物。用日光晒被褥是既可靠又经济的灭菌法。再次，经日光曝晒后的被褥更加膨松、柔软，因此晒后的被褥盖上就会更加舒适。冬季人在睡眠期间因机体抵抗力和对寒冷环境的适应能力降低，很容易患感冒及引起中风等症，穿上睡衣则能预防疾病、保护身体健康。由于睡衣宽松肥大，有利于肌肉放松和心脏排血，可使人得到充分的休息。

冬至时分，更应当科学地运用养生之道，调理得当。在精神调养方面，要尽量保持精神畅达乐观，不为琐事劳神，不要强求名利、患得患失。合理用脑，有意识地发展心智，培养良好的性格。时刻保持快乐，心态平和，振奋精神，在日常生活中发现生活乐趣。避免过度劳累，积劳成疾。根据自身情况，调整生活节律，建立合理的生活秩序，利用各种机会进行适当运动。

冬至时节饮食宜多样，谷、果、肉、蔬合理搭配，适当选用高钙食品。食宜清淡，不宜吃浓浊、肥腻和过咸食品。冬天阳气日衰，脾喜温恶冷，故宜食温热之品保护脾肾。吃饭的时候宜稍缓，少量多餐，以保证所需营养又不伤脾胃。应注意"三多三少"，即蛋白质、维生素、纤维素多，糖类、脂肪、盐少，食宜温热熟软。

古代养生修炼非常重视阳气初生这一时期，认为阳气初生时，要像农民育苗一样，需小心保护，精心调养，使其逐渐壮大。因为只有人体内的阳气充足，才会达到祛病延年的目的。古圣先贤倡导冬季"欲不可纵"，唐代医学家孙思邈认为："男子贵在清心寡欲以养其精，女子应平心定志以养其血。"也就是男子以精为主，女子以血为用，要根据自身实际情况节制房事，不可因房事不节，劳倦内伤，损伤肾气。严格而有规律地节制性生活，是健康长寿的必要保证。冬季更要养血固精。

小寒太阳位于黄经285°，1月5—7日交节

小寒时节，是一年天气中最冷时候的开始。室内为了保温，门窗封闭较严，通风不良，这就使室内的氧气进一步减少，常使人感到压抑、胸闷。有很多人喜欢蒙头睡觉，在本来室内空气条件有限的情况下，这样做就更会造成氧气不足。蒙头睡觉的害处，还在于被内通风不良，空气恶浊，人体不能进行正常的气体交换，使被内新鲜氧气越来越少，二氧化碳越积越多，以致使人产生种种缺氧症状。重者，

还可因缺氧使人易做噩梦，精神恐惧，突然惊醒。久之，甚至还可以引起神经衰弱等后遗症，这都是蒙头睡觉招致的不良后果。

小寒几乎是一年中最冷季节的开始。在应对严寒的时候，人们首先想到的是添加衣物，但往往身上穿得十分厚实而忽视了头部的防寒，甚至把帽子视为无足轻重的东西。如果只是穿得很暖，而不戴帽子，体热就会迅速地从头部散去，这种热散失所占的比例是相当大的。人们外出时往往喜欢戴上口罩，它既可预防上呼吸道疾病，又能抵御寒冷。戴口罩必须口鼻都遮着，不要露出鼻子，否则起不到戴口罩的作用。口罩只能单面使用，不要未经清洗又反过来再戴。

冬天是人体阳气潜藏的时候，也就是说生理活动会因气候寒冷而收敛，并将一定的能量贮存于体内，为"春生夏长"做准备。冬季寒冷，人体需要更多的热量来维持生理活动，所以冬季应增加热量及各种营养素的摄取，以维持机体所需，避免因营养不良、抗病能力降低而易感冒、气喘复发等。冬季适合常吃的食品很多，比如核桃。核桃加姜一同服食，有镇咳平喘、益智开胃的功效。核桃有长寿果之称，能强肾补脑、通经脉、润血脉、黑须发。对病后虚弱、营养不良、神经衰弱、便秘、动脉硬化者，有助其恢复健康的作用。

小寒时节常用的补药有人参、黄芪、阿胶、冬虫夏草、首乌、枸杞、当归等，食补要根据阴阳气血的偏盛偏衰，结合食物之性来选择。适宜的膳食有山药羊肉汤、强肾狗肉汤、素炒三丝、丝瓜番茄粥等，有补脾胃、温肾阳、健脾化滞、化痰止咳的功效。

大寒太阳位于黄经300°，1月20—21日交节

大寒时节天气寒冷。由于北方冷空气势力强大，空气干燥，雨雪较少，我国大部分地区呈现出一种持续"晴冷"的态势。有心脑血管病史的人在此节气中尤其要注意保暖，早晚要少出门，避免感冒。早上应尽可能晚起，中午或下午可到户外活动一个小时左右，外出时一定加穿外套，最好戴上口罩、帽子、围巾。人的双脚离心脏较远，血液供应较少且慢，再加上脚的表面脂肪层比较薄，保温能力较差。所以，保温要先保脚，双脚穿上较厚的鞋袜最保温。

晨练适时。很多老人喜欢天蒙蒙亮就起床锻炼，认为锻炼越早越好。《黄帝内经》有"冬三月，此为闭藏，水冰地坼，勿扰乎阳，早卧晚起，必待日光"的记载。清晨在冷高压的影响下，地面上的有害污染物不能向大气上层扩散，而是滞留在下层。这时，如果早早出外锻炼，反而会对身体有害。如果习惯晨练，最好在10时左右为宜。

情志宜疏。中医认为："怒伤肝。"大寒时节，寒风凛冽，万物凋零，容易让

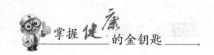

人心气涣散，惊恐不安，精神萎靡不振，对身心健康危害较大。平时放松心情，宽容大度，调畅情志，保持宽松愉快的心情。

严寒天气，人体的代谢相应减慢，皮肤的血管收缩，散热少了。在饮食调配上，就要增加一些厚味，如炖肉、熬鱼、火锅等。牛肉、羊肉、狗肉滋养脏腑、增加营养，是冬季滋补佳品。在调味品上可以选用一些辛辣食物，如辣椒、胡椒、姜、蒜等。绿色蔬菜当然是不可缺少的。冬季自古以来是人们最重视的进补时节，因为冬季天寒地冻，万物伏藏。人与天地相应，各种功能活动也处于低潮期，此时最易感受寒邪。所以，冬季食补应该顺应自然，选择食物注意益气补阳及"血肉有情"之品，可以增强机体抗御风寒和外邪的能力。

运动要适量。俗话说："冬天动一动，少闹一场病。"在冬季，锻炼、活动对养生有着特殊意义。大寒节气里的早晨气温过低，是心脑血管疾病的高发时段，因此，最好等到太阳出来以后再进行户外锻炼。由于户外气温比室内低，人的韧带弹性和关节柔韧性都没有之前灵活，马上进行大运动量的活动，极易造成运动损伤。建议在运动前先做一些准备活动，比如：慢跑、搓脸、拍打全身肌肉等。

冬季防流感要点

流行性感冒是一种传染病，必须贯彻预防为主的方针，即《黄帝内经》中所说的"不治已病治未病"。具体方法如下：

1.维持良好的个人及环境卫生。

2.保持双手清洁，并用正确方法洗手。

3.双手被呼吸系统分泌物弄污后（如打喷嚏后）应立即洗手。

4.打喷嚏或咳嗽时应掩口鼻，并妥善清理口鼻排出的分泌物。

5.增强抵抗力有助预防感染流感。均衡饮食、适量运动、充分休息、避免过度紧张和避免吸烟，都是增强抵抗力的方法。

6.在流感高发期，最好避免前往人多拥挤、空气流通情况欠佳的公共场所。

7.在药物预防方面可用贯众、板蓝根、大青叶水煎服，或投以紫金锭，或用大蒜滴鼻等。

适合冬天喝的养生粥

羊肾枸杞粥

制作原料：枸杞30克，粳米100～200克，羊肾1对，盐、姜、葱及调味品适量。

制作方法：先将羊肾去脂膜，切片，加水煮成汤待用，再用另一锅放入粳米，加水煮粥。待粥将熟时，加入煮好的羊肾和羊肾汤，加入枸杞，放入盐等调味品，再煮几开，即可。

适宜人群：适用于肾阴不足的阴血亏虚、腰痛、盗汗、消渴，及肝肾不足的腰膝酸软、阳痿早泄、遗精遗尿、尿频、视物昏花、头晕、耳鸣耳聋者。

禁忌：脾虚泄泻者忌用。

羊肝胡萝卜粥

制作原料：胡萝卜100克，大米150克，羊肝150克，盐、大蒜、姜、葱、料酒等调味品适量。

制作方法：先将胡萝卜切成小块，与大米加水同煮粥，然后将羊肝切成丁，用酒、姜、盐腌几分钟。在炒锅内放入食油，烧热后爆炒蒜蓉，再倒入腌好的羊肝，大火炒至七分熟捞起，待粥将熟时倒入羊肝，再煮开，加入适量调味品，即可。

适宜人群：适用于夜盲、视物模糊、目昏花、肝虚有热之角膜炎等症，及食欲不振、消化不良、久痢久泄、贫血、血虚者，还适用于皮肤干燥者、汞中毒者。

禁忌：羊肝不能与小豆、生椒、梅子同食。

远志枣仁粥

远志肉10克，酸枣仁10克，粳米50克。将远志、枣仁、粳米洗净，粳米放入砂锅中，加适量清水，大火煮沸，然后放入远志、枣仁，小火煮至米烂粥稠即成。有补益肝肾、养血安神的功效。

枸杞羊肉粥

制作原料：枸杞叶250克，羊肾1个，羊肉100克，葱白2茎，粳米100~150克，细盐少许。

制作方法：枸杞叶煎汁去渣，将新鲜羊肾剖洗干净，去内膜，切细。再把羊肉

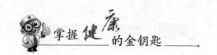

洗净切碎，将羊肾、羊肉、葱白、粳米、枸杞叶汁一起煮粥。待粥成后，加入细盐少许，稍煮。

适宜人群：适宜于肾虚劳损、腰脊疼痛、腿脚痿弱、头晕耳鸣、听力减退、阳气衰败所致阳痿、尿频或遗尿者。有滋肾阳、补肾气、壮元阳之功效。

猪肝粥

制作原料：大米200克，猪肝200克，食油、淀粉、盐、姜等调味品适量。

制作方法：先将猪肝洗净切片，用油、盐、姜、淀粉腌好待用。将大米加水煮粥，待粥将熟时，放入腌好的猪肝，再煮几开，即可。

适宜人群：适用于视力减退、夜盲症、眼目昏花及气血不足之贫血、水肿者。猪肝所含维生素A较多，对于夜盲症有很好的防治效果。

禁忌：腹泻者少食。

三元及第粥

制作原料：鲜猪肝100克，鲜粉肠250克，猪腰200克，碎干贝25克，五花猪肉共150克，大米250克，淀粉少许，盐、姜等适量。

制作方法：将猪肝、猪腰、五花猪肉切成薄片，加少许姜、淀粉、水、食盐及其他调味品拌匀。先将粉肠洗净，切成小段，与大米、干贝加水煮粥，待粥将熟时，放入腌好的猪肝、猪腰、猪肉，再煮开，即可。

适宜人群：适用于食欲不振、腹胀便秘、失眠、营养不良、神经衰弱者。本粥加入干贝，可去粉肠之腥，又可使粥味道鲜美。三元即猪粉肠、猪腰、猪肝三样，此三样具有以脏补脏、以腑补腑之功，是滋补营养常食之佳品。

山药粟米杏仁粥

制作原料：山药100克，粟米250克，杏仁100克。

制作方法：杏仁炒熟，去皮尖，切成碎末。山药切片，与粟米同放入锅中，加适量水，熬成粥。杏仁末与煮好的粥混合搅匀，再煮熟，即成。

适宜人群：适用于脾肺不足之肺虚久咳、食少便溏及慢性支气管炎患者。

禁忌：忌过量服用，以免中毒。一旦中毒，可用杏树皮煎水解毒。

羊肾红参粥

羊肾1个，红参3克，大米100克，调料少许。将羊肾切开，剔去内部白筋，切为碎末。红参打为碎末，大米洗净，加入适量水及调料，煮1小时后食用。有益气壮阳、填精补髓的作用，适用于虚弱无力、腰膝酸软、畏寒怕冷、耳聋耳鸣、性功能减退等肾阳不足的人群。

丝瓜西红柿粥

丝瓜500克，西红柿3个，粳米100克，葱姜末、盐、味精适量。丝瓜洗净去皮，切小片，西红柿洗净切小块备用。粳米洗净放入锅内，倒入适量清水置火上煮沸，改文火煮至八成熟，放入丝瓜、葱姜末、盐煮至粥熟，放西红柿、味精稍炖即成。可清热、化痰止咳、生津除烦。患有痤疮的人可经常食用。

复元粥

怀山药50克，肉苁蓉20克，菟丝子10克，核桃仁2个，瘦羊肉500克，羊脊骨1具，粳米100克，葱白3根，生姜、花椒、大茴香、黄酒、胡椒粉、精盐、味精各适量。将羊脊骨剁成数段，用清水洗净。羊肉洗净入沸水锅中焯去血水，切成5厘米长的条块。把山药、肉苁蓉、菟丝子、核桃仁分别洗净，一起装入纱布袋内系好。生姜、葱白拍碎，把粳米淘净，连同羊脊骨、羊肉块、药袋、生姜、葱白一起放入砂锅内，注入适量清水，大火煮沸，撇去浮沫，再放入花椒、大茴香、黄酒，用小火炖至米烂粥稠为止。食用前可用胡椒粉、精盐、味精调味。有温补肾阳的功效。

菟丝子粥

菟丝子30克，粳米150克，白糖适量。将菟丝子洗净并捣碎，放入砂锅中，加适量清水，小火煎汤，去渣取汁，再加淘净的粳米煮粥。待粥快好时调入白糖，稍煮片刻，便可食用。有补肾益精、养肝明目、益脾止泻的功效。

皮蛋鸡肉粥

制作原料：粳米200～300克，鸡肉500克，皮蛋2个，姜、葱、盐等调味品适量。

制作方法：先将鸡肉切成小块，加水煲成浓汁，然后用适量浓汁与粳米同煮，待粥将熟时，放入切好的皮蛋和煮好的鸡肉，加入适量调味品即可。

适宜人群：适用于气血亏虚，五脏虚损之纳少、四肢乏力、身体羸瘦、产后乳少、虚弱头晕、小便频数、耳鸣、精少精冷等，还可用于肺、胃、大小肠有热之痢疾、便血、痔疮、咽喉疼痛、便秘、肺热咳嗽、牙痛，及轻度高血压、动脉硬化者。另外，还可用于醉酒不适者。

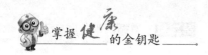
麻雀粥

制作原料：大米100～150克，活麻雀2～3只，盐、姜、葱等调味品适量。

制作方法：将麻雀宰杀干净，切成小块，放入烧热的油锅中爆一下捞出，与大米同煮成粥，最后加入适量调味品即可食用。

适宜人群：适用于肾阳虚之阳痿、早泄、遗精、小便不利，或小便频数、性功能减退、手足冰冷、夜尿多、畏寒、纳呆者。

禁忌：因雀肉性热，阳盛之体、有内热之人忌食。

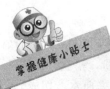

冬季进补五戒

1. 戒为补药而补：对于想健康长寿的人来说，光靠补药不是好办法，还要注意适当的运动锻炼、饮食调整、多用大脑、避邪就静等，才能达到真正意义上的养生。

2. 补而戒偏：中医认为，气与血、阴与阳虽然是互相对立的两个方面，但是又互为生长。冬令进补时也要注意兼顾气血阴阳，不可一味偏补，防止过偏反而引发其他疾病。

3. 补而戒腻：对于身体状态不好，脾胃消化不良者来说，首先要恢复脾胃功能，否则服再多的补品也无用。因此，冬令进补不要过于滋腻厚味，以易于消化为准。

4. 外感戒补：在患有感冒、咳嗽等外感病症时，不要进补，以免留邪为寇，后患无穷。

5. 戒以贵贱论英雄：对于如何进补，最好能在医生指导下进行。对于补药，不要抱着越贵越好、越贵越有效的想法。

第三章 疏通经络益延年，小穴亦能胜名医

第一节 足阳明胃经——能吃能喝精神爽

足阳明胃经，起于鼻翼之侧，上行到鼻根部，与旁侧足太阳经交会，向下沿着鼻的外侧，进入上齿龈内，回出环绕口唇，向下交会于颏唇沟中点处，再向后沿着口腮后下方，出于下颌面动脉处，沿着下颌角，上行耳前，经过颧弓，向上沿着发际，到达前额。面部支脉：从大迎前下，经颈动脉部，沿着喉咙，进入缺盆部，向下通过横膈，属胃，联络脾。缺盆部直行的脉：经乳头，向下挟脐旁，进入气街。胃下口部支脉：沿着腹里向下到气冲会合，再由此下行到髀关，直抵伏兔部，下至膝盖，沿着胫骨外侧前缘，下行经足跗，进入足第2趾与第3趾之间，到达第2趾外侧端。胫部支脉：从膝下3寸处分出，进入足中趾外侧。足跗部支脉：从跗上分出，进入足大趾内侧端，与足太阴脾经相接。

主要临床表现：发热身前为甚，咽喉肿痛，鼻衄，齿痛，口眼歪斜，胸腹及下肢外侧疼痛，足背痛，足中趾麻木，活动不利，胃脘痛，呕吐，消谷善饥，腹胀满，水肿，惊惕，发狂。

胃经是人体很重要的一条经脉，之所以称为胃经，是因为它主要支配脾胃的功能，主管人体气血生化。除此之外，胃经也影响着自己循行经过的很多部位，包括头面部、胸部、腹部、腿部以及脚部。如果一个人胃疼，当然是胃经的问题，但是膝盖疼也可能是胃经的问题，脚疼也可能是胃经的问题，还有些年轻人脸上长青春痘，从胃经方面治疗也能收到很好的效果……

祖国医学认为，胃主受纳、脾主运化，胃气宜降、脾气宜升，脾胃的升降功能主宰了胃肠动力的平衡。俗话说："十人九胃，""胃靠三分治，七分养。"可见，注重胃的保养是治疗胃病的关键之一。而中医养胃又讲究"细水长流"，要慢

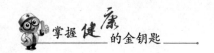

慢调理。诸多调理脾胃的方法中，以泡茶比较简单易行，且效果良好。

足阳明胃经上的重要保健穴位

1. 厉兑穴，位于人体足第2趾末节外侧，距趾甲角0.1寸。

"厉兑穴"名字的渊源：厉是噩梦的意思，兑是八卦中的一卦，代表沼泽，厉兑的意思就是掉进了噩梦的沼泽中。所以，这个穴位对平时爱做噩梦的人来说，特别有意义，对这个穴位施针或按摩，可以缓解每晚噩梦的症状。另外，对于有神经错乱症状的人来说，厉兑穴能够静心安神。

按摩手法：每天晚上睡觉之前，攥一攥第二个脚趾，这么一攥，厉兑穴就攥住了，再扭扭这个脚趾肚，最后用指甲掐掐脚趾肚。"同时，索性把10个脚趾都掐一掐，这对于安眠特别有好处，这样晚上就不爱做噩梦，就该做好梦了。"

2. 内庭穴，在足背，当第二、三趾间，趾蹼缘后方赤白肉际处。

以艾条点燃后对内庭穴对应脚掌前部的里内庭穴施以温和灸，艾条距皮肤1~1.5cm，灸至患者感到局部灼热为度。消化不良性腹泻中医认为多因饮食不节，宿食内停，阻滞肠胃，传化失常而致，表现为肠鸣、泄泻、舌苔垢腻。里内庭为奇穴，艾灸里内庭可振奋脾胃阳气，调理气机，消导积滞，清利湿热，从而恢复肠胃功能，达到止泻效果。内庭穴治疗实火牙痛。

3. 陷谷穴，在足背，当第二、三跖骨结合部前方凹陷处。

有相当多的孕妇，在妊娠后期会出现下肢浮肿。轻度浮肿常常是下午较明显，早晨可消失，这是正常现象。如果早晨仍不能消失，则称为妊娠水肿。对于下肢浮肿的孕妇，可让其采用平卧位或下肢略为抬高的体位，然后从足背开始，沿小腿向大腿方向推拿，力度要轻柔，手法以按、压、推、摩、轻捏交替混合使用。

在按压推揉的过程中，要以陷谷穴为重点。该穴在脚背上第二、三趾骨结合部前方的凹陷处。按压此处，对颜面浮肿、水肿、足背肿痛都有很好的疗效。

4. 解溪穴，在足背与小腿交界处的横纹中央凹陷中，当拇长伸肌腱与趾长伸肌腱之间。

按压解溪穴，反应有局部酸、麻、胀感，同时活动双患肢。解溪主治：肩关节周围炎，亦可治膝关节炎，对糖尿病、头痛、目疾、精神病也有医疗作用。如果是脚脖子扭伤，指压"解溪"也很有效，在指压后肿消、痛止。

5. 丰隆穴，在小腿前外侧，当外踝尖上8寸，条口外，距胫骨粗隆前缘二横指（中指）。

丰隆穴的肌肉厚而硬，点揉时可用按摩棒，或用食指节重按才行。找穴要耐心些，可在经穴四周上下左右点按试探，取最敏感的点。当有痰吐不出的时候，丰隆穴会变得比平时敏感许多。中医讲的痰湿，是体内代谢废物堆积。按摩丰隆穴可以祛湿化痰。丰隆，象声，轰隆打雷。按摩能把脾胃上的浊湿像打雷下雨一样排出去。每天按压1～3分钟。

6. 上巨虚穴，在小腿前外侧，当犊鼻下6寸，距胫骨前缘一横指（中指）。

上巨虚穴可以行滞通腹，调理肠胃，因此可以治疗便秘。穴位消毒后，用闪火法在穴位上拔罐，留罐10～15分钟，一天1～2次，皮肤会出现紫红色瘀血。

7. 足三里穴，在小腿前外侧，当犊鼻下3寸，距胫骨前缘一横指（中指）。

现代医学已经对足三里穴进行了全面的研究。针灸或按摩足三里穴，能提高多种消化酶的活力，并可调节胃肠蠕动，增进食欲，帮助消化；提高T淋巴细胞转化率，调节铜锌失调等。艾灸可以使周围白细胞计数增加，增强防御功能的作用，增强巨噬细胞系统吞噬机能，提高机体免疫力。

传统中医认为，按摩足三里有调节机体免疫力、增强抗病能力、调理脾胃、补中益气、通经活络、疏风化湿、扶正祛邪的作用，民间一直有"常按足三里，胜吃老母鸡"的说法。足三里是"足阳明胃经"的主要穴位之一，是一个强壮身心的大穴。古今大量的实践都证实，足三里是一个能防治多种疾病、强身健体的重要穴位。足三里是抗衰老的有效穴位，经常按摩该穴，对于抗衰老延年益寿大有裨益。

"三里"是指理上、理中、理下。胃处在肚腹的上部，胃胀、胃脘疼痛的时候就要"理上"，按足三里的时候要同时往上方使劲。腹部正中出现不适，就需要"理中"，只用往内按就行了。小腹在肚腹的下部，小腹上的病痛，得在按住足三里的同时往下方使劲，这叫"理下"。

用足三里穴防病健身的方法：一是每天用大拇指或中指按压足三里穴一次，每次每穴按压5～10分钟，每分钟按压15～20次，注意每次按压要使足三里穴有针刺一样的酸胀、发热的感觉。二是可用艾条做艾灸，每周艾灸足三里穴1～2次，每次灸15～20分钟，艾灸时应让艾条的温度稍高一点，使局部皮肤发红，艾条缓慢沿足三里穴上下移动，以不烧伤局部皮肤为度。以上做法，坚持2～3个月，就会使胃肠功能得到改善，使人精神焕发，精力充沛。

8. 梁丘穴，屈膝，在大腿前面，髂前上棘与髌底外侧端的连线上，髌底上2寸。

以指压刺激此穴，朝大腿方向加压时，震动较强，可用大拇指用力地压。微弱的刺激无法止住突然发生的心窝疼痛。这种状况的要诀是：用会痛的力量用力加压。梁丘穴可以治疗急性胃痛、胃痉挛。

9. 天枢穴，在腹中部，距脐中旁2寸。

按摩的方法是用两个拇指顶在天枢穴位置，然后做轮转按摩即可，这样做可

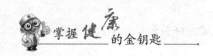

以使腑气通畅，帮助人改善脏腑气机，治疗便秘。腹痛如果是因上下气机不交引起的，我们就可以用艾条灸天枢穴二十分钟，就能使病情很快得以改善。天枢是大肠的"募穴"。内外的病邪侵犯，天枢都会出现异常反应，起着脏腑疾病"信号灯"的作用。从位置上看，天枢正好对应着肠道，因此对此穴的按揉，必然会促进肠道的良性蠕动，增强胃动力。

第二节　手阳明大肠经——强身健体的保护神

十二经脉之一。它的循行路线是：在体内，属大肠、络肺。在体表，由食指端经过上肢伸侧前面、肩部、颈部、颊部，止于对侧鼻孔旁。本经有病时，主要有泄泻、痢疾、肠鸣、恶寒战栗、目黄、口干、鼻衄、鼻塞、咽喉炎、牙痛、颈部肿大等症状和病症，以及在本经循行部位的局部症状。

每天坚持敲打大肠经可以保持大肠经气血的旺盛通畅，大肠经通畅了，大肠的功能也就好了，排泄自然正常，而且还可以很好地减少人体毒素，敲打时最好坐在椅子上，手臂弯曲放在大腿上，用另一只手从手腕开始往上敲打，经过肘部到肩部，也可以站着，让手臂自然下垂进行敲打。

如果是经常使用双手过多的人，也可以经常敲打大肠经，不但可以舒活整个手臂的气血，还可以让手臂得到放松，预防手臂酸胀疼痛等毛病。对于大肠经的保养，最好是放在早上起床之后，把它当作是晨练的内容，因为大肠经气血最旺的时间段是早上5～7点，这个时候刺激大肠经效果是最好的。

手阳明大肠经所属穴计有：商阳穴、二间穴、三间穴、合谷穴、阳溪穴、偏历穴、温溜穴、下廉穴、上廉穴、手三里穴、曲池穴、肘髎穴、手五里穴、臂臑穴、肩髃穴、巨骨穴、天鼎穴、扶突穴、口禾髎穴、迎香穴。

1. 商阳穴，调节肠胃功能

商，古代五音之一，属金；阳，阴阳之阳。大肠属金，在音为商；阳，指阳经，商阳为手阳明大肠经首穴。

【主治】清热解表，苏厥开窍。主治咽喉肿痛、昏厥、呕吐、扁桃体炎、便秘。

【部位】在食指末节桡侧，指甲根角侧上方0.1寸。

【快速取穴】食指末节指甲根角，靠拇指侧的位置。

【特效按摩】用双手刺激商阳，可调节肠胃功能，抑制由于营养不平衡而导致的肥胖。

2. 二间穴，腹胀找二间

二，第二；间，间隙，指穴。此为大肠经第二穴。

【主治】清热泻火，解表，利咽。主治牙痛、咽喉肿痛、鼻出血、目痛、腹胀。

【部位】在手指，第2掌指关节桡侧远端赤白肉际处。

【快速取穴】自然弯曲食指，第2掌指关节前缘，靠拇指侧，触之有凹陷处即是。

【特效按摩】在手上二间处刮痧，一般痧一出，可止鼻出血。

3. 三间穴，止痛治痔疮

三，第三；间，间隙，指穴。此为大肠经第三穴。

【主治】泻热止痛，利咽。主治牙痛、咽喉肿痛、身热胸闷、痔疮、哮喘。

【部位】在手背，第2掌指关节桡侧近端凹陷中。

【快速取穴】微握拳，食指第2掌指关节后缘，触之有凹陷处即是。

【特效按摩】掐按可快速止痔疮疼痛。常用拇指指腹揉按此穴，每次按3分钟，可调和脾胃，改善消化不良。

4. 合谷穴，昏迷不用怕，合谷唤醒他

合，结合；谷，山谷。穴在第1、第2掌骨之间，局部呈山谷样凹陷。

【主治】镇静止痛，疏经通络，清热解表。主治外感发热、头痛目眩、鼻塞、牙痛、便秘、月经不调、荨麻疹、昏迷、中风、三叉神经痛、过敏性鼻炎、咽喉肿痛、口腔溃疡、黄褐斑、高血压、高脂血症。

【部位】在手背，第1、第2掌骨之间，约平第2掌骨中点处。

【快速取穴】轻握拳，拇、食指指尖轻触，另手握拳外，拇指指腹垂直下压即是。

【特效按摩】用拇指掐捏患者合谷，持续2～3分钟，可缓解因中暑、中风、虚脱等导致的晕厥。

5. 曲池穴

【主治】①一切热病，发热，咽痛，疟疾。②半身不遂，肩痛不举，膝关节肿痛。③头痛，头晕，目赤肿痛，视物不清，牙痛。④月经不调，风疹，湿疹，荨麻疹，丹毒。⑤腹痛吐泻。⑥癫狂。⑦瘰疬。

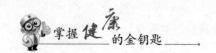

【定位】在肘横纹外侧端，屈肘，当尺泽与肱骨外上髁连线中点

【针刺方法】直刺1.0～1.5寸。治瘰疬针尖平刺上透臂臑穴。

上面五个穴位是大肠经比较重要的腧穴，按摩这几个穴位就可起到相应的养生保健之效，还能预防身体疾病。日常养生，选择简单方便的按摩就是最好的办法。

第三节　手少阳三焦经——人体健康的总指挥

循行路线是：在体内，属三焦，络心包络，并与耳、眼相连。在体表，起于无名指端，沿上肢伸侧正中线，经过肩部、侧颈部、侧头部、耳部，止于眼部。本经有病时，主要有耳病、咽喉病、眼痛、颊肿、出汗等症状和病症，以及本经循行部位的局部症状。

少阳三焦经分布在人体体侧，就像一扇门的门轴，这和胆经的分布是一个道理。所以还有一种说法叫作"少阳为枢"，也就是枢纽的意思，不管是经络还是方剂用药里面都有这种说法。手少阳三焦经内属三焦，三焦是一个找不到相应脏腑来对应的纯中医概念。

主要穴位功效如下：

1. 便秘、两肋痛、耳鸣、耳聋使用支沟穴

支沟位于手臂的外侧，当手背朝上时，腕关节背侧的横纹上三寸（同身寸，即自己的四指宽），在前臂的两个骨头之间的空隙中。按揉时要有种酸胀的感觉才好。支沟可以用来治疗胁肋部的疼痛，因为胁肋在理论上属少阳经的"势力范围"，配上其他穴位还可以治疗多种原因引起的便秘、落枕。因为一般情况下自身点、按的刺激量不如针刺的效果好，所以同时要配上其他的穴位进行刺激，比如落枕时，配上经外奇穴"落枕点"；便秘时，可以配上天枢、气海、照海、丰隆、足三里等。

2. 肩痛不举找肩髎

肩髎位于肩关节的后方，当胳膊向外展开时在肩部前后各有一个"小窝"，后面那个位置就相当于肩髎的位置。它主要用来治疗肩周炎，《针灸甲乙经》上面记载说："肩重不举，臂痛，肩髎主之。"可见它治肩病的历史有多悠久了。知道了穴位的主治和位置后，自己每天就可以花5分钟进行按揉，双手一定要交替进行，因为即使只有一侧患病，这样交替进行的同时也是对肩关节功能活动的一个锻炼。

3. 善祛"风疾"的翳风穴

翳风这个穴，一看名字就知道和中医的"风"有关，中医讲的"风"分为"内风"和"外风"。"内风"多是由于人体阴阳不协调、阳气不能内敛而生，而且多为"肝阳上亢"，动则生风，导致"肝风内动"而发生突然昏倒，相当于西医的突发脑血管病。而"外风"则是由于外界即自然界的不合乎正常时节的风，或者是正常的风但由于人的体质弱、免疫力下降致病。"内风"常导致中风、偏瘫等疾病，"外风"则易导致伤风感冒。

翳有"遮盖、掩盖"的意思，顾名思义，翳风能够对一切"邪风"导致的疾病有效，即"善治一切风疾"。它不但可以用来治疗疾病，还可以用来预防和诊断疾病以及判断病情的加重与否。

首先说预防，自己坚持按揉翳风穴可以增加身体对外感风寒的抵抗力，也就是说能减少伤风感冒的概率。再说治疗，在受了风寒感冒后我们如果按揉翳风，头痛、头昏、鼻塞等症状一会儿就没了。治疗面瘫时，翳风也是一个非常重要的穴位，不管是中枢性面瘫还是周围性的面瘫，都可以拿来用。

还有就是判断病情。有人研究过，周围性面瘫发作前在翳风穴上有压痛，好多人一觉醒来之后发现嘴歪了，或者是前一天晚上睡觉时一直吹风扇，第二天早上刷牙时发现嘴角漏水，照镜一看，嘴歪眼斜，这时你会发现在翳风穴确实存在压痛。而且在治疗几天后，用同样的力量来按压穴位，如果感觉疼痛减轻，病情一般较轻，反之则病情较重。

作为日常的保健常识，当我们从外面的风天雪地里回到屋子里面后，一定要先按揉翳风3分钟。另外，天热时一定不要让后脑勺一直对着空调或电风扇吹，因为这样后患无穷。

那么，如何确定它的位置呢？书上是这样定位翳风的：正坐，侧伏或侧卧。从耳后突起的高骨向下摸，到耳垂后面，在下颌骨的后面的凹陷处就是了，向前按时有一种酸胀的感觉能够传到舌根。

4. 耳鸣耳聋按耳门

耳门穴就在我们所说的"耳朵眼"前面，听宫穴的上方，张嘴时能够在耳朵前方摸到一个凹陷，就在这个位置。它在临床和生活中主要用来治疗各种耳病，如耳鸣、耳聋等，进行按揉时要一压一放，不能用力太大。

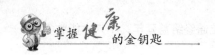

第四节　足太阳膀胱经——身体中的祛污排毒的大通道

循行路线是：在体内，属膀胱，络肾，并与脑相连。在体表，由眼部向上越过头顶，向后、向下，经过项部、背部两侧、臀部、下肢后面，止于小趾端。本经有病时，主要有疟疾、癫狂、目黄、流泪、鼻衄、头顶强痛、腰背痛、痔疮、尿频、排尿疼痛、小便不利等症状和病症，以及在本经循行部位的局部症状。

膀胱经大部在背后，自己一般情况下够不到，所以建议大家找一个类似擀面杖的东西放在背部，上下滚动以刺激相关腧穴，疏通经气，同时还能对整个背部的肌肉等软组织进行放松。当然在背部脊柱两旁进行走罐是最好了，可以对感冒、失眠、背部酸痛有很好的疗效。尤其是失眠，效果非常明显。还有头部，循经进行轻揉或者用手像梳头似的进行刺激，对头昏脑胀也有很好的缓解作用。除了对背部和头部的按揉梳理外，还可以对腿部的循行进行按揉，因为膀胱经的循行深层解剖有坐骨神经，所以沿经进行按揉（当然要加力，因为大腿的肌肉很丰厚），可以缓解坐骨神经疼和腰椎间盘突出压迫神经所致的腿部疼痛、麻木等症状。

1. 睛明也能治打嗝

睛明穴位于内眼角稍靠上的凹陷处，是治疗眼病和呃逆（俗称打嗝）的常用穴。在针灸临床上此穴属于危险穴位，但确实是有效神穴。在自我保健中我们可以用双手同时按压双穴，缓解眼睛疲劳。而长时间低头看书或者盯着电脑工作的人，经常会感到眼睛发胀、怕见光，这时就应该暂时放下手中的活计双手点按睛明穴，向内上方用力，会感觉到整个眼睛都酸胀，或者还有点发痛。不要怕，这种效果是最好的。然后持续点压或者一松一压此穴1～2分钟，眼睛会很快舒服。

说到打嗝，很多人都有这个体会，打起来不光尴尬还很痛苦。排除那些胃部有病的人不说，有些人是因为刚从屋里面出来，受了点寒气，被风一吹就开始打了，有的人能整天都停不了，感觉整个人都要崩溃了。治疗方法当然有很多，比如喝点温水，或者转移一下注意力，或者是按揉耳穴上面的"胃、膈"反射区。其实这个时候最好去按压睛明穴，双手拇指加大力气点按穴位，使其产生强烈的酸胀感。还有一种情况：有些危重病人会有打嗝情况，怎么都止不住，常被误认为是在"倒气"。这时候，如果按照上述方法刺激睛明穴，就会收到意想不到的效果。

2. 痛经腰痛擦八髎

八髎穴，就是上髎、次髎，中髎、下髎几个穴的统称。其中次髎是用来治疗腰痛和痛经的特效穴，尤其是痛经，效果很好。如果没有办法针刺或者不懂自己如何点揉，一般就采用横擦的办法，就是用手掌隔着衣服横向地来回摩擦，直到那种热感直透过皮肤，这几乎是治疗痛经的必用办法，就是在医院也这么用，效果非常好。

3. 腰背不舒服委中求

委中穴位于膝关节后侧，也就是腘窝处，腿屈曲时腘窝横纹的中点，是治疗腰痛的要穴。针灸的"四总穴歌"里说"腰背委中求"，就是说腰背处的所有疾病和不舒服等要向委中处寻找，在保健时要点按。

在操作时可以一点一放，同时配合腿部的屈伸，不但对腰痛有很好的止痛作用，还可以治疗腿部的酸胀、膝关节周围的软组织病以及下肢的一些病症，比如下肢腿软无力，还可用于中风偏瘫后遗症的护理。

4. 小腿抽筋点承山

承山穴位于小腿的后方正中线上，当提脚尖时能看到或摸到小腿后方肌肉的交角凹陷处。承山穴在运用上主要用来治疗痔疮和缓解肌肉疲劳以及腰痛等，对便秘也有一定的效果，尤其对治疗登山或长时间运动之后产生的小腿酸困、抽筋效果很好。这个穴位找起来比较方便，顺着小腿后面往下推，肌肉变薄处或者感觉到一个尖儿的地方就是。在进行点按时小腿会感到酸胀或者疼，但点完之后效果很好，如俗话说的"腿肚转筋"能很快地缓解。运用时手指的力应该缓慢增加，不能一开始就用很大的力，否则容易造成损伤。另外在辅助治疗痔疮等病时力量不需要太大，应该进行常规的点按和揉，同时配合提肛运动，如果坚持每天做上一次，配合提肛运动100～150次，对治痔疮很有好处。

第五节　手太阳小肠经——人体健康的晴雨表

循行路线是：在体内，属小肠、络心，并与胃、眼和内耳相连。在体表，由小指端，经过上肢伸侧后面，肩胛部、侧颈部、颜面、眼部，止于耳部。本经有病时，主要有耳聋、目黄、颊肿、下颌部肿胀而使颈部不能回旋、咽喉病等症状和病症，以及在本经循行部位的局部症状。

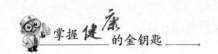

本经穴位：少泽穴、前谷穴、后溪穴、腕骨穴、阳谷穴、养老穴、支正穴、小海穴、肩贞穴、臑俞穴、天宗穴、秉风穴、曲垣穴、肩外俞穴、肩中俞穴、天窗穴、天容穴、颧髎穴、听宫穴。其中主要几个穴位的功能如下。

1. 急性腰痛点后溪

在手掌小指侧，微握拳，当小指近手掌那节（第五掌指关节）后的远侧掌横纹头赤白肉际，即手掌和手背交界的地方，手的外侧方。

后溪是治急性腰扭伤的特效穴。当腰扭伤、疼痛在脊柱两侧时点揉的效果尤为显著。但是在自我保健时，它除了可以作为治疗腰痛的主要穴位来按揉以外，还有一点经常被大家忽视，那就是它的止痛作用。把拇指或者食指、中指屈起来，用关节抵住后溪穴，然后加力，边加力边进行轻微的旋揉，止痛效果相当明显。落枕时也可以这样做，僵硬的脖子一会儿就好了。同样按揉天柱穴、大杼穴、大椎穴、完骨穴、肩井穴也能马上见效。

这里向大家介绍其中的天柱穴、大杼穴的找法：先摸到枕部最突出之处（枕外粗隆），再往下摸，则有凹陷。这就是我们所说的"后颈窝"，天柱穴就在后颈窝往下2厘米处，脖子两侧直向筋肉的外缘上，一压，会有强痛；脖子往前倾，从枕部往脖子后侧摸，颈项底部有大块凸骨（第七颈椎骨）。从它的下一个凸骨（第一胸椎骨）和下两个凸骨（第二胸椎骨）之间起，再往左右二指宽处，就是大杼穴。可以用绑好的五六支牙签连续刺激这些穴道。

还有落枕穴，落枕穴更是治疗睡觉时落枕的特效穴道。在手背上食指和中指的骨之间，用手指朝手腕方向触摸，从骨和骨变狭的手指尽头之处起，大约一指宽的距离上，一压，有强烈压痛之处，就是落枕穴。可以用食指指腹，或圆珠笔头（不是笔尖）按在此穴上，稍微用力刺激它，落枕的脖子便会变得轻松多了。

2. 小指发麻拨小海

小海穴位于肘关节外侧。取穴时屈肘抬臂位，在尺骨鹰嘴与肱肌内上髁之间取穴。这时，用手指弹敲该部时有股电麻感直达小指。

小海穴除了可以治疗肘关节及其周围软组织疾病外，还可以治疗上肢麻木，尤其是小指麻木，因为该穴位的深层解剖为尺神经沟，有尺神经经过，而尺神经支配小指的感觉。有报道说，刺激小海穴可使肠道的迷走神经过敏现象减轻，所以可用来辅助治疗过敏性结肠炎。在保健运用时以按揉为主，但是在治疗颈椎病压迫神经所致的小指麻木时，应该加上拨动，使麻感传到小指。

3. 肩周炎的必用穴——肩贞

小肠经还有一个名字叫"肩脉"，一听这个名字就知道它是管肩膀的，而肩贞穴就是专治肩关节周围炎的。它位于肩关节的后面，自然下垂手臂时，手贴近身体，在腋后线头向上一寸（同身寸）处。操作时胳膊稍向上抬起，另一手从腋下穿过向上用中指点揉；或者另一手从前面经过，手掌掌根放在肩关节的正上方，中指到达的地方。

4. 天宗穴能治"电脑病"

天宗穴在进行肩背部软组织损伤的治疗和保健中可以说是必用的穴位。点、按、揉此穴会产生强烈的酸胀感，可以放松整个肩部的肌肉。

随着电脑的普及和职业的需要，长时间的伏案工作或电脑操作会让人觉得整个身体发困，颈肩部僵硬、发紧，也就是现在经常被人提起的"颈肩综合征"。一开始症状轻的时候站起身活动一下，很快就能恢复如常，但日渐加重，先是后背痛，继而脖子也不能转侧，手还发麻。这时，就要天天敲小肠经了，做时要加上一分钟的扩胸运动，再加按一分钟的天宗穴，意想不到的好效果就出来了。

取穴时一手下垂，另一手从肩关节上方绕过，向下顺着肩胛骨往下走。它的位置相当于肩胛骨的中线上中点处，点按时感觉非常明显。

5. 下巴老掉灸听宫

听宫，一看穴位的名字就知道它和听力有关系，而且位置也在耳朵附近，一般采用点按的手法进行操作，一压一放，可以治疗耳鸣、耳聋、中耳炎。还有一种病，好多人都有体会，也没什么明显的感觉，疼痛什么的好像都没有，只是张嘴闭嘴的时候或者吃饭嚼东西时，耳朵旁边老是咯嘣咯嘣响，偶尔下巴会突然掉下来，这就是颞颌关节紊乱。治疗这种病时应该以艾灸为主。有人做过比较，几种治疗手段中艾灸的效果是最好的，同时把临近的穴位一块儿灸了，比如足阳明胃经的颊车、下关等穴。

第六节　足太阴脾经——除病祛邪的消防员

足太阴脾经起于足大趾末端（隐白穴），沿足内侧赤白肉际过足大趾本节后第1跖趾关节上行，至内踝前向上至小腿后侧，过胫骨后侧交出于足厥阴肝经前，经膝股内侧前缘入腹部，络于胃、属于脾，过膈肌上行，挟咽两旁连系舌根，分散于

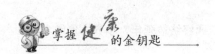

舌下。由胃分出1支脉，上过膈肌流注于心中与手少阴心经相接。

主要病候：胃脘痛、食则呕，嗳气，腹胀便溏，黄疸，身重无力，舌根强痛，下肢内侧肿胀，厥冷。主治脾胃病、妇科病，前阴病及经脉循行部位的其他病证。

从上面路线可以看出来，与足太阴脾经关系密切的内脏有脾、胃和心。中医里的脾与西医中的脾不完全一样，相同点是它们都统血（贮存血液）和升清阳（提高免疫）；不同的是中医的脾有运化的作用，指脾能吸收食物中的精华物质，转化为气血津液，通过心肺输送至全身各脏腑组织，以供人体生命活动之需。所以食欲旺盛、饮食后胃部与腹部舒适、大便正常的人，大多面色红润，肌肉丰满，表明"脾气旺盛"，运化功能正常；而食欲不振，经常胃胀腹满，大便稀者，大多面色萎黄，形体消瘦，软弱无力，这就属于"脾气虚弱"，运化失常。但也有一些人食量并不小，却面黄肌瘦，也是由于脾的运化功能不正常，水谷不能化生为气血所致。

脾还有统摄、约束血液行于脉内而不外逸的作用，称"脾统血"。一般出血症多与火热有关，"热血沸腾"，血受火热之邪干扰时会不受约束而妄行，出现各种出血症。民间有用大量荠菜煎水喝来治尿血的偏方，就是针对这类出血性疾病的。

但还有一类出血症，与火热之邪无关。中医认为"气为血之帅"，也就是统帅的意思，要使血在脉管中规规矩矩地运行，不随便跑到脉管外来，需要"气"对它的约束，这个气主要是脾气。如果脾气虚弱，不能承担起这种约束功能，也会出现各种出血病症，如皮肤紫癜、产后出血不止、呕血、便血、尿血等，治疗这类出血不能用泻火的方法，而要补脾气。宋代有一个名方"归脾汤"（现有中成药"归脾丸"）就是治疗这类出血的有效药物（方名也提示了这种作用），用来治疗人工流产后气虚所致的出血不止，多能收到良好的效果。

与脾经有关的五官包括舌和咽，这也跟脾脏的功能相关。"脾开窍于口，其华在唇，在液为涎"，饮食从口入，如脾的功能正常，则口味食欲才能正常，中医称"口中和"。如脾运化功能异常，就会有口黏、口臭、口淡、口甜等症状。涎为口中津液，就是俗称的"口水"，能湿润口腔，保护口腔黏膜，帮助食物消化。但口中涎液过多，不自主地外流，如小儿、中风后的流涎，是脾虚的一种征象。有些人饮食过量，特别是晚上进食过多的油腻食品，睡眠时常会流腥臭的口水，这是因为饮食过多，超过了脾的运化能力（晚上阳气渐衰，脾气不旺，运化能力减弱），水谷不能化生为气血，反聚而为湿热之邪的一种现象。所以，晚上过多地进食，特别是高热量的食物对健康不利。

脾经旺在巳时，即上午9～11点，人体的阳气正处于上升期，这时疏通脾经就能起到很好的平衡阴阳的作用。可以多选择按摩以下几个主要穴位。

1. 腹胀、食欲不佳找太白

太白在脚的内侧面，大脚趾骨节后下方凹陷处，脚背脚底交界的地方。太白穴是脾经的原穴，按揉或者艾灸此穴可以补脾，对脾虚证例如全身乏力、食欲不佳、腹胀、大便稀等脏腑病有很好的治疗作用，亦可以补后天之本，增强体质。

2. 妇科病的首选——三阴交

三阴交在脚内踝尖上三寸，就是从内踝向上量四指，胫骨（小腿内侧骨）后缘凹陷处，用手按时比其他部位敏感，有点胀疼的感觉。

"三阴交"是脾经、肾经、肝经三条经络相交之处，对中医而言，这是特别受到重视的穴道，又名"女三里"，只要是妇科病，刺激此穴皆有效，因此有人说它是妇科病的万灵丹。它具有双向调节的作用，也就是根据个人体质不同，产生对机体有利的作用。它能通利又能收摄，能活血又能止血，能滋阴又能利湿。主治症状包括：痛经、月经不调、更年期综合征、过胖过瘦（增肥减肥）、脚底肿胀、手脚冰冷等多种妇科疾病。对三阴交穴的刺激，用艾条灸也较为有效。月经开始前5～6天起，每天花一分钟刺激本穴，远比生理痛后再刺激来得有效。

还有，三阴交穴虽是治妇女病的特效穴，但另一方面，它也和合谷穴同为流产的名穴，古人曾利用这些穴道来堕胎。所以，怀孕初期的女性，一定不要刺激三阴交穴，更别和合谷一块儿用。

3. 妇科病的万灵丹——阴陵泉

此穴与三阴交作用相似，临床经常与其配合使用加强疗效。

4. 湿疹、丹毒等皮肤病找血海

血海在大腿内侧，髌骨底内侧端两寸（左手手掌抵住右膝盖，大拇指下肌肉凹陷处即是右血海，左血海同理取之）。作用：血海，顾名思义，是治血要穴，对妇科病、湿疹、丹毒等皮肤病效果很好。中医认为，湿疹、丹毒等皮肤病是风热之邪所致，血行风自灭，用活血的方法可以根治。对妇科病可以按揉或者点按，对皮肤病可以用牙签之类有尖的东西加大刺激。经常按揉血海不但可以对付妇科病，还能抗过敏，对我们经常说的"血热"造成的病，都有效。

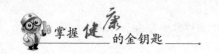

掌握健康的金钥匙

第七节　手太阴肺经——咳喘心烦来找它

十二经脉之一。它的循行路线是：在体内，属肺，络大肠，并与胃、喉相连。在体表，由胸部外上方沿上肢屈侧前面向下，止于拇指端。本经有病时，主要有咳嗽、咳血、喘息气短、口渴、烦躁、胸满、肩背痛、手心发热、伤风、自汗、小便频数、尿黄赤等症状和病症，以及在本经循行部位的局部症状。

肺经位于上肢内侧，平常看电视、等车等空闲时间都可以用手掌拍一拍该经所循行的位置，不过力度一定要轻。因为人的肺气是永远都不会多，只会变少，因此轻度拍打是补气，而用力过重的话，就会"泻"气。因此，每次轻轻拍打1~3分钟即可。拍打该经循行部位时，不可用力过度。尽量不要选择在寅时拍打或按摩，以免影响睡眠质量，造成精力下降。

本经穴位有：中府穴、云门穴、天府穴、侠白穴、尺泽穴、孔最穴、列缺穴、经渠穴、太渊穴、鱼际穴、少商穴。

1. 中府穴

【主治】肺炎、哮喘、胸痛、肺结核、支气管扩张。

【位置】在胸部，横平第1肋间隙，锁骨下窝外侧，前正中线旁开6寸。正立，双手叉腰，锁骨外侧端下方有一凹陷，该处再向下一横指即是。

【配伍】配内关、膻中、定喘治疗哮喘，配肺俞、孔最治疗咳嗽。

【一穴多用】①按摩：用大拇指按揉中府穴200次，每天坚持，能够防治上述疾病。②艾灸：体虚中气不足的患者，用艾条温和灸5~20分钟，长期坚持。③拔罐：肺热引起的鼻炎患者，用火罐留罐5~10分钟，隔天1次。④刮痧：体质偏热的患者，从上向下刮拭3~5分钟，隔天1次，能泻热。

2. 云门穴

【主治】咳嗽、气喘、胸痛、肩痛、肩关节内侧痛等。

【位置】在胸部，锁骨下窝凹陷中，肩胛骨喙突内缘，前正中线旁开6寸。双手叉腰，锁骨外侧端下方的三角形凹陷处即是。

【配伍】配内关、膻中、定喘治疗哮喘，配肺俞、孔最治疗咳嗽。

【一穴多用】①按摩：用大拇指或中指按揉云门穴200次，能防治肺部疾患。②艾灸：肺气不足，或寒饮伏肺的患者，用艾条温和灸5~20分钟，长期坚持。③拔罐：胸痛、胸中烦闷患者，用火罐留罐5~10分钟，隔天1次。④刮痧：有热证表现者，或呃逆患者，从上向下刮拭3~5分钟，以出痧为度。

3. 天府穴

【主治】咳嗽、气喘、鼻塞、上臂内侧疼痛等。

【位置】在臂前部，腋前纹头下3寸，肱二头肌桡侧缘处。臂向前平举，俯头。鼻尖接触上臂内侧处即是。

【配伍】配天宗、肩髃治疗肩背部疼痛或肩周炎。

【一穴多用】①按摩：用大拇指或中指按揉天府穴200次，能防治肺部疾患。②艾灸：因受风着凉引起上臂疼痛的患者，用艾条温和灸5~20分钟，每天1次。③拔罐：上臂疼痛，或肩周炎患者，用火罐留罐5~10分钟，隔天1次。④刮痧：经常鼻出血患者，从上向下刮拭3~5分钟，以出痧为度。

4. 侠白穴

【主治】咳嗽、气喘、干呕、肋间神经痛。

【位置】在臂前部，腋前纹头下4寸，肱二头肌桡侧缘处。先找到天府穴，向下一横指处即是。

【一穴多用】①按摩：用大拇指或中指按揉侠白穴200次，能预防上述疾病。②艾灸：肺气不足咳喘的患者，用艾条温和灸5~20分钟，每天1次。③刺血：用三棱针在侠白穴点刺放血1~2ml，隔日1次，能治疗花斑癣。④刮痧：肺部有热的患者，从上向下刮拭3~5分钟，隔天1次，能清泻肺热。

5. 尺泽穴

【主治】气管炎、咳嗽、咯血、咽喉肿痛、过敏、湿疹、肘臂痉挛疼痛、膝关节疼痛。

【位置】在肘部，肘横纹上，肱二头肌腱桡侧缘凹陷中。屈肘时，触及肌腱，其外侧即是。

【配伍】配曲池、合谷治疗肘痛不举。

【一穴多用】①按摩：用大拇指按揉或弹拨尺泽穴，能防治上述疾病。②艾灸：肘痛、上肢痹痛，用艾条温和灸5~20分钟，每天1次。③刺血：咽喉肿痛、咳喘，可在尺泽穴用三棱针点刺放血1~2ml。④刮痧：从上向下刮拭3~5分钟，隔天1次，可用于治疗咳喘、胸满、心烦、呕吐及小儿惊风。

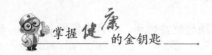

6. 孔最穴

【主治】咯血、鼻出血、咽痛、肘臂痛。

【位置】在前臂前区，腕掌侧远端横纹上7寸，尺泽与太渊连线上。手臂向前，仰掌向上，另一手握住前臂中段处，拇指指甲垂直下压。

【配伍】咽喉肿痛：孔最配少商。

【一穴多用】①按摩：用大拇指按揉或弹拨孔最穴，能防止肺部疾病。②艾灸：前臂冷痛，用艾条温和灸5~20分钟，每天1次。③拔罐：前臂酸痛、头痛，用火罐留罐5~10分钟，隔天1次。④刮痧：发热无汗、咽痛、头痛的患者，从上向下刮拭3~5分钟，隔天1次。

7. 列缺穴

【主治】咳嗽、气喘、少气不足以息、偏正头痛、颈项僵硬、咽喉痛。

【位置】在前臂，腕掌侧远端横纹上1.5寸，拇短伸肌腱与拇长展肌腱之间，拇长展肌腱沟的凹陷中。两手虎口相交，一手食指压另一手桡骨茎突上，食指尖到之凹陷处。

【配伍】咽喉疼痛：列缺配照海。

【一穴多用】①按摩：用大拇指按揉或弹拨列缺穴，能清泻肺热。②艾灸：桡骨茎突腱鞘炎，用艾条温和灸5~20分钟，每天1次。③刮痧：从上向下刮拭3~5分钟，隔天1次，可用于治疗头痛、颈痛、咽痛、掌心热、小便热、阴茎痛等。

8. 经渠穴

【主治】咳嗽、气喘、咽喉肿痛、胸部胀满、胸背痛、掌中热、无脉症。

【位置】在前臂前区，腕掌侧远端横纹上1寸，桡骨茎突与桡动脉之间。伸手，掌心向上，用一手给另一手把脉，中指所在位置。

【配伍】咳嗽：经渠配丘墟。

【一穴多用】①按摩：用大拇指按揉或弹拨经渠穴，能防治肺部疾患。②艾灸：前臂冷痛，用艾条温和灸5~20分钟，每天1次。③刺血：咽喉肿痛、发热无汗，可在经渠穴用三棱针点刺放血1~2ml。④刮痧：从上向下刮拭3~5分钟，隔天1次，可用于治疗咳喘、胸闷、呕吐、疟疾等疾病。

9. 太渊穴

【主治】无脉症、脉管炎、咳嗽、肺炎、心动过速、腕关节及周围软组织疾患、膈肌痉挛。

【位置】在腕前区，桡骨茎突与舟状骨之间，拇长展肌腱尺侧凹陷中。掌心向上，在掌后第1横纹上，可摸到脉搏跳动处。

【配伍】咳嗽：太渊配尺泽、太溪。

【一穴多用】①按摩：用拇指按压片刻，然后松开，反复5~10次，可治疗手掌冷痛麻木。②艾灸：用艾条温和灸5~20分钟，每天1次，可用于咯血、胸满、乳房刺痛。③刮痧：从下向上刮拭3~5分钟，隔天1次，可用于治疗便血、咯血、目赤、发热等。

10. 鱼际

【主治】咽喉肿痛。

【位置】在手外侧，第1掌骨桡侧中点赤白肉际处。一手轻握另一手手背，被握之手弯曲拇指，指尖垂直下按第一掌骨中点。

【配伍】咽喉肿痛：鱼际配少商。

【一穴多用】①按摩：用大拇指指尖用力掐揉鱼际穴，可治疗咳嗽、身热、咽痛。②艾灸：用艾条温和灸5~20分钟，每天1次，可用于治疗牙痛。③刮痧：从手掌向手指刮拭3~5分钟，隔天1次，可用于治疗咳嗽、咯血、咽痛、身热、眩晕等疾病。

11. 少商

【主治】咽喉肿痛、中风昏迷、小儿惊风、热病、中暑呕吐。

【位置】在手指，拇指末节桡侧，指甲根角旁开0.1寸（指寸）。用一手食指、拇指轻握另一手拇指指腹，被握住的拇指伸直，另一手拇指弯曲掐按伸直的拇指甲角边缘处。

【配伍】昏迷、发热：少商配中冲。

【一穴多用】①按摩：用大拇指指尖用力掐揉少商穴，可治疗中风昏迷、中暑、小儿惊风。②艾灸：神智恍惚，言语错乱者，用艾炷直接灸少商穴。③刺血：咽喉肿痛，咳嗽气喘，中风昏迷，中暑，惊风或热病明显者，可在少商穴用三棱针点刺放血1~2ml。④刮痧：从手指近端向远端刮拭3~5分钟，每天3~5次，可用于治疗咳嗽、咯血、咽痛、身热等疾病。

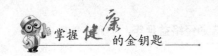

第八节　足厥阴肝经——宣泄去火延子嗣

循行路线是：在体内，属肝、络胆，并与生殖器、胃、横膈膜、咽喉、眼球相连。在体表，由足大趾经下肢内侧（由前部转向中部）、外阴部、腹部，止于侧胸部。本经有病时，主要有胸满、呕逆、腰痛、下痢、疝气、遗尿、小便不通、月经不调、子宫出血、口咽干燥、面色暗晦等症状和病症，以及在本经循行部位的局部症状。

肝是人体最大的排毒器官，肝的排毒功能减弱时，毒素就会越积越重，导致长斑、长痘、脱发、油脂过多、失眠、乳房肿瘤等问题，因为肝的一大主要功能是主疏泄，就是疏通和发散的意思，它能保证全身的气血运行通畅，不瘀不滞，气通畅情绪也顺畅。所以，养护好自己的肝脏很重要。

肝病的恐怖，前列腺的困扰，还有强直性脊柱炎、腰椎间盘突出、失眠症、脑血管疾病、帕金森、性功障碍以及小儿多动症等很多疾病，看似毫无关联，其实问题都出在一个地方——"筋"。《黄帝内经》上说："肝主筋。"筋是什么呢？筋就是人身体上的韧带、肌腱部分。很多病症，说不清原因，但都可以遵循一个原则，那就是从筋论治。

揉地筋：养生之道宗秘诀中说："天筋藏于目，地筋隐于足。"藏于目的天筋，一般人难于下手去锻炼；隐于足的地筋，我们却可以把它找出来：将脚底面向自己，把足趾向上翻起，就会发现一条硬筋会从脚底浮现出来。按摩这条硬筋，把它揉软，会有神奇的功效。

通常脾气越暴的人，这根筋就越硬，用拇指按一下，就像琴弦一样。凡是有肝病的人，这条筋是必按之处。肝功能加强了，人体的解毒功能、消化功能、造血功能就会显著提高。但肝却是最难调理的脏腑，药物难以起效，针灸似乎也鞭长莫及，古人的一句"肝主筋"，却道破了我们通往肝经的捷径——通过调理"筋"就可以修复肝。脾气急躁的人，这根大筋会绷得跟琴弦一样，揉起来非常痛，如同针刺。

地筋自己揉起来不太好揉，可买个按摩棒，就是带个把手的小轱辘那种，一手扳着脚趾头，一手用小轱辘按压就可以了。经常按，养成习惯，就和按太冲一样，肯定受益匪浅。

肝是解毒的。如果长期吃西药的话，一定要坚持每天伸筋，最好的方法就是练习侧压腿，大家不妨一试。

第九节　手厥阴心包经——人体的救命经

循行路线是：在体内，属心包络，络三焦，并与横膈膜相连。在体表，起于侧胸部，经腋下，上肢屈侧正中线，止于手中指指尖。本经有病时，主要有心烦、心痛、心悸、精神病、面黄、目赤等症状和病症，以及在本经循行部位的局部症状。

心包经主要穴位功效如下：

1. 曲泽穴：补心营养品

曲，隐秘；泽，有灌溉的意思。心包经上的气血在此汇合，从穴名就可看出曲泽穴能给心以补养。针对的病症有心痛、心悸、胃痛、肘臂疼痛、胸闷、急性胃肠炎、支气管炎、中暑、呕吐、泄泻等。

取穴：在肘横纹上，肱二头肌腱的内侧缘。取穴时，微曲肘关节，肘横纹上，大筋内侧凹陷处，能感觉到动脉搏动处即是。

曲泽穴是手厥阴心包经的合穴，心包经的经气由此深入会合于脏腑，因此此穴具有宽胸行气的作用，尤其适合治疗各种脏腑疾病。如果心有损伤，它还能提供充足的气血帮助修复。心脏供血不足的人，无论是气结导致的血瘀，还是心脏本身功能就弱而供应不了充足的血，都可以按揉曲泽穴。发生胃痛和急性肠胃炎时，赶紧按揉曲泽穴缓解疼痛。

2. 郄门穴：心脏急救的首选

郄门意为深的孔穴，说明郄门穴在身体较深处，一般不易按揉到，可以用右手拇指先按住左手郄门穴，然后左手腕向内转动，就可以按揉到了，按揉此穴时要有疼痛感。

针对的病症：心律不齐，心胸疼痛，心烦，心绞痛，惊恐不安，失眠等。

取穴：腕横纹上5寸，在桡侧屈腕肌腱与掌长肌腱之间，大致位于手腕与肘的中央两条筋之间。

郄门穴是心包经上的郄穴，郄穴通常是用来治疗本经循行部位及所属脏腑的急性病的，郄门穴就是治心脏类急性病和乳腺急性病的。心绞痛来势汹汹，可迅速按压郄门穴以缓解病情，此法也适用于出现心律失常时。当病情非常危急的时候，甚至可以用牙签、发卡等物品强烈刺激穴位。平时就可经常按摩此穴，以疏通经气，保健养生。

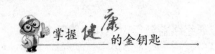

3. 天池穴：关爱乳房

天，天部；池，储液之池。天池穴为心包经的首穴，心包经的气血都从此源源不断地向下流行，同时浊气也顺着经络污染身体。多按揉天池穴，尽可能地在源头就将浊气排出。

针对的病症：胸闷，心烦，咳嗽，痰多，气喘，胸痛，腋下肿痛，疟疾，乳腺炎等。

取穴：胸部第四肋间隙，乳头外1寸，前正中线旁开5寸。取穴时，用大拇指量取乳头外侧1横指宽处即是。

俗话说"百病由气生"，心包经的浊气首先在这里淤滞，对于女士来说，这里的浊气无法排出，就很容易有乳腺炎等乳腺系统疾病。用掌根推摩此处，可以起到保护乳房健康的功效。

4. 大陵穴：健脾要穴

大陵是指大的丘陵。大陵穴是心包经上的原穴，经水与脾土物质在此堆积如山，如丘陵一般。因此，大陵穴有很好的健脾功效，能助消化。

针对的病症：心痛，手腕扭伤，手指麻木，牙龈肿痛，咽炎，胃痛，消化不良等。

取穴：腕横纹的中点处，桡侧腕屈肌腱与掌长肌腱之间。取穴时，屈曲腕关节，手臂内侧正中肌腱内侧即是。

经常使用电脑工作的人，有时会感到手指疼痛，酸胀麻木，这是因为长时间反复敲击键盘或者点击鼠标，导致手腕中的腕管损伤，最终造成正中神经受压。所以，电脑族经常按摩大陵穴，可以很好地保护好手腕。

5. 中冲穴：心火的出口

中冲意为体内心包经的经气由此冲出体表，这个经气是热气，因此刺激中冲穴有很好的清火的功效。

针对的病症：心痛心烦，昏厥，心绞痛，中暑，虚脱，中风等。

取穴：手中指尖端的中央。

夏天天气炎热，容易因为高热而发生中暑或心脑血管意外，可按压、针刺中冲穴，缓解意识模糊、言语不清等症状。

当心火过剩而心烦时，从中指的指根推到指尖处，可以帮助清一清内火。配内关穴、水沟穴治小儿惊风、中暑、中风昏迷等。

第十节　手少阴心经——辨证治病的"速效丸"

十二经脉之一。它的循行路线是：在体内，属心、络小肠，并与咽部及眼相连。在体表，由腋下部，沿上肢屈侧后面向下，止于小指端。本经有病时，主要有心痛、口渴、咽干、目黄、胁痛等症状和病症，以及在本经循行部位的局部症状。

手少阴心经有穴位：极泉、青灵、少海、灵道、通里、阴郄、神门、少府、少冲。其中主要几个穴位的功能如下。

1. 极泉穴：气血的泉眼

从字面意思来理解"极泉"这个词，很容易想到就是高处的泉水，再延伸到身体穴位上，就是此处像人体的泉眼一样，心脏以此穴为起点向全身各处源源不断地提供气血。

针对的病症：心律不齐，肩臂麻木疼痛，胸闷，腋臭，咽干等。

取穴：腋窝顶点正中处。取穴时，正坐或仰卧，伸开上臂，在腋窝顶点，腋动脉搏动处。

极泉穴与足少阴肾经相通，在嘴发干总想喝水时，可滋阴润喉，治疗咽干烦渴。有些脑血栓患者有胳膊抬不起来的后遗症，可以通过按揉极泉穴来治疗。

刺激极泉穴最好的手法是弹拨，举起一侧胳膊露出腋窝，另一手的食指和中指并拢，伸入腋窝用力弹拨位于腋窝顶点的极泉穴。当感觉是在弹拨条索状的东西时，就是找对地方了。注意弹拨的速度不要过快，有一定的向四周发散的酸麻感就可以了。

2. 阴郄穴：扫除心的阴霾

郄是孔穴的意思，心经经水就是在此回流心经体内经脉。阴郄穴和所有郄穴一样，都有良好的治急性病的效果。

针对的病症：神经衰弱，忧虑，惊恐，盗汗，心绞痛，鼻出血，胃出血，肺结核，子宫内膜炎等。

取穴：取穴时仰掌，在尺侧腕屈肌腱桡侧缘，腕横纹上0.5寸处。

阴郄穴有很好的宁心安神、清心除烦的功效。当心里有惊恐、忧虑、悲伤时，除了必要的心理调节外，还可以试试按揉阴郄穴。夜里盗汗看起来不是什么病，但往往会引起心烦睡不着觉，阴郄穴就是专门治这种盗汗的。

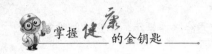

3. 少府穴：清心丸

少府是心经上的荥穴，而荥穴多用于治疗热病，有很好的泻热、清心除烦的功效。睡觉时爱蹬被子，手脚总是出汗的人一定要多按揉少府穴。

针对的病症：心悸，心烦，心痛，悲恐易惊，小便不利，小手指屈伸不利，胸痛，冠心病，外阴瘙痒疼痛，牙齿疼痛。

取穴：手掌面第四和第五掌骨之间。握拳时，小指所对的掌心处即是。

心脏有问题的话，手部少府穴处会很敏感，尤其是有先天性心脏病的人，应该多按揉少府穴，为心脏多做做保健。

4. 少冲穴：身体里的"拔火罐"

少冲穴是心经上最后一个穴位，从穴名中就可以看出心经上的气血物质在此处由内向外冲出。因此，当心烦上火时，少冲穴也是一个能祛心火的穴位。

针对的病症：情绪低落，焦虑不安，心悸心慌，发热昏迷等。

取穴：小指内侧指甲角旁边缘约1毫米处。

少冲穴属于心经上的井穴，多用于治疗神志方面的疾病，因此由心脏、神经功能紊乱而导致的焦虑烦躁、忧郁、情绪低落等症状，都可以选择少冲穴来治疗，防止恶劣情绪的进一步发展。

第十一节　足少阴肾经——身体健康的原动力

循行路线是：在体内，属肾，络膀胱，并与脊髓、肝、膈膜、喉部、舌根、肺、心、胸腔等相连。在体表，由足小趾，经足心、内踝、下肢内侧后面、腹部，止于胸部。本经有病时，主要有口中热、舌干、咽喉病、饥饿而不欲食、羸瘦、咳血、哮喘、心悸、胸痛、烦躁、黄疸、腹泻、面色暗黑、视物不清、精神萎靡、好睡痿厥等症状和病症，以及在本经循行部位的局部症状。

肾被称为"先天之本"，古代医家很早就已经知道肾为生命的关键所在。肾藏精，这包括先天之精和后天之精。先天之精是禀受于父母的，是人体生长发育的根本。后天之精是出生后，机体摄取水谷精气及脏腑生理活动过程中所化生的精微物质，是维持生命的物质基础。人体的生、长、壮、老都与肾中精气盛衰有关。

肾又有"阴阳之本"的称谓，因为中医认为肾内寓有真阴真阳，为五脏六腑阴阳的根本。肾中的阴阳对整个津液代谢过程有调节的作用，肾阳的温煦与推动是参与水液代谢各脏腑的功能动力，肾阴则由于与肾阳的相互制约，从而协调肾阳的作用。因此，必须保持肾中阴阳平衡，津液代谢才能正常地进行。

主要几个穴位的功能如下。

1. 复溜穴

复溜穴就是要让停留下来的水又重新流动起来。当人体内有瘀血时，尿液、汗液和痰湿这些脏东西就会停留在体内不流动了。当人体的某一部分肿起来了，比如说膝盖肿，就跟复溜穴有关系。身体凡是有肿的地方都跟复溜穴有关，因为肿的意思就是有水液在那里停滞不流，淤住了，而刺激复溜穴就能让它重新循环起来。

静脉曲张就是血液长期淤在那里没有回流造成的。如果在刚淤的时候刺激复溜穴，效果会很明显；如果静脉曲张已经形成了大疙瘩，揉几天复溜穴是不会好的，必须从整个身体来慢慢调节。所以，当疾病刚发生苗头的时候就要给它消除掉，等到严重时就不好弄了，一定要防患于未然。复溜穴的功效是补肾滋阴、利水消肿，改善整个肾的功能，解除肾功能失常所产生的各种症状。肾功能失常会造成人体水液代谢失常，而复溜穴专门治疗水液代谢失常。水液代谢失常会出现水肿腹胀，不但是腿上有水、肚子里有水，而且腰脊强痛，这看起来是膀胱经的问题，但揉膀胱经却没什么效果，此时一定要揉肾经。首先揉复溜穴，让瘀血重新流动起来。

复溜穴能治疗自汗、盗汗之症。自汗就是待着的时候就出汗；盗汗就是睡觉的时候在不知不觉中出汗，一睁眼就不出了。出汗不出汗都属于代谢的问题。人的身体不是功利的，它总要达到一个平衡，该出多少汗就出多少汗，该不出就不出。为了健康，身体总是任劳任怨地朝着平衡状态努力。复溜穴能治疗腹泻腹痛。腹泻是因膀胱受堵，水液不走膀胱，而走大肠的结果。揉了复溜穴之后，尿道一通，腹泻自然就好了。肾还有一个"司二便"的大功能。大便无力跟肾有关，小便无力也跟肾有关。半天解不出手来，就是肾气不足，气血不往下走。

复溜穴和肺经的尺泽穴配合使用是最补肾的。常吃中药的人都知道，重要的是需要配补，就是要把一些同类型的药相互搁在一起使用，效果才会好。经络也一样，经络穴位要想产生最好的效果，也要配合使用。复溜穴有降血压的功效。但是您得先揉尺泽穴，再揉复溜穴。揉尺泽穴是为了把上面的气降下来，揉复溜穴是为了把降下来的气给接收住，让它固定下来。最后再揉太溪穴，才能真正把肾给补上，这是一步一步逐渐起效的。

复溜穴是治眼疾的要穴。当您有白内障、青光眼、飞蚊症、眼睛胀痛、上眼皮无力等问题，揉复溜穴都管用。复溜穴能治哮喘。偏于虚寒的就去灸复溜穴，偏于实热证的揉揉即可，最好也配上尺泽穴，两个穴一降一补才能最好地达到平衡身体的效果。复溜穴是调节肾经的一个杠杆，它是一个枢纽。当您想补肾的时候，如果

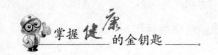

有脏东西堵着，真正的气血生成不了，就补不上。这时需要先揉复溜穴，让它通了一下之后再补，最好是揉完复溜穴后马上再揉太溪穴，把好血赶紧引过来，打好这个基础。

2. 交信穴

在内踝上2寸（相当于两个半横指）的位置。"交"是指跟脾经的三阴交穴相交，"信"是指月信（月经），交信穴是专为调理女子月经准备的一个大穴。当女性月经到期不来或者有崩漏、淋沥不止等情况时，揉交信穴可以得到很大的改善。

3. 筑宾穴

在内踝上5寸，是补肾不可或缺的穴位。当揉太溪穴和复溜穴不敏感的时候，通常是筑宾穴处有瘀堵，您一定要先把筑宾穴给揉通。"筑宾"就是强健腰骨的意思。当膝盖发软、没劲，心里有恐惧的时候，按揉筑宾穴可以给人增加底气。

筑宾穴的主要功效是清热利湿、化痰安神、理气止痛。在人体内，毒素最喜欢生长在有湿、瘀血、痰浊多的地方，而筑宾穴就是一个祛毒的要穴。它既然可以排毒，就证明它可以祛湿、化痰、活血，只有这3个方面都成功了，毒才能排出去。

太冲穴也是一个解毒的穴位，但它是从肝上解毒，即把肝毒给排到肾脏了，所以需要再排毒。损伤肝的时候可以用太冲穴解毒，损伤肾的时候可以用筑宾穴解毒。

筑宾穴还可以解尿酸过高。尿酸过高会产生痛风、结石症，揉筑宾穴可以治疗这些病。人体内的毒素很多时候还会伤害到神经，让人产生一些神智上的错乱，比如抑郁症、癫痫等，常揉筑宾穴可以有效地防治。

4. 阴谷穴

阴谷穴在膝窝处，委中穴的内侧。和委中穴距外侧委阳穴的距离差不多，只不过一个在外，一个在内。阴谷穴是治疗颈椎病的一个好穴位。中医常说"肾主骨"，颈椎和椎体都是骨头的一部分，所以揉阴谷穴可以治疗颈椎病。

阴谷穴还能治疗生殖系统的疾病，它对治疗肚脐周围的腹痛效果也很好。跟胃经上的下巨虚穴配合起来使用，祛腹痛的效果会更快。如果再加上排浊气的推腹法，疗效既快又好。

5. 涌泉穴

涌泉穴是人体中最具有养生保健功效的穴位之一，可以采用按法、揉法、摩法等手法打通涌泉穴，开启身体健康之门。

针对的病症：头痛头晕，失眠，高血压，心烦心痛，咽喉疼痛，皮肤干燥粗糙，足心热痛，腹泻，烦热，便秘，小便不利等。

取穴：足底部纹头端与足跟连线的前1／3处。

涌泉穴是足少阴经的井穴，涌泉即地下水奔涌而出之处，从穴名就可看出，此穴为肾经脉气所出之处。涌泉穴是身体位置最低的穴位，打通涌泉穴就能把气血引到脚上，这样就可以缓解衰老。揉搓足底其实就是按摩了涌泉穴，可加快血液循环速度，促进人体新陈代谢，此穴可以治疗身体虚寒之症，如脚心冰冷。肾开窍于耳，因此此穴对耳聋耳鸣也有治疗效果。

6. 太溪穴

太溪穴，补先天之本。既是足少阴肾经的输穴，又是肾的原穴，起着向外输送经脉气血、滋阴补肾的作用。

针对的病症：肾炎，月经不调，遗精，尿频尿急，牙痛，耳聋耳鸣，失眠等。

取穴：足内侧，内踝尖与跟腱之间的凹陷处。

此穴为养生穴之一，但偏重于补先天之本，对与肾有关的疾病，如肾绞痛、痛风等都有很好的疗效。

7. 照海穴

照海穴，通调两经，是八脉交会穴之一，与阴跷脉相通。因此，照海穴既能滋阴清热补肾，还可参与治疗阴跷脉所管的病症。

针对的病症：失眠，四肢倦怠，咽喉疼痛，声音嘶哑。

取穴：足内侧，内踝尖下方凹陷处。

此穴对治疗咽喉痛、慢性咽喉疾很有效。

第四章　常服本草上品物，防害去灾治未病

第一节　养血中药养生法

凡是具有补血功效，可用于治疗血虚证的中药，即为补血药，又称养血药。血虚的症状多表现为面色萎黄、唇色苍白、指甲苍白、头晕、眼花、心慌、心悸以及妇女月经延期、量少、色淡、闭经等。因此，凡是具有上述症状的患者，均可给予补血药进行治疗。

血虚的发生与阴虚有十分密切的关系，血虚极易导致阴虚。因此，血虚兼有阴虚的患者，应同时给予补血药与补阴药进行治疗。但部分补血药亦具有补阴之效，因而可作为补阴药应用。另外，"气能生血"，治疗血虚证的同时，给予补气药，则能够增强补血之功效。

当归

【性味归经】

性温；味甘、辛；归心、肝、脾经。

【功效】

补血活血、调经止痛、消痈润肠。

【养生应用】

1. 中医养生应用

（1）因其补血尤其显著，因而可用于治疗血虚所导致的各种证候。

（2）因其能够补血活血，同时兼顾调经止痛之功，所以可用于治疗月经不调、闭经、痛经等症。当归乃妇科调经之要药。

（3）因其具有补血止痛、活血化瘀，且兼具祛寒之效，所以可用于治疗虚寒、

腹痛、血瘀作痛、跌打损伤、痹痛麻木等病症。

（4）因其能够补血活血，故又具有消肿止痛、排脓生肌之功，可用于治疗痈疽、疮疡等症。

（5）因其补血兼顾润肠，因而可治疗血虚所导致的肠燥、大便秘结等症。

2. 现代保健作用

现代药理学认为，当归能够显著提高血红蛋白含量和血红细胞数量，从而能够有效起到补血的作用；同时，当归能够扩张冠状动脉、改善心肌代谢、抗心律失常、降低血清胆固醇、抑制血小板凝集、促进血液循环、双向性调节子宫、保护肝脏、恢复肝功能、增强人体免疫力以及抑制多种杆菌。

【用量用法】

每次用量为5～15克。若用补血之功，宜用当归之身；若用其破血之效，宜用其当归之尾；用其和血之功，则宜用全当归。若用酒制当归，则可增强其活血化瘀之功效。

【注意事项】

湿盛、中满、大便不实、泄泻者，均不宜服用。

熟地黄

【性味归经】

性微温；味甘；归肝、肾经。

【功效】

滋阴补血、补益精髓。

【养生应用】

1. 中医养生应用

（1）本品作为补血之要药，常用于治疗血虚所导致的面色萎黄、头晕、目眩、失眠、心悸、月经不调、崩漏等病症。

（2）因其又为滋阴之主药，故可用于治疗肾阴亏虚所导致的潮热、盗汗、遗精、消渴。

（3）因其能够补血滋阴、补益精髓，所以可用于治疗精血不足所导致的腰酸、足软、头晕、目眩、耳鸣、耳聋、须发早白等病症。

2. 现代保健作用

现代药理学认为，熟地黄能够促进血细胞恢复、加快多能造血干细胞和骨髓红系造血祖细胞的增殖和分化，从而可有效起到增强骨髓造血系统功能的作用；同

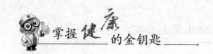

时，熟地黄能够起到增强机体免疫机能、抗氧化、调节甲状腺激素的异常状态、降低血压、减慢心律、改善心肌供血不足等作用。另外，熟地黄能够抑制血栓形成、抗血液凝固，因而对于高脂血症、脂肪肝等有较好的防治作用。

【用量用法】

每次用量为10～30克。服用时，宜与具有健脾养胃功效的陈皮、砂仁等同用。将熟地黄炒炭用，则可起到止血之功。

【注意事项】

熟地黄性质较生地黄更为黏腻，不益于消化功能，因此气滞、痰多、脘腹胀痛、食欲不振、泄泻者均不宜服用。

何首乌

【性味归经】

性微温；味苦、甘、涩；归肝、肾经。

【功效】

补益精血、解毒截疟、润肠通便。

【养生应用】

1. 中医养生应用

（1）何首乌有制首乌和生首乌两种。其中，制首乌具有补益肝肾、补益精血等功效，同时又兼具收敛、固经之功，且不寒、不燥、不腻，因而能够治疗精血不足所导致的头晕、目眩、须发早白、腰酸足软、遗精、崩漏、带下不止等病症。

（2）生首乌具有滋补强壮、截疟、润肠通便、解毒等功效，对于久疟、痈疽、瘰疬、肠燥、大便秘结等均有较好的防治效果。

2. 现代保健作用

现代药理学研究表明，何首乌具有延缓衰老，降低血脂，抗动脉粥样硬化，强心，增加冠状动脉血流量，减慢心律，改善心肌供血不足，增强机体免疫力，对抗肝功能损害，抑制血清丙氨酸氨基转移酶升高，降低肝脏过氧化脂质，增加肝糖原，降低血糖，通便，抑制结核杆菌、痢疾杆菌、流感病毒等作用。

【用量用法】

每次用量为10~30克。若用其补益精血之功，宜用制首乌；若用其截疟、解毒、润肠通便之效，宜用生首乌；而鲜首乌的解毒、润肠通便之效较生首乌更加理想。

【注意事项】

大便不实、泄泻、痰湿较重者，均不宜服用。

白芍

【性味归经】

性微寒；味苦、酸；归肝、脾经。

【功效】

滋阴补血、清肝潜阳、柔肝止痛。

【养生应用】

1. 中医养生应用

（1）白芍具有补血、调经等功效，因而对于月经不调、经行腹痛、崩漏、自汗、盗汗等有较好的治疗效果。将白芍与当归、川芎、熟地黄伍用可组成调经之基本方剂，将白芍与香附、延胡索同用能够治疗经行腹痛，与阿胶、艾炭伍用可治疗崩漏不止。

（2）因其具有柔肝止痛的功效，所以可用于治疗肝气不和所导致的胁肋疼痛、脘腹疼痛、四肢拘挛作痛。与当归、白术、柴胡同用，可治疗血虚肝郁所导致的胁助疼痛；与甘草同用，可治疗脘腹挛急作痛和血虚所导致四肢拘挛疼痛。

（3）由于白芍具有平抑肝阳之功，因而可用于治疗肝阳上亢所导致的头晕、目眩、头痛。多与生地黄、牛膝等配伍同用，可增强治疗肝阳上亢之疗效。

2. 现代保健作用

现代药理学认为，白芍能够起到增强体力、增强免疫力、扩张冠状动脉、增加冠脉血流量、改善心肌代谢、镇静解痉、抗胃溃疡、镇痛、抗惊厥、消炎、抗菌、解热等作用。

【用量用法】

每次用量为5～10克，最大剂量为15～30克。

【注意事项】

白芍不宜与藜芦同用。另：阳气虚衰、虚寒之证不宜单独服用白芍。

阿胶

【性味归经】

性平；味甘；归肝、肺、胃经。

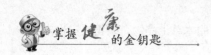
【功效】

补血止血、滋阴润肺。

【养生应用】

1. 中医养生应用

（1）阿胶为补血之良药，因而可用于治疗血虚所导致的头晕、目眩、心悸怔忡等诸多证候。

（2）阿胶既能补血，又可兼顾止血，因而可用于治疗吐血、衄血、便血、崩漏、月经过多、妊娠下血等病症。

（3）因其既可补血，又能滋阴，所以可用于治疗阴血亏虚所导致的心烦、心悸、失眠等病症。

（4）因其具有滋阴润肺之效，所以可用于治疗肺阴不足所导致的虚劳咳嗽、气喘、阴虚燥咳等病症。

2. 现代保健作用

现代药理学认为，阿胶能够增加血红细胞和血红蛋白数量，从而可起到促进造血功能的作用；同时，阿胶能够增强免疫力、提高人体抗病能力、抗辐射损伤、耐缺氧、耐寒冷、缓解疲劳、缩短凝血时间、抗肌痿、抗休克等作用。另外，阿胶富含钙元素，能够有效改善人体缺钙所导致的骨钙流失、钙盐外流、骨质疏松、骨质增生及各类骨折。

【用量用法】

每次用量为5～10克。服用时，宜用开水或黄酒溶化后服用。入汤剂时，应烊化后冲水服用。若用其止血之功，宜用蒲黄炒制后服用；若用其润肺之效，宜用蛤粉炒制后服用。

【注意事项】

由于阿胶性质黏腻，服用后容易阻碍消化功能，因而脾胃虚弱、食欲不振、消化不良及呕吐、腹泻、大便不实者均不宜服用。

龙眼肉

【性味归经】

性温；味甘；归心、脾经。

【功效】

补心健脾、补血益气。

【养生应用】

1. 中医养生应用

（1）龙眼肉具有补益心脾之功效，且滋补的同时，既不滋腻，也不导致壅气，因此是治疗思虑过度、劳伤心脾所导致的心脾两虚、惊悸、怔忡、失眠、记忆力减退等病症的滋补良药。龙眼肉单独使用，疗效即非常显著。亦可与黄芪、人参、当归、酸枣仁等补气安神药伍用，以增强补益心脾之效。

（2）龙眼肉在补益心脾的同时，还能够兼顾起到补益气血之效，因而可用于治疗气血亏虚所导致的诸多证候。将龙眼肉加白糖蒸熟后，用开水冲服，能够有效治疗气血不足所导致的病症。

2. 现代保健作用

现代药理学认为，龙眼肉能够保护机体免受低温、高温、缺氧刺激，从而可有效增强人体的抗应激能力；同时，龙眼肉还具有一定的抗菌能力。

【用量用法】

每次用量为10~15克，大剂量使用应为30克。服用方法，既可煎汤、熬膏，亦可浸酒、入丸剂。例如：将50克龙眼肉、白术、茯神、黄芪、酸枣仁和25克人参、木香，1克炙甘草，以及5片生姜、2枚红枣，加水煎七分，去渣温服，可有效治疗思虑过度、劳伤心脾所导致的健忘、失眠、心悸怔忡等证。

【注意事项】

湿阻中满、停饮、痰热、火盛者，均不宜服用。

掌握健康小贴士

女子养血补血药膳

1. 党参煲红枣：每次用党参15克、红枣15枚，煎汤代茶饮。
2. 莲子桂圆汤：莲子、桂圆肉各30克，红枣20克，冰糖适量。将莲子泡发后去皮、心，洗净后，与桂圆肉、红枣一同放入砂锅中，加水适量煎煮至莲子酥烂，加冰糖调味。睡前饮汤吃莲子、红枣、桂圆肉，每周服用1~2次。
3. 杞子红枣煲鸡蛋：每次用枸杞20克，红枣8枚，鸡蛋煮熟后剥壳再煮片刻，吃蛋饮汤。

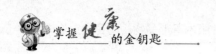

第二节　壮阳中药养生法

　　凡是能够补充人体阳气，可治疗阳虚证的药物，即为补阳药，又称壮阳药、助阳药。阳虚证包括心阳虚、脾阳虚、肾阳虚等。但由于肾阳为人体之元阳，对五脏六腑起着温煦、生化的作用，因而人体的各种阳虚之症多与肾阳亏虚有着密切的关系。因此，补阳药主要以补肾助阳药物为主。人体肾阳不足，则会影响其他脏腑的功能，可导致脾胃运化失调、肺气亏虚等症。因此，补阳药除了具有补益肾阳、补益精髓、强筋壮骨等作用外，还能够用于脾肾两虚、肺肾两虚所导致的诸症。

鹿茸

【性味归经】

性温；味甘、咸；归肝、肾经。

【功效】

补肾壮阳、补益精血、强筋壮骨。

【养生应用】

1. 中医养生应用

　　（1）由于其具有补肾壮阳、补益精血的功效，因而可用于治疗肾阳亏虚、精血不足所导致的畏寒、肢冷、阳痿、早泄、小便数频、腰膝痿痛、头晕、耳聋、倦怠、乏力、宫冷不孕等病症。

　　（2）因其能够补益精血，同时又兼顾补益肝肾之功，所以可用于治疗精血亏虚所导致的筋骨无力、小儿发育不良、骨软行迟等病症。

　　（3）由于其能够补益精血、补肾养肝，因而又可兼顾调理冲任、固摄带脉之效，所以可用于治疗妇女冲任二脉虚寒、带脉不固、崩漏、带下过多等病症。

　　（4）因其具有温补内托之功，亦可用于治疗疮疡久溃不敛、阴疽内陷不起等病症。

2. 现代保健作用

　　现代药理学认为，鹿茸能够起到缓解疲劳、改善睡眠、增进食欲、延缓衰老、增强心肌收缩力、增加动脉血流量、增强机体免疫力、提神醒脑、抗胃溃疡、促进性功能、促进物质代谢和促进人体生长等功效。

【用量用法】

取1~3克，研磨成细末，每日分3次服用。亦可入丸、散，随方配制。

【注意事项】

服用鹿茸应从小量开始，逐渐增加剂量，以免骤用大量导致阳升风动、头晕、目赤、伤及阴血。阴虚阳盛、血热、胃火亢盛、肺有痰热、外感热病者，均不宜服用。

肉苁蓉

【性味归经】

性温；味甘、咸；归肾、大肠经。

【功效】

补肾壮阳、润肠通便。

【养生应用】

1. 中医养生应用

（1）由于其具有补肾壮阳、补益精血的功效，因而可用于治疗阳痿、不孕、腰膝冷痛、筋骨无力等病症。

（2）因其具有润肠通便之功，所以可用于治疗肠燥、津枯所导致的大便秘结。

2. 现代保健作用

现代药理学认为，肉苁蓉能够起到延缓衰老、强健身体、增强人体免疫机能、提高抗病能力、纠正肾上腺皮质功能减退、降低血压等作用。

【用量用法】

每次用量为10~20克。可与熟地黄、菟丝子、五味子等伍用，用于治疗肾虚、精亏、肾阳不足；可与鹿角胶、当归、熟地黄、紫河车伍用，用于治疗精血亏虚所导致的不孕；亦可与巴戟天、杜仲等合用，以治疗腰膝冷痛、筋骨无力；与火麻仁、沉香同用，则可治疗肠燥、津枯所导致的便秘。

【注意事项】

肉苁蓉虽可壮阳但却补而不燥，其药力较为和缓，因而入药少则难有效果，服用时宜用大量。因其具有助阳、润肠之功，所以阴虚火盛、大便稀薄、泄泻者均不宜服用。肠胃实热所导致的大便秘结者亦不宜服用。不宜使用铁器煎熬。

杜仲

【性味归经】

性温；味甘；归肝、肾经。

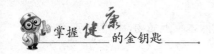
【功效】

补益肝肾、强健筋骨、助阳安胎。

【养生应用】

1. 中医养生应用

（1）因其具有补肾益肝、强健筋骨之功，所以可用于治疗肝肾亏虚所导致的腰膝酸痛、腰膝痿软无力等症状；亦可治疗肝肾虚寒所导致的阳痿、小便频数等病症。

（2）因其能够补益肝肾，故有安胎之功效，所以可用于治疗胎元不固所导致的胎动不安、习惯性堕胎等病症。

（3）亦可用于治疗肝阳上升所导致的头晕、目眩等症状。

2. 现代保健作用

现代药理学认为，杜仲能够起到增强机体免疫力、提高抗病能力、兴奋垂体——肾上腺皮质系统、增强肾上腺皮质功能、降低血压、利尿、镇静、镇痛、抗炎、减少肠道对胆固醇吸收等作用。此外，杜仲的煎剂还能够抑制金黄色葡萄球菌、福氏痢疾杆菌、大肠杆菌、绿脓杆菌、炭疽杆菌、肺炎球菌、乙型溶血性链球菌等。

【用量用法】

每次用量为10～15克。服用时，炒后使用较之生用，疗效更佳。

【注意事项】

由于杜仲属于温补之药，因而阴虚、火盛者，均应谨慎服用。

益智仁

【性味归经】

性温；味辛；归脾、肾经。

【功效】

温肾固精、暖脾开胃、摄唾缩尿。

【养生应用】

1. 中医养生应用

（1）因其具有暖脾、温肾、祛寒之功，所以可用于治疗脾肾受寒所导致的腹痛、腹泻、呕吐等症状。治疗时，多与党参、白术、干姜同用，可增强温脾祛寒的疗效。

（2）因其既能温脾祛寒，又能开胃摄唾，所以可用于治疗中气虚寒所导致的食欲不振、多唾等症状。治疗时，多与党参、白术、陈皮等健脾养胃药相伍用。

（3）由于其具有补肾助阳、固精缩尿之功效，因而可用于治疗肾气虚寒所导致的遗精、遗尿、小便余沥、夜尿频多等症状。可与乌药、山药同用，制成缩泉丸，以治疗遗精、遗尿、尿频等病症。

2. 现代保健作用

现代药理学认为，益智仁能够增强心血管功能、抑制胃损伤、抑制前列腺激素等作用。

【用量用法】

每次用量为3～6克。

【注意事项】

益智仁属热燥之品，能助火而伤阴。因此，阴虚火盛以及热证所导致的遗精、尿频、崩漏者，均不宜服用。

冬虫夏草

【性味归经】

性温；味甘；归肾、肺经。

【功效】

补肾助阳、滋补肺阴、止血化痰。

【养生应用】

1. 中医养生应用

（1）由于其具有补肾助阳之功，因而可用于治疗肾阳不足所导致的阳痿、遗精、腰膝酸痛等病症。取此功效时，既可单用酒浸泡服用，也可与杜仲、仙灵脾、巴戟天等具有补肾助阳功效的药材相伍应用。

（2）因其既能补肾助阳，同时又兼顾滋补肺阴，亦可止血化痰，所以可用于治疗肺阴亏虚所导致的久咳不止、虚喘、劳嗽、痰血等症状。治疗肺阴不足、劳嗽痰血时，应与沙参、阿胶、川贝等具有滋阴清肺、止血化痰功效的药材相伍用。

（3）亦可用于治疗久病或大病所导致的体虚难复、自汗、畏寒等病症。

2. 现代保健作用

现代药理学认为，冬虫夏草能够起到增强机体免疫力、提高抗病能力、抗恶性

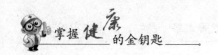
肿瘤、增强心血管系统机能、降低血清胆固醇含量、增强肾功能、抗氧化等功效；另外，冬虫夏草还具有一定的雄性激素的作用。

【用量用法】

每次用量为5～10克，宜煎汤服用，亦可入丸散。若与鸡、鸭、猪肉同炖食用，则可起到较好的补虚之效。

【注意事项】

有表邪者不宜服用。

菟丝子

【性味归经】

性平；味甘、辛；归肾、肝经。

【功效】

补肾固精、补肝明目、缩尿止泻。

【养生应用】

1. 中医养生应用

（1）因其既能补益肾阳，又可滋补肾阴，亦兼有固精缩尿之功，所以可用于治疗腰膝酸痛、阳痿、滑精、小便频数、白带过多等病症。将菟丝子与枸杞子、覆盆子、五味子等伍用，能够治疗阳痿、遗精等证；将其与鹿茸、桑螵蛸、五味子等同用，能够治疗小便余沥；将其与白茯苓、石莲子同用，则能够治疗遗精、白浊、小便余沥等病症。

（2）由于其能够补肝明目，因而可用于治疗目暗不明。将菟丝子与熟地黄、车前子相伍用，对于目暗不明有较好的疗效。

（3）因其能够止泻，兼顾健脾，所以可用于治疗脾气虚弱所导致的大便稀薄、泄泻、食欲不振。将菟丝子配以黄芪、党参、白术，对于脾气虚弱所导致的大便不实、泄泻、纳食不佳等有较好的疗效。

（4）亦可用于治疗肝肾不足、胎漏下血、胎动欲堕、阴虚消渴等病症。与续断、桑寄生、阿胶伍用可制成寿胎丸，用以治疗胎漏下血、胎动欲堕。

2. 现代保健作用

现代药理学认为，菟丝子能够起到增强人体免疫机能、提高人体抗病能力、延缓衰老、增强机体循环功能、促进内分泌的作用，亦能够抑制金黄色葡萄球菌、福氏病疾杆菌、伤寒杆菌等。

【用量用法】

每次用量为10～15克。

【注意事项】

菟丝子虽为平补之品，但其药性仍偏外阳，因此阴虚火旺、大便秘结、小便量少色赤者，均不宜服用。

掌握健康小贴士

【菟丝子粥】菟丝子30～60克（新鲜者可用60～100克），梗米2两，白糖适量。

【功效主治】补肾益精，养肝明目。适用于肝肾不足所致的腰膝酸痛，腿脚软弱无力，阳痿，遗精，早泄，小便频数，尿有余沥，头晕眼花，视物不清，耳鸣耳聋，以及妇人带下病，习惯性流产。

【煮制方法】先将菟丝子洗净后捣碎，或用新鲜菟丝子60～100克捣烂，加水煎取汁，去渣后，入米煮粥，粥将成时加入白糖，稍煮即可。

【注意事项】菟丝子粥是和缓的补养强壮性药粥，若要达到预期效果，须坚持长期食用。以7～10天为一疗程，分早晚二次服食。每隔3～5天再服。

第三节　滋阴中药养生法

凡是具有滋养阴液、生津润燥功效，能够治疗阴虚证的药物，即为补阴药，又称滋阴药。阴虚证主要发生于热病后期和诸慢性疾病，常见于肺阴虚、胃阴虚、肝阴虚、肾阴虚等。因此，补阴药各有专长，治疗时应根据阴虚的不同症状，给予对症应用。

应用补阴药的同时，应注意药物的配伍。例如：热病伤阴、热邪未退者，应给予补阴药与清热药；阴虚内热者，应给予补阴药兼顾清虚热药；阴虚阳充者，应给予补阴药兼顾潜阳药；阴血两虚者，应给予阴虚药与补血药；气阴两虚者，则应给予补阴药兼顾补气药。

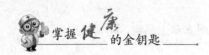

沙参

【性味归经】

性微寒；味甘；归肺、胃经。

【功效】

滋阴清肺、生津益胃。

【养生应用】

1. 中医养生应用

（1）沙参具有清肺热、补肺阴之功效，因而可用于治疗阴虚肺热所导致的燥咳、劳嗽、咯血等病症。将其与麦门冬、玉竹、冬桑叶伍用，可治疗燥热伤阴所导致的干咳、少痰、咽喉干燥、口渴；与知母、贝母、麦门冬、鳖甲同用，可治疗阴虚劳热、咳嗽、咯血等病症。

（2）沙参能够起到清热、生津、养胃之功效，因而可用于治疗热病伤津、口干舌燥、口渴、食欲不振、咽喉干燥。亦可与麦门冬、生地黄、玉竹伍用，以增强清热生津之效。

2. 现代保健作用

现代药理研究表明，沙参具有一定的抑制免疫作用，但对于免疫器官的影响不大，停药后即可恢复免疫功能；同时，沙参具有一定的解热、镇痛作用。

【用量用法】

每次用量为10~15克。若选新鲜沙参，则宜用15～30克。

【注意事项】

脾胃虚寒者，不宜服用。沙参不宜与藜芦同用。

玉竹

【性味归经】

性平；味甘；归肺、胃经。

【功效】

滋阴润燥、润肺养胃、止咳生津。

【养生应用】

1. 中医养生应用

玉竹既能滋养胃、肺之阴，又能祛除热燥，其药性柔润、作用和缓，亦不会滋腻敛邪。因其具有滋阴润肺、益胃生津之效，因而可用于治疗肺胃阴虚所导致的燥热咳嗽、口干舌燥等。玉竹若与薄荷、豆豉、白薇同用，则能够起到滋阴解表之效用，可治疗阴虚、外感风热、发热、咳嗽、咽喉疼痛；若与沙参、麦门冬、生地黄同用，则可用于治疗胃阴受损所导致的口干舌燥、食欲不振。

2. 现代保健作用

现代药理学认为，玉竹能够有效地起到延缓衰老、降低血脂、抗动脉粥样硬化、降低血糖、扩张冠状动脉、提高心肌耐缺氧能力、强心、增强机体免疫力、促进干扰素生成、抗结核杆菌等作用；而且，玉竹还具有一定的抑制肾上腺皮质激素的作用。

【用量用法】

每次用量为10～15克。若取其滋阴清热之功效，则宜生用；若取其补阴之效，则应炮制后服用。

【注意事项】

玉竹虽然性质较为平和，但仍属滋阴润燥之品，因而脾气虚弱、痰湿困阻型患者不宜服用。

黄精

【性味归经】

性平；味甘；归脾、肺、肾经。

【功效】

滋阴润肺、健脾补气、补肾益精。

【养生应用】

1. 中医养生应用

（1）黄精具有滋阴润肺之功效，因而可用于治疗肺阴亏虚所导致的燥热咳嗽、口干舌燥等病症。用此功效时，既可单独熬用，亦可与沙参、知母、贝母等具有滋阴清肺功效之品同用。

（2）因其具有补肾益精之功，所以可用于治疗肾虚、精亏所导致的腰酸、头晕、足软等症状。

（3）黄精既可补益脾气，又可补益脾阴，因而对于脾胃虚弱所导致的倦怠、乏力、食欲不振、脉象虚软等有较好的治疗效果。将其与沙参、麦门冬、谷芽同用，还可治疗脾胃阴虚所导致的口干、纳食不佳、大便秘结、舌红无苔等症状。

（4）黄精还可用于治疗消渴，取此功效时多与黄芪、天花粉、麦门冬、生地黄

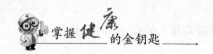

等滋阴补气药同用。

2. 现代保健作用

现代药理学认为，黄精能够有效起到增加冠状动脉血流量、降低血压、降低血脂、延缓衰老、降低血糖、调节免疫系统等作用。

【用量用法】

每次用量为10～20克。若使用鲜品，则剂量应为30～60克。

【注意事项】

黄精药用发挥得比较缓慢，因而需要长久服用才能达到理想的滋补之效。另外，黄精性质滋腻，容易助长湿邪，因此脾气虚弱、湿盛、痰多、咳嗽及中寒、腹泻者均不宜服用。

枸杞子

【性味归经】

性平；味甘；归肝、肾、肺经。

【功效】

滋阴补肾、补肝明目、清肺润燥。

【养生应用】

1. 中医养生应用

（1）枸杞子善于滋阴，同时又兼具补益肝肾、明目之功，因而可用于治疗肝肾阴虚所导致的头晕、目眩、视力减退、腰膝酸软、遗精、消渴等病症。亦可将枸杞子与干地黄、天门冬配伍，用于肝肾阴虚之症。

（2）因其能够起到滋阴润肺之功效，所以可用于治疗肺阴亏虚所导致的劳嗽。取此功效时，可与麦门冬、知母、贝母等具有清肺化痰功效的药材同用。

2. 现代保健作用

现代药理学认为，枸杞子具有显著的增强人体免疫机能、延缓衰老、抗恶性肿瘤、降低血脂、抗脂肪肝、促进造血功能、降低血糖等作用。

【用量用法】

每次用量为5～10克。例如：将6克枸杞子、5克干菊花、3克决明子、5克晒干搓碎的霜桑叶一同置入杯中，用沸水冲泡15～20分钟后，即可饮用，每日饮用2～3次。7～10天即为1个疗程，具有清肝明目之效，可治疗高血压、高血脂、眩晕等病症。

【注意事项】

由于枸杞子具有滋阴润燥之效，因而脾胃虚弱、大便不实、泄泻者均不宜服用。

桑葚

【性味归经】

性寒；味甘；归肝、心、肾经。

【功效】

滋阴益肾、补血养肝、生津润肠。

【养生应用】

1. 中医养生应用

（1）由于桑葚能够起到滋阴补血之功效，因而可用于治疗阴血亏虚所导致的头晕、目眩、目暗、耳鸣、失眠、须发早白等病症。取此功效时，可与何首乌、女贞子、旱莲草等滋补药材同用。

（2）因其能够滋阴、生津、止渴，所以可用于治疗津液亏损所导致的口渴、消渴。亦可与麦门冬、生地黄、天花粉同用。

（3）因其具有滋阴、润肠、养血之功效，所以可用于治疗阴虚血亏所导致的肠燥、便秘等病症。亦可与生首乌、黑芝麻、火麻仁同用。

2. 现代保健作用

现代药理学认为，桑葚能够有效起到增强人体免疫机能、调节免疫平衡，降低红细胞膜活性的作用。

【用量用法】

每次用量为10～15克。若服用桑葚膏，则应每次用温开水冲服15～30克。桑葚既可单独煎汤加蜂蜜熬膏服用，又可用干品研磨成细末，制成蜜丸服用。

【注意事项】

脾胃虚寒、泄泻者不宜服用。

女贞子

【性味归经】

性凉；味甘、苦；归肝、肾经。

【功效】

滋阴清热、补益肝贤、明目。

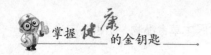

【养生应用】

1. 中医养生应用

（1）女贞子为一味清补之品，具有较好的滋阴、补益肝肾之效，因而可用于治疗肝肾阴虚所导致的头晕、目弦、腰膝酸软、须发早白等症状。若将其与旱莲草同用，则治疗效果更佳；若在本方基础上，再加用桑葚，效果将更为显著。

（2）女贞子不仅善于补益肝肾之阴，且善于清阴虚所导致的内热，因而对于阴虚发热有较好的疗效。应用时多与地骨皮、牡丹皮、生地黄等药材同用。

（3）女贞子补益肝肾的同时，亦可兼顾明目之效，可用于治疗肝肾阴虚所导致的目暗不明、视力减退等症状。治疗时，亦可伍用熟地黄、菟丝子、枸杞子等具有补益肝肾、明目之效的药材，疗效更佳。

2. 现代保健作用

现代药理学认为，女贞子能够有效起到增强机体免疫力，降低血脂，抗动脉粥样硬化，降低血糖，降低血清丙氨酸转移酶和肝内甘油三酯蓄积，促进肝细胞再生，防止肝硬化，升高白细胞，促进造血细胞生长，抗突变等作用。

【用量用法】

每次用量为10~15克。

【注意事项】

女贞子可谓补而不腻，但性质偏凉，因而脾胃虚寒、泄泻以及阳气亏虚者不宜服用。

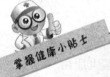

滋阴海参粥

【配料】海参15~30克，粳米100克，葱、姜、盐适量。

【制作方法】先将海参用温水发泡，洗净切片，放入锅中煮烂后，加入淘净的粳米及调料，熬煮成粥。

【功效】补肾益精、养血润燥。

【适应证】精血亏损，体质虚弱，遗精尿频，皮肤枯燥，大便干结，肺结核，神经衰弱、出血症。

【食法】作早餐或点心服食。

【按语】《随息居饮食谱》载："滋肾，补血，健阳，润燥，调经，养胎利产。凡产虚、病后、衰老、尪羸，宜同火腿或猪羊肉煨食之。"《现代实用中药》说："为滋养品，治肺结核、神经衰弱及血友病样的易出血患者，用作止血剂。"

第四节　补气中药养生法

凡是具有补气功效，能够用于治疗气虚之证的中药，即为补气中药。气虚，是指人体活动能力的不足。而补气药则能够起到增强人体活动能力，尤其是脾、肺二脏的活动机能，因而补气药最适宜脾气不足或肺气不足所导致的诸症。应用补气药的过程中，应注意根据人体不同的气虚证，选择最适宜患者的补气药。一般来讲，气虚兼有阴虚者，应兼用补气药与补阴药；气虚兼有阳虚者，宜同用补气药与补阳药。由于气血乃相互统一的整体，气能统摄血液，因而临床上补血、止血的同时，应重用补气中药。

人参

【性味归经】

性微温；味甘、微苦；归肺、脾经。

【功效】

补益元气、健脾润肺、生津止渴、安神益智。

【养生应用】

1. 中医养生应用

（1）人参能够大补元气，可用于治疗大失血和严重呕吐、腹泻及重大疾病等所导致的体虚、气虚欲脱、脉微欲绝等症，亦可通过补气之效治疗血虚、阳痿等症。

（2）人参有健脾补气的功效，可用于治疗脾气亏虚所导致的倦怠、乏力、食欲不振、腹胀、呕吐、腹泻等症状。

（3）人参能够补肺润肺，可用于治疗肺气不足所导致的呼吸短促、乏力、气喘、脉虚、自汗等症状。

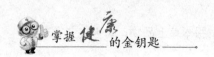

（4）因其具有补气、生津、止渴之效，可用于治疗津液亏损所导致的身热、汗出不止、口渴、消渴、脉大无力等症状。

（5）因其具有安神增智之效，可用于治疗心神不宁、失眠、多梦、惊悸、记忆力减退等症状。

2. 现代保健作用

实验表明，人参具有延缓衰老、增强机体免疫力、提高机体适应性、促进造血功能、抗疲劳、抗肿瘤、抗休克，以及调节物质代谢功能、内分泌系统和心血管系统等作用。

【用量用法】

每次用量为5～10克，宜用文火另煎服，或再与其他药汤和服。亦可将人参研磨成粗末吞服，每日2~3次，每次1~2克。对于体虚欲脱患者，宜用15～30克的大量煎汁，分多次灌服。

【注意事项】

热证、实证，及正气不虚者不宜服用。不宜与藜芦、五灵脂、皂荚同用。服用人参时，不宜食萝卜、喝茶水，以免削减药力。

西洋参

【性味归经】

性寒；味微甘、苦；归心、肺、肾经。

【功效】

滋明补气、清热生津。

【养生应用】

1. 中医养生应用

（1）因其能够滋阴清热，可用于治疗阴虚火旺以及肺失清肃所导致的咳嗽、气喘、痰血等症状。

（2）因其能够补气生津，可用于治疗气阴两伤所导致的津液大伤、烦躁、倦怠、口干舌燥等症状。

（3）因其具有清热之功效，亦可起到清肠止血的作用，因而可用于治疗肠热便血。

2. 现代保健作用

实验表明，西洋参不仅能够增强心血管系统的功能，可用于预防和治疗心律失常等症；而且能够增强机体免疫机能、增强肝脏功能。另外，西洋参能够抑制中枢神经系统过度兴奋、降低机体耗氧量，从而可有效起到镇静、抗疲劳的作用。

【用量用法】

每次用量为3～6克，宜另煎，再与其他药汤和服。例如：治疗过度劳累、疲乏难复等症状，可合用西洋参、仙鹤草、红枣，能起到有效的抗疲劳之效。煎药时，应先将仙鹤草30克和红枣7枚入药锅中煎20～30分钟，留取浓汁；另以3克西洋参煎20～30分钟，留取药汁；服用前，合兑药汁即可。

【注意事项】

西洋参性寒，具有一定的助湿作用，因而中阳衰弱及胃有湿寒证者不宜服用。不宜与藜芦同服，不宜使用铁质器皿火炒。

党参

【性味归经】

性平；味甘；归脾、肺经。

【功效】

补益中气、养血生津。

【养生应用】

1. 中医养生应用

（1）因其能够补益中气，可用于治疗中气亏虚所导致的食欲不振、大便稀薄、四肢乏力、倦怠等症状。

（2）因其能够生津润肺、补益肺气，可用于治疗肺气亏虚所导致的气短、懒言、咳嗽、气喘、声音低弱等症状。

（3）因其具有生津、益气之功效，可用于治疗热证耗伤津液、气津两伤所导致的气短、乏力、口渴、烦躁等症状。

（4）因其具有补血益气之效，可用于治疗血虚所导致的面色萎黄、头晕、心慌、心悸等症状。

（5）将党参与具有解表、泻下功效的中药同用，还能够起到扶正祛邪的作用，可用于治疗体质虚弱、外感病邪、里实正虚。

2. 现代保健作用

现代药理学认为，党参能够增强机体免疫机能，促进抗体细胞形成，延缓衰老，增强胃黏膜功能，降低胃液酸度，从而可抗溃疡形成；增强心血管功能，增加心输出量，脉搏量，增强记忆力，抗肿瘤。

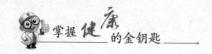
【用量用法】

每次用量为10～30克，最大剂量为30～60克。例如：治疗气血亏虚所导致的咳嗽、食欲不振、腹胀、腹泻、慢性出血等症状，可应用20克党参、50克粳米与清水同煮成粥，调入白糖，温热服用。

【注意事项】

党参最适宜虚寒证患者，热证患者不宜单独服用。党参不宜与藜芦同用。

黄芪

【性味归经】

性微温；味甘；归脾、肺经。

【功效】

补气举阳、固表益卫、利水消肿、托毒生肌。

【养生应用】

1. 中医养生应用

（1）因其能够补气益肺、健脾和中，可用于治疗脾肺气虚所导致的食欲不振、腹泻、气短、乏力，以及中气下陷所导致的久泻不止、脱肛、子宫下垂。

（2）因其能够益卫固表，可用于治疗卫气不足所导致的表虚、自汗，亦可与生地黄、黄柏合用治疗阴虚所导致的盗汗。

（3）因其具有补气之效，因而又能兼顾养血之功，可用于治疗气血亏虚所导致的便血、崩漏、痈疽不溃、溃久不敛。

（4）因其具有利水退肿的作用，因而可用于治疗小便不利、肢体水肿、面目浮肿等症状。

（5）还可用于治疗气虚血瘀所导致的肢体麻木、关节痹痛、半身不遂，或气虚津亏所导致的消渴等症。

2. 现代保健作用

现代药理学认为，黄芪具有延缓衰老、强健身体、利尿、抗肾炎、扩张冠状动脉、强心、改善心肌供血、抗消化性溃疡、保护肝脏等保健作用。

【用量用法】

每次用量为10～15克，大剂量使用可为30～60克。若用其补气升阳之功，宜炙后使用，其他则可以生用。

【注意事项】

黄芪能够补气升阳，因而容易生火，又因其具有止汗之效，所以表实邪盛、气滞湿阻、食积内滞、阴虚阳盛、热毒痈盛者，均不宜使用。

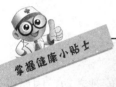

掌握健康小贴士

补虚正气粥

【组成】炙黄芪30～60克，人参5克（或党参15～30克），白糖少许，梗米2～3两。

【功效】补正气，疗虚损，健脾胃，抗衰老。适用于劳倦内伤，五脏虚衰，年老体弱，久病赢瘦，心慌气短，体虚自汗，慢性泄泻，脾虚久痢，食欲不振，气虚浮肿等一切气衰血虚之证。

【方法】先将黄芪、人参（或党参）切成薄片，用冷水浸泡半小时，入砂锅煎沸，后改用小火煎成浓汁。取汁后，再加冷水如上法煎取二汁，去渣，将一二煎药液合并，分两份于每日早晚同梗米加水适量煮粥。粥成后，入白糖少许，稍煮即可。人参亦可制成参粉，调入黄芪粥中煎煮服食。

【解说】黄芪、人参是广大群众非常熟知的两味中药，它们都具有很好的补益强壮作用。

第五节　安神中药养生法

凡是具有安神定志功效的药物，即为安神药。因为心藏神、肝藏魂，所以安神药主要归于心，且与肝脏有一定关系。安神药主要包括矿物药与种子类植物药。治疗时，安神药则主要应用于心气亏虚、心血亏虚、心火尤盛，及其他原因所导致的心神不宁、心悸怔忡、失眠多梦、惊风、癫痫狂等症。

运用安神药的同时，应根据不同的病因病机选择适宜的药物，并做相应的配伍。例如：兼有阴血两虚者，应给予安神药与补血、补阴药；兼有肝阳上亢者，应给予安神药与平抑肝阳药；兼有心火炽盛者，应给予安神药与清心火药。

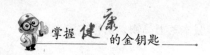

酸枣仁

【性味归经】

性平；味甘；归心、肝经。

【功效】

补心安神、养肝敛汗。

【养生应用】

1. 中医养生应用

（1）酸枣仁能够滋养肝阴、补益肝血，从而可起到宁心、安神之功，因而可用于治疗心、肝血虚所导致的失眠、惊悸怔忡等症，亦可配合当归、白芍、何首乌、龙眼肉共同起到滋养安神之效。对于肝虚热所导致的虚烦、失眠，可与知母、茯苓等合用；对于心肾阴虚所导致的虚烦、失眠、心悸、健忘、口干、舌燥，可与生地黄、玄参、柏子仁等伍用。

（2）因其具有一定的敛汗之效，所以可用于治疗体虚、自汗、盗汗等病症，亦常与党参、五味子、山茱萸同用。

2. 现代保健作用

现代药理学研究表明，酸枣仁能够有效起到镇静、催眠、提高睡眠质量的作用；同时，酸枣仁还具有降低血压、减轻烧伤所导致的局部水肿、镇痛、抗惊厥、兴奋子宫等作用。

【用量用法】

每次用量为10～18克。既可煎汤，又可入丸、散；可煮粥食用，亦可取1.5～3克酸枣仁研磨成细末状，于睡前吞服。

【注意事项】

不宜炒焦服用，否则会降低其安神之效。

柏子仁

【性味归经】

性平；味甘；归心、肾、大肠经。

【功效】

补心安神、润肠通便。

【养生应用】

1. 中医养生应用

（1）柏子仁能够有效起到养心安神的作用，因而可用于治疗血虚、血不养心所导致的虚烦、失眠、惊悸怔忡等症。亦可与酸枣仁、五味子、茯苓等同用，以增强养心安神之效。若兼有盗汗，则可配以人参、牡蛎、五味子相伍用，以起到滋阴敛汗、补心安神之功。

（2）柏子仁质润而多油，因而具有一定的润肠通便之效，对于因阴虚血亏所导致的肠燥、大便秘结等最为适宜。亦可与其他种子类药物同用，以增强其润肠之功。

2. 现代保健作用

现代药理学研究表明，柏子仁对记忆力和学习能力有较强的改善作用。实验表明，柏子仁能够明显改善损伤所造成的记忆再障碍、记忆力减弱等。

【用量用法】

每次用量为10～18克。既可煎汤，又可入丸、散服用；亦可炒研、取油，涂抹外用。

【注意事项】

大便不实、泄泻、痰多者不宜服用。

远志

【性味归经】

性微温；味辛、苦；归心、肺经。

【功效】

安神养心、化痰开窍、消散痈肿。

【养生应用】

1. 中医养生应用

（1）远志的养心安神之效非常显著，因而可用于治疗心神不宁所导致的失眠、惊悸怔忡、失眠、健忘等。配以朱砂、龙齿，可有效治疗惊悸；配以人参、石菖蒲，可有效改善失眠、健忘等病症。

（2）远志具有祛痰开窍的功效，因而可用于治疗痰阻心窍所导致的精神失常、神志恍惚、惊痫等病症。若与菖蒲、郁金、白矾合用，则可增加祛痰开窍之功。与杏仁、桔梗、甘草伍用，可治疗咳嗽、痰多等症。

（3）远志还具有消痈肿之功效，因而对于痈疽、肿毒、疔毒、乳房肿痛等有较好的疗效。治疗时，既可研末用酒送服，又可外用调敷。

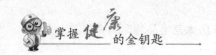

2. 现代保健作用

现代药理学研究表明，远志能够镇静、催眠，且具有较强的抗惊厥作用；同时，远志还可有效起到稀释黏痰、抑制病菌生长等作用。

【用量用法】

每次用量为3～10克。既可煎汤、入丸散，亦可浸酒服用。外用须适量。

【注意事项】

胃炎、胃溃疡者谨慎服用。

合欢皮

【性味归经】

性平；味甘；归心、肝经。

【功效】

安神解郁、活血消痈。

【养生应用】

1. 中医养生应用

（1）合欢皮能够有效起到安神解郁的功效，因而对于情志不调所导致的易怒、忧郁、虚烦不安、失眠、健忘等有较好的治疗效果。既可单用，亦可与柏子仁、龙齿相伍用。

（2）合欢皮具有一定的活血化瘀、消肿止痛之功效，因而可用于治疗跌打损伤、骨折、痈肿、内痈等病症。治疗骨折时，可与川芎、当归伍用；治疗肺痈时，可与白蔹同用；治疗痈疽、疮肿，可与蒲公英、野菊花同用。

2. 现代保健作用

现代药理学研究表明，合欢皮能够显著起到镇静、催眠、提高睡眠质量的作用，对于神经衰弱、失眠等症均非常有益。另外，合欢皮能够有效增强人体呼吸系统功能，且对于人体运动系统亦有一定的改善作用。

【用量用法】

每次用量为10～15克。既可煎汤，入丸、散，亦可浸酒服用。

灵芝

【性味归经】

性平；味甘；归心、肝、脾、肺、肾经。

【功效】

安神定志、滋补强壮。

【养生应用】

1. 中医养生应用

（1）灵芝被我国历代医家认为是具有滋补强壮、扶正培本功效的良药。体虚之人服用，能够增强体质；常人服用，则能够延年益寿。

（2）灵芝还具有较强的补心安神功效，可用于治疗心神不安、体虚所导致的心悸怔忡、头晕、健忘、失眠等病症。与丹参同用，能够有效治疗失眠、头晕。

（3）因其具有一定的止咳平喘、祛痰之功，可用于治疗肺虚所导致的咳嗽、气喘。

（4）因其能够健脾益气、养胃，可用于治疗脾胃虚弱所导致的倦怠、乏力、食欲不振等症状。

2. 现代保健作用

现代药理学研究表明，灵芝能够有效起到延缓衰老、延长寿命的作用；同时，灵芝还具有显著的增强人体免疫力、提高机体免疫力、抗恶性肿瘤、抑制中枢神经系统兴奋、扩张冠状动脉、增加心肌营养性血流量、促进心肌微循环、降低血脂、抗动脉粥样硬化、增强呼吸系统功能、保护肝脏、改善肾上腺皮质功能等作用。

【用量用法】

每次用量为3～10克。既可煎汤，亦可取1.5～3克研末冲服。

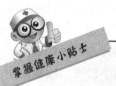

掌握健康小贴士

柏子养心茶

原料：柏子仁5克、枸杞3克、当归2克、石菖蒲2克、茯神2克、花茶5克。

用法：用400ml水煎煮柏子仁、枸杞、当归、石菖蒲、茯神至水沸后，泡茶饮用。可不用茶，也可直接冲饮。

功能：补肾养阴，宁心安神。

用途：劳欲过度，心血亏损，精神恍惚，夜难眠多梦，健忘，遗精。

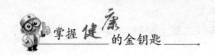

第六节 养胃中药养生法

胃病的发生多与消化功能不良有密切关系，因而养胃药多以开胃和中、消食化积为主，部分药物亦可兼顾健脾之效。养胃药可用于治疗脾胃虚弱、消化不良以及食积不化所导致的脘腹胀满、嗳气、吞酸、恶心、呕吐、大便失常等症。

应用养胃药的同时，应根据不同证候，配伍适宜的其他药物。例如：食积不化多与气滞有关，此时应给予养胃药配合理气行滞药，以增强消食导滞之功；对于脾胃虚弱、运化无力者，则应配合健脾药物。

山楂

【性味归经】

性微温；味甘、酸；归脾、胃、肝经。

【功效】

消食化积、活血化瘀。

【养生应用】

1. 中医养生应用

（1）山楂最擅长健胃养脾、促进消化，因而可用于治疗食滞不化、内积不消、腹胀、腹痛、腹泻等症状，是消油腻肉食积滞之要药。治疗肉食不消，可单用煎服；治疗食滞不化，可与神曲、麦芽同用，以增强其消积之效；治疗腹胀，可与木香、枳壳同用，以增强其行气导滞之效；治疗腹痛、泄泻，可用焦山楂研末冲服。

（2）由于山楂能入血分，从而可起到活血化瘀、消肿导滞之功，因而可用于治疗产后瘀阻所导致的腹痛、恶露不尽及疝气偏坠胀痛等症。治疗产后瘀阻腹痛、恶露不尽，可与当归、川芎、益母草同用；治疗疝气胀痛，可与小茴香、橘核同用。

（3）山楂在近年来还常被应用于高血压、冠心病、高脂血症的临床治疗。

2. 现代保健作用

现代药理学认为，山楂能够有效起到增加胃蛋白酶分泌、促进消化的作用；同时，山楂具有降低血脂、加快清除血清胆固醇、降低血压、增加冠状动脉血流量、增强心肌收缩力、强心、抗衰老、抗菌、扩张血管、抗气管炎、抗恶性肿瘤等作用。

【用量用法】

每次用量为10~15克；大剂量使用不宜超过30克。

麦芽

【性味归经】

性平；味甘；归脾、胃、肝经。

【功效】

消食化积、养胃和中、回乳。

【养生应用】

1. 中医养生应用

（1）麦芽能够有效帮助淀粉性食物的消化，其消食和中之效较为显著，因而可用于治疗食积不化、消化不良、食欲不振、脘腹闷胀等病症。麦芽用于治疗消食之症时，常与山楂、神曲、鸡内金等同用。对于脾胃虚弱而运化不良者，可以麦芽配合具有健脾补气药同用，以起到补而不滞之效。

（2）麦芽能够有效起到回乳的功效，对于女性断乳或乳汁郁积所导致的乳房胀痛等证有较好的疗效。可将生麦芽和炒麦芽同用，以增强其功效。

（3）麦芽还能够起到一定的疏肝解郁、行气导滞之功效，对于肝气郁结、肝脾不和等均有一定的辅助疗效。

2. 现代保健作用

现代药理学研究表明，服用麦芽煎剂后，人体胃酸和胃蛋白酶的分泌量均有一定的升高，因而麦芽能够有效起到促进消化功能的作用；同时，麦芽还具有降低血糖、降低血脂等作用。

【用量用法】

每次用量为10～15克；大剂量使用为30～60克。例如：治疗妇女断乳或乳汁郁积所导致的乳房胀痛，可使用生麦芽、炒麦芽各30～60克，加水煎汁服用。

【注意事项】

哺乳期女性不宜服用。

鸡内金

【性味归经】

性平；味甘；归脾、胃、小肠、膀胱经。

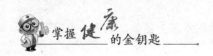
【功效】

健脾养胃、消食化积、固精止遗。

【养生应用】

1. 中医养生应用

（1）鸡内金的消食之效非常显著，且具有健胃养脾的作用，因而可用于治疗消化不良、食积不化、小儿疳积等病症。对于病情较轻的消化不良者，可单用鸡内金炒燥后研末冲服；对于消化不良、脘腹满胀者，可与山楂、麦芽相伍同用；对于小儿脾虚疳积，可与白术、山药、茯苓等具有健脾气之效的药材同用。

（2）鸡内金入小肠、膀胱经，能够起到一定的固精止遗之功效，因而可用于治疗遗尿、遗精等症。治疗遗尿时，可与桑螵蛸、覆盆子同用；治疗遗精，可与莲肉、菟丝子等相伍用。

（3）鸡内金还具有一定的软坚消石之功效，对于泌尿系统结石、胆结石有一定的治疗效果，可与金钱草相伍用。

2. 现代保健作用

现代药理学研究表明，鸡内金的养胃作用非常显著。口服鸡内金后，能够有效提高胃液的分泌量、酸度和消化能力，增强胃运动机能，加快胃排空率。另外，鸡内金药力持久，服药后，胃的消化力、运动机能、蠕动波都呈现持续升高之势。

【用量用法】

每次用量为3～10克。每次取1.5～3克鸡内金研末服用，较煎剂效果更佳。

砂仁

【性味归经】

性温；味辛；归脾、胃经。

【功效】

养胃醒脾、燥湿理气、温中安胎。

【养生应用】

1. 中医养生应用

（1）砂仁是醒脾养胃之良药，且擅长燥湿、理气，对于湿阻中焦、脾胃气滞所导致的诸多证候有较为理想的治疗效果。对于脾胃湿阻、气滞所导致的脘腹胀痛、食欲不振、呕吐、泄泻等病症，亦有一定的疗效。湿阻较重者，可将砂仁配以厚朴、苍术、白豆蔻；气滞食积者，可与木香、积实、白术同用；脾虚气滞之症，可与党参、白术等相伍用。

（2）砂仁具有显著的行气、和中之效，从而可有效起到止呕、安胎的作用，因而可用于治疗妊娠恶阻、胎动不安等症。妊娠女性中虚气滞所导致的呕吐、胎动不安，可配以白术、苏梗同用。

（3）砂仁能够有效起到温中的作用，因而对于脾胃虚寒、腹泻者非常适宜。治疗时，既可单独研末吞服，亦可与干姜、附子等温里药相伍同用。

2. 现代保健作用

现代药理学研究表明，砂仁能够起到抑制血小板凝聚、减少胃酸分泌、抗胃溃疡及较强的镇痛作用。

【用量用法】

每次用量为3～6克。入汤剂时，应后下。

掌握健康小贴士

板栗玉竹养胃粥

食材：板栗20克，桂圆肉20克，玉竹20克，大米90克，白糖20克。

做法：①板栗去壳、去皮，洗净，切碎；桂圆肉、玉竹洗净；大米泡发洗净。②锅置火上，注入清水，放入大米，用旺火煮至米粒开花。放入板栗、桂圆肉、玉竹，用中火煮至熟后，放入白糖调味即可。

功效：此粥具有养胃健脾、补肾强腰、养血安神、滋阴润燥、除烦解渴的功效。

第七节　固涩中药养生法

凡是以收敛固涩为主要功效的药物，即为固涩药，又称收涩药。固涩药多性温，味酸、涩，具有敛汗、止泻、固精、缩尿、止带、止血、止咳等作用。可应用于久病体虚、正气不固所导致的自汗、盗汗、久泻、久痢、遗精、滑精、遗尿、尿频、久咳虚喘、妇女崩带不止等滑脱不禁之病痛。

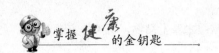

应用固涩药，须注意治标兼顾治本。固涩药只能治病之标，因而应根据导致滑脱证候的原因，配伍相应的补益药物，以求标本兼治。例如：气虚自汗者，应给予固涩药兼顾补气药；阴虚盗汗者，应给予固涩药与补阴药；肾虚所导致的遗精、遗尿者，应给予固涩药与补肾药。总之，只有选择适宜的配伍，治病之根本，才能实现最佳疗效。

五味子

【性味归经】

性温；味酸；归肺、肾、心经。

【功效】

敛肺补肾、生津敛汗、涩精止渴、养心安神。

【养生应用】

1. 中医养生应用

（1）五味子能够收敛、滋润，上可收敛肺气，下能滋润肾阴，因而对于肺气虚弱所导致的久咳不止，肺肾亏虚所导致的咳喘能够起到止咳、平喘之功。

（2）五味子敛汗之余，兼顾生津液，因而可用于治疗津伤所导致的口渴、自汗、盗汗等病症。治疗热伤气阴所导致的心悸、脉虚、口渴、多汗，可与人参、麦门冬同用；治疗阴虚盗汗、阳虚自汗，可与柏子仁、人参、麻黄根、牡蛎同用；治疗消渴，可与黄芪、生地黄、麦门冬、天花粉等相伍用。

（3）五味子能够补肾涩精、收敛止泻，因而可用于治疗遗精、滑精、久泻不止等病症。单用五味子，即可治疗梦遗虚脱；与桑螵蛸、龙骨同用，可治疗精滑不固；与补骨脂、山茱萸、肉豆蔻同用，可治疗脾肾虚寒所导致的五更泄泻。

（4）五味子还具有一定的养心安神之功，对于失眠、多梦、心悸怔忡等有一定的治疗效果。若与生地黄、麦门冬、丹参、枣仁同用，则可治疗心肾阴血亏虚所导致的虚烦、心悸怔忡、失眠、多梦等病症。

2. 现代保健作用

现代药理学研究认为，五味子具有显著的强心作用，能够增强心肌收缩力、增加血管张力、调节心肌细胞和心脏的能量代谢、改善心肌营养和功能；同时，五味子能够增强肝脏的解毒功能，抗衰老，增强机体代谢功能，抗肾病变，抗恶性肿瘤。

【用量用法】

每次用量为2～6克。亦可每次取1～3克，研磨成末，用水冲服。

【注意事项】

由于五味子酸涩，能收敛，因而表邪未解、内有实热、咳嗽初起、麻疹初发者，均不宜服用。

莲子

【性味归经】

性平；味甘、涩；归脾、肾、心经。

【功效】

收敛固涩、止泻固精、健脾益肾、补心安神。

【养生应用】

1. 中医养生应用

（1）莲子性味甘平，可起补益之功；其味涩，可起收敛固涩之效，因而能够起到健脾止泻的作用，对于脾虚所导致的久泻不止、食欲不振等有较好疗效。与人参、白术、茯苓、山药等同用，可增强其止泻、补脾之功效。

（2）莲子入肾经，能够收敛固涩，故具有一定的补肾固涩之功效，可用于治疗肾虚所导致的遗精、滑精等症。与沙苑子、龙骨、牡蛎、莲须同用，能够有效增强其纠正遗精、滑精的作用。

（3）莲子既可养心，又能补肾，能够起到交通心肾之功，因而可用于治疗虚烦、惊悸、失眠等病症，可与麦门冬、茯神、柏子仁等具有清心安神之效的药品同用，以增强其功效。

（4）由于莲子能够补心、益肾、固涩，因而亦可用于治疗妇女崩漏、白带过多、月经过多等病症。

2. 现代保健作用

现代药理学研究表明，莲子能够起到降低血压、促进外周血管扩张、强心、抗心律不齐的作用。

【用量用法】

每次用量为6～15克。既可煎汤、入丸散，又可熬粥、入药膳服食。

【注意事项】

大便燥结者不宜服用。

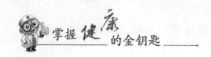

山茱萸

【性味归经】

性微温；味酸；归肝、肾经。

【功效】

收敛固涩、补肝止血、补肾益精。

【养生应用】

1. 中医养生应用

（1）山茱萸不仅能够补益肝肾，且能够起到补精、助阳之功，因而可用于治疗肝肾亏虚、头晕、目眩、腰膝酸软、阳痿等病症。与熟地黄、山药、泽泻等配伍，是治疗肝肾阴虚所导致的头晕、目眩、腰膝酸软等症状的基本方药。亦可与补骨脂、当归、麝香同用，能够治疗肾阳亏虚、阳痿、滑精等病症。

（2）山茱萸的收敛固涩之效非常显著，因而有效治疗遗精、滑精、小便不禁、虚汗不止等病症。治疗小便不禁时，可与桑螵蛸、覆盆子、益智仁、沙苑子等配伍；治疗大汗不止、体虚欲脱，可与人参、附子、龙骨、牡蛎等配伍，疗效较好。

（3）因山茱萸具有收敛固涩之功，因而又可兼顾起到止血之效。若与乌贼骨、茜草炭、棕皮炭等配伍同用，能够治疗妇女崩漏、月经过多等病症。

2. 现代保健作用

现代药理学研究表明，山茱萸能够有效起到缓解疲劳、耐缺氧、增强记忆力、抗恶性肿瘤、保护肝脏、增强机体免疫力、消炎、抗菌、抗休克、升压、降低血糖、抑制血小板凝集等作用。

【用量用法】

每次用量为5～10克，大剂量使用可至30克。既可煎汤服用，又可入丸散。

【注意事项】

由于山茱萸属温补收敛之品，因而命门火炽而素有湿热、小便不利者，均不宜服用。

覆盆子

【性味归经】

性微温；味甘、酸；归肝、肾经。

【功效】

收敛固涩、补益肝肾、固精缩尿。

【养生应用】

1. 中医养生应用

（1）覆盆子不仅能够补益肝肾，还兼具收敛固涩之功，因而可有效起到固精缩尿之效，对于肾虚不固、遗精、滑精、遗尿、尿频等病症有较好疗效。与沙苑子、山茱萸、芡实等配伍同用，可有效治疗梦遗、滑精；与桑螵蛸、益智仁、金樱子同用，可治疗遗尿、尿频。

（2）覆盆子能够起到补肾助阳、补肝明目之功效，因而对于肾虚阳痿以及肝肾不足所导致的目暗不明有较好疗效。与枸杞子、菟丝子、五味子、车前子配伍同用，可治疗肾虚阳痿、精滑不固、不育等病症；与熟地黄、枸杞子、女贞子等具有补益肝肾、明目功效之品同用，能够治疗目暗不明。

2. 现代保健作用

现代药理学研究表明，覆盆子具有雌激素样作用，同时可有效抑制金黄色葡萄球菌、结核杆菌、霍乱弧菌的生长。

【用量用法】

每次用量为3～10克。既可煎汤、入丸散，亦可浸酒、熬膏服用。

【注意事项】

肾虚火旺、小便短涩者，均不宜服用。

掌握健康小贴士

芡实粉粥

用料：芡实粉30克，核桃肉（打碎）15克，红枣（去核）5～7枚，糖适量。

制法：将芡实粉先用凉开水打糊，放入滚开水中搅拌，再倒入核桃肉、红枣肉，煮成糊粥，放糖。

用法：不拘时服。

功效：滋补脾肾，固涩精气。适用于脾肾气虚、精气不固而引起的遗精、滑泄、腰膝无力等。

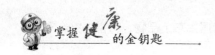

第八节　补气养生方剂举例

补气养生方剂，主要是用于治疗脾肺气虚证的方剂。脾肺气虚证常表现为肢体无力、倦怠、气短、动则气促、声音低弱、懒言、面色萎白、食欲不振、舌苔淡白、脉弱或虚大等症状，严重的可能发生虚热自汗、脱肛、子宫脱垂等。

对于上述症状的治疗，大多以人参、黄芪、白术、甘草、山药等补气健脾药为主。同时，对于不同病症的具体情况，应根据药物的配伍法则，酌量使用行气、燥湿、生血、滋阴类药品，以起到标本兼治、补气养生之效。例如：补中益气汤中，除了应用人参、黄芪、白术、甘草补气药外，还加用了具有补血功效的当归、具有理气功效的橘皮、具有升阳功效的升麻和柴胡，从而能够在补气之余起到升阳举陷、升清降浊之效，对于脾胃气虚、气虚下陷之症，疗效理想。

1. 四君子汤

【组成】人参10克、白术9克、茯苓9克、甘草6克。

【功效】补气健脾。

【应用】适宜脾胃虚弱之症。

【症状表现】面色萎白、语声低弱、四肢无力、食欲不振、大便不实、舌质淡、脉细缓。

【分析】饮食不节、劳倦过度则会损伤脾胃，以致人体气血生化之源不足。脾虚不运、胃纳呆滞，会引发食欲不振、大便不实等症，因而治疗时应以补气健脾为主。方中人参性微温，味甘、微苦，入肺、脾经，具有补益元气、健脾润肺、生津止渴、安神益智之功效。白术性温，味苦、甘，入脾、胃经，具有补气健脾、利水化湿、止汗安胎等功效。茯苓性平，味甘、淡，入心、脾、肾经，具有安神、健脾、燥湿、利水等功效。甘草性平，味甘，入心、脾、肺、胃经，能够起到补气健脾、缓急止痛、润肺止咳、缓和药性的作用。

本方人参为君，能够大补元气、健脾养胃；白术为臣，能够健脾化湿；配以茯苓能够增强健脾化湿之效，以促进脾脏运化功能；佐以甘草则能够起到调中、益气、健脾之效。全方四味相配，能够共同起到甚佳的补气健脾之功用。本方为补气的基本方剂，其他许多以补气健脾为主的方剂都是由此演变而来。

【服用方法】将四味一同研磨成细末，装入纱布制成的药袋中，置入药锅中，加入适量清水，以小火慢煎20~30分钟即可。可不拘时限，多次口服。

2. 参苓白术散

【组成】人参100克、白茯苓100克、白术100克、山药100克、甘草100克、莲子肉50克、薏苡仁50克、砂仁50克、桔梗50克、白扁豆75克。

【功效】补气健脾、化湿止泻。

【应用】适宜脾胃虚弱之症。

【症状表现】面色萎黄、胸脘闷胀、四肢无力、形体消瘦、食欲不振、大便不实、呕吐、腹泻、舌苔白、质淡红、脉细缓或虚缓。

【分析】人参性微温，味甘、微苦，入肺、脾经，具有补益元气、健脾润肺、生津止渴、安神益智之功效。白茯苓性平，味甘、淡，入心、脾、肺经，具有安神、健脾、燥湿、利水等功效。白术性温，味苦、甘，入脾、胃经，具有补气健脾、利水化湿、止汗安胎等功效。山药性平，味甘，入脾、肾、肺经，具有健脾补气、滋阴补肾等功效。甘草性平，味甘，入心、脾、肺、胃经，能够起到补气健脾、缓急止痛、润肺止咳、缓和药性的作用。莲子性平，味甘、涩，入脾、肾、心经，具有收敛固湿、健脾止泻、养肾固精、补心安神等功效。薏苡仁性微寒，味甘、淡，入脾、胃、肺经，具有健脾养胃、行气化湿、清热利水、除痹排脓的作用。砂仁性温，味辛，入脾、胃经，具有理气燥湿、健胃醒脾、温中、安胎等功效。本方用白扁豆能够起到健脾化湿之功，合用桔梗，则可以起到引药上行、补益肺气的作用。全方十味合用，能够共同起到健脾补气、燥湿止渴之效。

【服用方法】上述诸药共研磨成细末，每次取6克，用枣汤调服。儿童宜根据年龄适量增减。

3. 补中益气汤

【组成】黄芪15克、人参10克、当归10克、白术10克、甘草5克、橘皮6克、升麻3克、柴胡3克。

【功效】补益中气、升阳举陷。

【应用】适宜脾胃气虚或气虚下陷之症。

【症状表现】脾胃气虚者，常表现为发热、自汗、口渴、喜温饮、气短、懒言、倦怠、肢软、面色晦暗、大便不实、舌质淡、苔薄白、脉洪而虚等；气虚下陷者，常表现为脱肛、子宫下垂、久泻、久痢、久疟及清阳下陷等。

【分析】黄芪性微温，具有补气升阳、益卫固表、利水消肿、托毒生肌等功效。人参性微温，具有大补元气、健脾润肺、生津止渴、安神益智之功效。当归性温，具有补血活血、调经止痛、润肠消痈等功效。白术性温，具有补气健脾、利水化湿、止汗安胎等功效。白术性温，具有补气健脾、利水化湿、止汗安胎等功效。

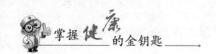

甘草性平，能够起到补气健脾、缓急止痛、润肺止咳、缓和药性的作用。橘皮性温，具有理气化痰、燥湿调中等功效。升麻性微寒，具有清热解毒、升阳举陷、发表透疹等功效。柴胡性微寒，具有升举阳气、疏肝解郁、和解退热的作用。全方八味合用，既能起到补气健脾、治疗气虚的功效，又能达到升举下陷之阳气、升清降浊的功效。

【服用方法】清水煎汤服用。或制丸剂服用，每次10～15克，每日2～3次。可用温开水或姜汤冲服。

4. 生脉散

【组成】人参10克、麦门冬15克、五味子6克。

【功效】补气生津、敛阴止汗。

【应用】适宜暑热汗多、津气两伤；肺虚久咳、气阴两伤等证。

【症状表现】暑热汗多所导致的津气两伤，常表现为倦怠、气短、咽喉干燥、口渴、脉虚细；肺虚久咳、气阴两伤，其症状常表现为呛咳、少痰、气短、自汗、口干、舌燥、苔薄津少、脉虚数或虚细。

【分析】出汗过多会导致心阴亏虚，自汗过多必然会导致耗气、损肺，由此会发生口舌干燥、心烦、口渴、体倦、气短等症状，因而治疗时应以补肺、养心、滋阴为主。人参性微温，味甘、微苦，入肺、脾经，具有补益元气、健脾润肺、生津止渴、安神益智之功效。麦门冬性微寒，味甘、微苦，入肺、心、胃经，具有滋阴润肺、生津养胃、清心除烦等功效。五味子性温，味酸，入肺、肾、心经，具有收敛固涩、养肺益肾、生津敛汗、涩精止泻、养心安神等功效。

本方以人参为君，以求大补元气之效；以麦门冬为臣，以求清虚热、滋阴除烦之功；佐以五味子，则能够起到收敛、止汗的作用。全方三味合用，通过补肺、养心、滋阴，能够获得益气、生津之功。

【服用方法】本方为一剂的用量，每剂每日煎汤3次，可不分时限，在1日内服完即可。

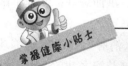

补气药粥白术猪肚粥

【粥方组成】白术30克，槟榔10克，猪肚一副，生姜少量，粳米2两。

【功效主治】补中益气，健脾和胃。适用于脾胃气弱，消化不良，不思饮食，倦怠少气，腹部虚胀，大便泄泻不爽。

【煮制方法】洗净猪肚，切成小块，同白术、槟榔、生姜煎煮取汁，去渣，用汁同米煮粥。猪肚可取出蘸麻油酱油佐餐。

【粥义解说】白术猪肚粥系一复方药粥，方中白术为中医临床最常用的健脾药，其味甘微苦，性温，专入脾胃经，对消化吸收功能减退的脾胃气虚症，如食少、便溏、消化不良、脘腹虚胀等有良好效果。近代研究也证实，白术具有促进肠胃分泌的作用。槟榔的行气消积作用较为显著，临床医生常常用于满腹胀痛、大便不爽的病症。它同白术、猪肚煮粥食用，可以行气而不伤正，除胀而无损于人，又能明显地增强病人的消化能力。猪肚可以补虚损，健脾胃。总之，白术、猪肚、梗米、槟榔，同煮粥吃，对中气不足、脾胃虚弱的病人，是很有帮助的。根据本粥方配伍的作用看，除了女同志之外，凡一切脾胃气虚的人，均可食用。

【注意事项】白术猪肚粥可供早晚餐温热服食，3～5天为一疗程，停3天再吃，病愈后即可停服。由于槟榔属于破气耗气之品，所以用量不宜过大。

第九节　养血养生方剂举例

补血方剂，是指由具有补血养血功效的药物组成，能够用于治疗血虚病症的方剂。血虚证的症状，常表现为头晕、眼花、面色晦暗、唇色浅淡、指甲枯瘪、心悸、失眠、大便秘结、舌质淡红、脉细数或细涩、苔滑津少，以及女性月经延期、经量过少、经血色淡等。

对于上述症状的治疗，大多以熟地黄、当归、白芍、阿胶、何首乌、龙眼肉等擅长补血、养血功效的药物为主要组成部分。另外，正如《名医方论》所说："有形之血不能自生，生于无形之气故也。"由于"气能生血"，因而在补血的同时，应酌情配伍具有补气功效的药物，以起到气旺生血之效。在诸多补血养生方剂中，四物汤、当归补血汤、归脾汤等均属具有代表性的方剂。

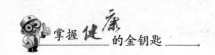

1. 四物汤

【组成】当归10克、川芎8克、白芍12克、熟地黄10克、干地黄12克。

【功效】补血养血、调摄冲任。

【应用】适宜冲任虚损之症。

【症状表现】月经不调、脐腹疼痛、崩漏；血瘕块硬、时发疼痛；胎动不安、血下不止、产后恶露不下、结生瘕聚、小腹坚痛、时作寒热等。

【分析】当归性温，味甘、辛；入心、肝、脾经，具有补血活血、调经止痛、润肠消痈等功效。川芎性温，味辛；入肝、胆、心包经，具有活血理气、祛风止痛等功效。白芍性微寒，味苦、酸；入肝、脾经，具有补血养阴、清肝潜阳、柔肝止痛等功效。熟地黄性微温，味甘；入肝经，具有补血滋阴、补益精髓等功效。干地黄，即为生地黄，性寒，味甘、苦；入心、肝、肾经，具有凉血清热、滋阴生津等功效。

全方四味药材均属于入血分之品，其补血而不滞血、能行血却不会破血，可谓补中有散、散中有受，因而为治血症之要剂。本方是补血、调经之要方。各种血虚证候的治疗，均可以本方作为基础，根据不同证候增减药品。

【服用方法】取药加水，煎成汤剂。每剂每日煎3次，分早、中、晚3次空腹服用。

2. 当归补血汤

【组成】黄芪30克、当归6克。

【功效】补气生血。

【应用】适宜劳倦内伤所导致的气亏血虚、阳浮外越。

【症状表现】肌热面赤、烦渴欲饮、脉洪大而虚，以及女性月经、产后时期血虚、发热、头痛等症。或表现为疮溃疡后，久不愈合等。

【分析】劳倦内伤、元气不足，即会导致阴血亏虚、浮阳外越，因而治疗时宜用补气生血之剂。方中黄芪性微温，具有补气升阳、益卫固表、利水消肿、托毒生肌等功效，可用于治疗脾肺气虚、中气下陷、卫气不足、气血亏虚等症。当归为补血之要药，其性温，味甘、辛，入心、肝、脾经，具有补血活血、调经止痛、润肠消痈等功效。

正所谓"气能生血"，有形之血生于无形之气，所以本方重用黄芪，以起到补气而生血的功效。全方仅用两味，但却能起到甚佳的补气、生血之效。《名医方论》中说："有形之血不能自生，生于无形之气故也。"本方正是以此为据。

【服用方法】取药加水，煎成汤剂。每剂每日煎3次，分早、中、晚3次空腹服用。

【注意】实热者不宜服用。

3. 当归汤

【**组成**】白术30克、黄芪30克、茯神30克、人参15克、木香15克、龙眼肉30克、酸枣仁30克、甘草8克、当归3克、远志3克。

【**功效**】补血益气、补心健脾。

【**应用**】适宜心脾两虚，或脾不统血之症。

【**症状表现**】心脾两虚证多与思虑过度、劳伤心脾、气血亏虚有关，常表现为心悸怔忡、失眠、健忘、盗汗、虚热、食欲不振、倦怠、面色萎黄、舌质淡、苔薄白、脉细缓等。脾不统血，常见于便血及女性崩漏、月经提前、经量过多、经色淡、月经淋沥不止、带下等。

【**分析**】白术性温，具有补气健脾、利水化湿、止汗安胎等功效。黄芪微温，具有补气升阳、益卫固表、利水消肿、托毒生肌等功效。茯神性平，具有安神、健脾、燥湿、利水等功效。人参性微温，具有补益元气、健脾润肺、生津止渴、安神益智之功效。木香性温，具有理气调中、导滞止痛等功效。龙眼肉性温，具有补心健脾、补血益气等功效。酸枣仁性平，具有补心安神、养肝、敛汗等功效。甘草性平，能够起到补气健脾、缓急止痛、润肺止咳、缓和药性的作用。当归性温，具有补血活血、调经止痛、润肠消痈等功效。远志性微温，具有安神养心、化痰开窍、消散痈肿等功效。全方十味合用，能够通过补气、养心、交通心肾，起到生血、统血之效。

【**服用方法**】以上述方剂组成比例，另加入红枣5枚、生姜6克，以清水煎服用。亦可以剂量组成比例放大，制成蜜丸，每丸约重15克，空腹用开水送服1丸，每日3次。

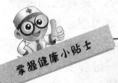

桃仁红枣益气养血粥

原料：红枣100克，核桃仁50克，大米50克，冰糖100克，桂圆肉适量。

做法：将红枣、大米分别用清水浸泡片刻，洗净后放入无油渍锅中，加入核桃仁、桂圆肉以及适量清水，大火烧开后，用小火煮约1个小时，至成粥为止，放入冰糖，待冰糖融化后即可食用。

养生之道：红枣具有益气养血的功效，可补血气、益五脏、悦容颜、抗衰老，与桂圆和大米配成粥可以延年益寿。

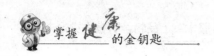

第十节　壮阳养生方剂举例

壮阳方剂，是指由具有补肾壮阳功效的药物组成，能够用于治疗肾阳虚衰的方剂。肾阳虚证的症状，常表现为腰膝酸软、四肢畏寒、肢体酸软无力、小腹拘急冷痛、小便不利或小便频数、阳痿、早泄、形体羸瘦、消渴、脉沉细或脉沉伏等。

对于上述诸多症状的治疗，应以附子、肉桂、杜仲、补骨脂、山茱萸、巴戟天等具有补肾助阳功效的药物为主要组成。同时，根据不同病症的具体情况，可酌情加用具有补血、补气等功效的药物，亦有部分方剂在重用壮阳药的同时加用适量具有清热润燥功效的药物，以起到补而不燥之效。在诸多壮阳养生方剂中，肾气丸、右归丸都是比较具有代表性的方剂。

1. 肾气丸

【组成】干地黄240克、山药120克、山茱萸110克、泽泻90克、茯苓90克、牡丹皮90克、桂枝30克、附子30克。

【功效】补肾助阳。

【应用】适宜肾阳亏虚之症。

【症状表现】腰痛、足软、下身伴有冷感、小腹拘急、小便不利或小便频数、脉沉细、舌质淡胖、苔薄白不燥，以及脚气、痰饮、消渴等。

【分析】干地黄，即为生地黄，性寒，味甘、苦；入心、肝、肾经，具有凉血清热、滋阴生津等功效。山药性平，味甘；入脾、肾、肺经，具有滋阴补肾、健脾补气等功效。山茱萸性微温，味酸；归肝、肾经，具有收敛固涩、补肝止血、补肾益精等功效。泽泻性寒，味甘、淡；入肾、膀胱经，具有利水燥湿、清热泻火之效。茯苓性平，味甘、淡；入心、肾、脾经，具有利水燥湿、健脾安神等功效。牡丹皮性微寒，味辛、苦；入心、肝、肾经，具有活血化瘀、清热凉血等功效。桂枝性温，味辛、甘；入心、肺、膀胱经，具有温经通阳、解表发汗等功效。附子性热，味辛；入心、脾、肾经，具有补火助阳、回阳救逆、祛寒止痛之功。全方八味相配伍，意在起到"阴中求阳"之效，其补肾壮阳之效非常显著。

【服用方法】将上述八味一同研磨、碾成细末，制成蜜丸，每丸约重15克，分早、晚2次，每次1丸，用开水送服。亦可根据原方剂量比例，酌情增减，用清水煎汤服用。

2. 右归丸

【组成】 熟地黄240克、山药120克、山茱萸90克、枸杞子120克、鹿角胶120克、菟丝子120克、杜仲120克、当归90克、肉桂60克、制附子60克。

【功效】 补肾助阳、填精养血。

【应用】 适宜肾阳亏虚、命门火衰之症。

【症状表现】 气衰神疲、畏寒、肢冷；阳痿、遗精、阳衰无子；大便不实、完谷不化之泄泻；小便自遗、腰膝酸软、下肢浮肿等。

【分析】 熟地黄性微温，具有补血滋阴、补益精髓等功效。山药性平，具有滋阴补肾、健脾补气等功效。山茱萸性微温，具有收敛固涩、补肝止血、补肾益精等功效。枸杞子性平，具有滋阴补肾、补肝明目、清肺润燥之效。鹿角胶性温，具有补肾益精、补肝养血等功效。菟丝子性平，具有补肾固精、补肝明目、缩尿止泻等功效。杜仲性温，具有补益肝肾、强健筋骨、助阳安胎等功效。当归性温，具有补血活血、调经止痛、润肠消痈等功效。肉桂性热，具有温经助阳、祛寒止痛等功效。制附子性热，能够起到补火助阳、回阳救逆、祛寒止痛的作用。

本方重用肉桂、附子，意在补肾壮阳；加用熟地、山茱萸、山药、菟丝子、枸杞、杜仲，意在滋补肾阴；佐以当归，则能够补血养肝。诸味相配，能够通过补肾温阳、补益精血起到补益肾中元阳之效。

【服用方法】 将上述十味一同碾为细末，制成蜜丸，每丸约重15克，分早、晚2次，分别用开水送服1丸。亦可根据原方剂量比例，酌情增减，用清水煎汤服用。

掌握健康小贴士

壮阳狗肉汤

配方：狗肉2000克，菟丝子30克，附片13克。

制法：将狗肉整块下锅，用沸水煮透，捞入凉水内，洗净血水，控干水分，切成长方条。将锅置火上，放入狗肉、姜片热炒，烹入绍酒炝锅，然后倒入大锅内，同时把菟丝子、附片用纱布包好，放入锅内，加清汤、盐、味精、葱白，置武火上烧沸，去浮沫，改用文火炖2小时。待狗肉炖至熟烂，挑出姜、葱白，调味，分装10份即成。

功效：温肾助阳，益精补虚。

用法：每日1次，每次1份，晨起空腹食用，冬令尤宜多吃。

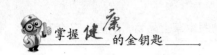

第十一节　滋阴养生方剂举例

滋阴方剂，是指由具有补阴功效的药物组成，能够用于治疗阴虚病症的方剂。阴虚证的症状，常表现为形体羸瘦、面容憔粹、口燥、咽干、虚烦、失眠、大便秘结、小便赤短、腰酸背痛、脉沉细数、舌红苔少、津少等，严重的可能发生骨蒸潮热、盗汗、呛咳无痰、梦遗、滑精等。对于上述病症的治疗，应以熟地黄、麦门冬、天门冬、龟板、知母、枸杞子、黄柏等具有滋阴功效的药物为主要组成。在诸多滋阴养生方剂中，六味地黄丸、左归丸、大补阴丸、石斛夜光丸、七宝美髯丹等都是非常具有代表性的方剂。

1. 六味地黄丸

【组成】熟地黄24克、山茱萸12克、干山药12克、泽泻9克、茯苓9克、丹皮9克。

【功效】滋阴、补肾、养肝。

【应用】适宜肝肾阴虚、虚火上炎之症。

【症状表现】肝肾阴虚证的症状，常见于腰膝酸软、头晕、目眩、耳鸣、耳聋、盗汗、遗精及小儿囟门不合。虚火上炎的症状表现，多见于骨蒸潮热、手足心热、消渴、虚火牙痛、口干、咽干、舌红少苔、脉细数等。

【分析】熟地黄性微温，味甘；入肝经，具有补血滋阴、补益精髓等功效。山茱萸性微温，味酸；归肝、肾经，具有收敛固涩、补肝止血、补肾益精等功效。山药性平，味甘；入脾、肾、肺经，具有滋阴补肾、健脾补气等功效。泽泻性寒，味甘、淡；入肾、膀胱经，具有利水燥湿、清热泻火之效。茯苓性平，味甘、淡；入心、肾、脾经，具有利水燥湿、健脾安神等功效。丹皮，即为牡丹皮，其性微寒，味辛、苦；入心、肝、肾经，具有活血化瘀、清热凉血等功效。

全方六味合用，以滋补为主，又加用泽泻、丹皮、茯苓可起到一定的清泻之效，可谓"补中有泻"，是滋阴补肾的常用方剂。

【服用方法】将上述6味一同碾为细末，制成蜜丸，每丸约重15克。成人每次空腹用开水送服1丸，每日3次。亦可用清水煎汤服用。

2. 左归丸

【组成】熟地黄240克、山药120克、枸杞子120克、山茱萸120克、川牛膝90克、菟丝子120克、鹿胶120克、龟胶120克。

【功效】滋阴补肾。

【应用】适宜真阴不足之症。

【症状表现】常表现为头晕、目眩、腰腿酸软、遗精、滑精、自汗、盗汗、口燥、咽干、口渴欲饮、舌光少苔、脉细或数。

【分析】熟地黄性微温，味甘；入肝经，具有补血滋阴、补益精髓等功效。山药性平，味甘；入脾、肾、肺经，具有滋阴补肾、健脾补气等功效。枸杞子性平，味甘；归肝、肾、肺经，具有滋阴补肾、补肝明目、清肺润燥等功效。山茱萸性微温，味酸；归肝、肾经，具有收敛固涩、补肝止血、补肾益精等功效。川牛膝性平，味苦、酸；入肝、肾经，具有补益肝肾、活血化瘀、利尿通淋、强健筋骨、引血下行等功效。菟丝子性平，味甘、辛；归肾、肝经，具有补肾固精、补肝明目、缩尿止泻的功效。鹿胶性温，味甘、咸；入肝、肾经，具有补肾益精、补肝养血等功效。龟胶性平，味甘、咸；入肝、肾、心经，具有滋阴补血、退热止血等功效。全方八味相配，能共同起到填阴滋肾、育阴潜阳之效。由于本方长期服用容易导致脾胃不适，因而运用时可适当加入陈皮、砂仁等理、醒脾胃药。

【服用方法】将上述8味一同碾为细末，制成蜜丸，每丸约重15克，分早、晚2次服用，每次1丸，用淡盐水送服。

3. 大补阴丸

【组成】黄柏120克、知母120克、熟地黄180克、龟板180克。

【功效】滋阴泻火。

【应用】适宜肝肾阴虚、虚火上炎之症。

【症状表现】常表现为骨蒸潮热、盗汗、遗精、咳嗽、咯血、心烦、易怒、足膝疼热或足膝痿软、舌红少苔、脉数而有力。

【分析】本方最为适宜肝肾两虚、真阴不足之症。方中黄柏性寒，味苦；入肾、膀胱、大肠经，具有滋阴清热、燥湿退热、泻火解毒等功效。知母性寒，味甘、苦，入肾、肺、胃经，具有滋阴润燥、清热泻火等功效。熟地黄性微温，味甘；入肝经，具有补血滋阴、补益精髓等功效。龟板性平，味甘、咸；入肝、肾、心经，具有滋阴潜阳、补肾固冲等功效。本方以熟地黄、龟板滋补真阴、潜阳泻火；以黄柏泻火，佐以知母，意在清热润肺、滋阴补肾。全方四味合用，既能滋阴潜阳，又能清热降火，可谓相得益彰。

【服用方法】将适量猪脊髓蒸熟，捣为泥状。将上述4味碾为细末后，与猪脊髓泥一同搅拌均匀，制成蜜丸，每丸约重15克，每日分早、晚2次服用，每次1丸，用淡盐水送服，亦可用清水煎汤服用。

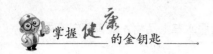

【注意】食欲不振、大便不实、泄泻及实热者，均不宜服用。

4. 石斛夜光丸

【组成】天门冬60克、人参60克、茯苓60克、麦门冬30克、熟地黄30克、菟丝子23克、甘菊花23克、草决明23克、杏仁23克、干山药23克、枸杞子23克、牛膝23克、五味子23克、蒺藜15克、石斛15克、肉苁蓉15克、川芎15克、淡甘草15克、枳壳15克、青葙子15克、防风15克、川黄连15克、乌犀角15克、羚羊角15克。

【功效】滋阴补肾、清肝明目。

【应用】适宜肝肾不足、阴虚火旺之症。

【症状表现】瞳孔散大、视物昏花、羞明流泪、头晕、目眩、白内障等。

【分析】本方一共用药二十五味，大致包括滋阴补肾、生津养血、疏肝清热、清肝泻心、健脾益肺等五方面功效。但本方尤以滋阴、补肾、养肝的功效最为显著，且为眼科的常用方剂。肝肾亏虚、精血不足，则无法上注于目，以致发生视物不清、瞳神散大；而阴虚火盛，则会导致白内障、羞明、头晕、目眩等症。本方合用天门冬、麦门冬、熟地黄、生地黄、五味子、石斛，重在起到生津养血之功；合用菟丝子、枸杞子、牛膝、肉苁蓉，意在起到滋阴补肾之效；加用人参、茯苓、甘草、山药，能够起到健脾益肺以助生化的作用；加用枳壳、川芎、菊花、杏仁、防风、草决明、蒺藜、青葙子，能够起到疏肝清热之效；佐以黄连、犀角、羚羊角，则能够达到平肝、泻心、凉血的效果。全方诸味配伍，能共同起到平肝熄风、滋阴明目之功效。

【服用方法】将上述诸味一同碾为细末，制成蜜丸，每丸约重10克，分早、晚2次服用，每次1丸，用淡盐水送服。

5. 七宝美髯丹

【组成】何首乌30克、白茯苓15克、怀牛膝15克、当归15克、枸杞15克、菟丝子15克、破故纸12克。

【功效】滋阴补肾、补肝养血。

【应用】适宜肝肾阴虚之症。

【症状表现】梦遗、滑精、腰膝酸软、须发早白、牙齿动摇等。

【分析】何首乌性微温，味苦、甘、湿；归肝、肾经，具有补益精血、解毒截疟、润肠通便等功效。白茯苓性平，味甘、淡；归心、脾、肾经，具有安神、健脾、燥湿、利水等功效。牛膝性平，味苦、酸；入肝、肾经，具有补益肝肾、活血化瘀、利尿通淋、强健筋骨、引血下行等功效。当归性温，味甘、辛；归心、肝、脾经，具有补血活血、调经止痛、消痈润肠等功效。枸杞子性平，味甘；归肝、肾、肺经，具有滋阴补肾、补肝明目、清肺润燥等功效。菟丝子性平，味甘、辛；归肾、肝经，具有补肾固精、补肝明目、缩尿止泻的功效。破故纸，又名补骨脂，其性温，味辛；入肾经，具有补肾助阳、健脾温中、止泻固涩等功效。本方以何首乌为主药，合用枸杞、菟丝子能够增强滋阴补肾之功；加用牛膝、当归，能够起到补益肝肾、补血养肝之效；佐以补骨脂，意在温补肾阳，达到阴中求阳之效。

【服用方法】将上述七味一同碾为细末，制成蜜丸，每丸约重10克，分早、晚2次，用淡盐水送服，每次1丸。

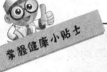

掌握健康小贴士

滋阴养生枸杞鸭粥

【配料】鸭汤1000毫升，枸杞20克，粳米100克，盐、味精、葱等适量。

【制作方法】将鸭宰杀后，去毛及内脏，洗净切块，放入锅内，加水煮熟。取出鸭肉，留鸭汤1000毫升，除去鸭汁面上的油脂，加入淘洗干净的粳米、枸杞，熬煮成粥，再加入调味品，和匀即成。

【功效】滋阴养胃、利水消肿。

【适应证】病后体虚，神疲乏力，肺肾亏损，水肿，咳嗽，潮热骨蒸。

【食法】随意服食或分早晚餐分服，鸭肉与粥一起食用。

第十二节　养胃养生方剂举例

养胃方剂多以消食导滞、开胃和中、除痞化积功效为主，同时亦可兼顾健脾之效。养胃方剂可用于治疗脾胃虚弱、消化不良，以及食积不化所导致的脘腹胀满、胸闷、嗳气、吞酸、恶心、呕吐、大便失常、腹痛等。

对于上述病症，多以山楂、麦芽、砂仁、神曲、莱菔子、鸡内金等具有养胃、

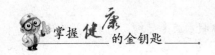

消滞、化积功效的药物为主要组成。同时，对于脾胃虚弱所导致的食积不化者，应配以健脾益气药以起到消补兼施之效。保和丸、健脾丸、枳术丸、开胃山楂丸等，都是非常有代表性的养胃养生方剂。

1. 保和丸

【组成】山楂180克、神曲60克、半夏90克、茯苓90克、陈皮30克、连翘30克、莱菔子30克。

【功效】健胃消食。

【应用】适宜食物积滞所导致的诸症。

【症状表现】脘腹痞满、胀痛、嗳腐、吞酸、恶心、呕吐，或大便不实、泄泻，以及舌苔厚腻、脉滑等。

【分析】山楂性微温，味甘、酸；归脾、胃、肝经，具有消食化积、活血化瘀等功效。神曲性温，味甘、辛；入脾、胃经，具有健胃消食等功效。半夏性温，味辛；入脾、胃、肺经，具有燥湿化痰、降逆止呕、消痞散结等功效。茯苓性平，味甘、淡；入心、脾、肾经，具有安神、健脾、燥湿、利水等功效。陈皮性温，味辛、苦；入脾、肺经，具有理气和中、燥湿化痰等功效。连翘性微寒，味苦；入心、肺、胆经，具有清热解毒、消痈散结等功效。莱菔子性平，味甘、辛；入脾、胃、肺经，具有消食化积、理气化痰等功效。全方七味合用，能够共同起到消食化积、养胃和中之效。

【服用方法】将上述诸味研为药末，水泛为丸，每次服用1～2丸，用温水送服。亦可用清水煎汤服用，剂量取原方的1/10即可。

2. 健脾丸

【组成】白术75克、木香22克、黄连22克、甘草22克、白茯苓60克、人参45克、神曲30克、陈皮30克、砂仁30克、麦芽30克、山楂30克、山药30克、肉豆蔻30克。

【功效】健脾养胃、消食止泻。

【应用】适宜脾胃虚弱所导致的饮食内停等症。

【症状表现】常表现为纳食不佳、消化不良、脘腹痞闷、大便不实、泄泻、苔腻微黄、脉象虚弱等。

【分析】白术性温，具有补气健脾、利水化湿、止汗安胎等功效。木香性温，具有理气调中、导滞止痛等功效。黄连性寒，具有清热解毒、燥湿泻火等功效。甘草性平，能够起到补气健脾、缓急止痛、润肺止咳、缓和药性的作用。茯苓性平，具有安神、健脾、燥湿、利水等功效。人参性微温，具有补益元气、健脾润肺、生津止渴、安神益智之功效。神曲性温，具有健胃消食等功效。陈皮性温，具有理气和中、燥湿化痰等功效。砂仁性温，具有理气燥湿、健胃醒脾、温中、安胎等功效。麦芽性平，具有消食化积、养胃和中等功效。山楂性微温，具有消食化积、活血化瘀的作用。山药性平，具有健脾补气、滋阴补肾等功效。肉豆蔻性温，具有温中理气、涩肠止泻等功效。全方十三味合用，主要以健脾药居多，意在通过健脾之功起到消食化积之效。

【服用方法】将上述诸味一同研为药末，水泛为丸，每次服用6克，每日2次，用温水送服。

3. 枳术丸

【组成】枳实30克、白术60克。

【功效】健脾养胃、消痞和中。

【应用】适宜脾虚气滞、饮食内停等症。

【症状表现】常表现为不思饮食、胸脘痞满等。

【分析】不思饮食、胸脘痞满等症多是由于脾气虚弱、运化无力、食阻气机所导致的，因而治疗时，应以健脾行气为主，从而达到消食化积之效。方中枳实性微寒，味辛、苦；入脾、胃、大肠经，具有消积破气、化瘀除痞等功效。白术性温，味苦、甘；入脾、胃经，具有补气健脾、利水化湿、止汗安胎等功效。

本方以白术为君药，意在起到健脾化湿、助脾运化的作用；以枳实为臣药，意在起到下气导滞、消除痞满的作用。本方使用白术的重量为枳实的1倍，重在以补为主，补重于消，寓消于补。另以荷叶煎汤送服，意在使其与枳实相伍，既可升清，又能降浊，从而能使脾胃调和，脾健积消。

【服用方法】将白术和枳实一同研为细末，制成小药丸，每次服用6~9克。用荷叶煎汤送服，亦可用温开水送服，每日2次。

4. 开胃山楂丸

【组成】山楂25克、山药10克、白扁豆6克、鸡内金6克、六神曲6克、槟榔6克、枳壳6克、麦芽10克、砂仁3克。

【功效】健脾开胃、消食化积。

【应用】适宜脾胃虚弱、饮食积滞等症。

【症状表现】常表现为脘腹胀满、饭后腹痛、消化不良、食欲不振等。

【分析】山楂性微温，味甘、酸；归脾、胃、肝经，具有消食化积、活血化瘀等功效。山药性平，味甘；入脾、肾、肺经，具有健脾补气、滋阴补肾等功效。

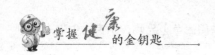

白扁豆性微温，味甘；入脾、胃经，具有健脾燥湿等功效。鸡内金性平，味甘；入脾、胃、小肠、膀胱经，能够起到健脾消食、固精止遗等作用。神曲性温，味甘、辛；入脾、胃经，具有健胃消食等功效。槟榔性温，味辛、苦；入胃、大肠经，具有理气消积、利水杀虫等功效。枳壳性微寒，味辛、苦；入脾、胃、大肠经，具有行气宽中、消积除胀、化痰除病等功效。麦芽性平，味甘；归脾、胃、肝经，能够起到消食化积、养胃和中等作用。砂仁性温，味辛；入脾、胃经，具有理气燥湿、健胃醒脾、温中、安胎等功效。全方九味同用，多为养胃、健脾之品，对于脾胃不和、饮食积滞之症疗效甚佳。

【服用方法】将上述诸味一并研末，制成小药丸。每次服用1丸，每日1～2次，以温开水送服。

【注意】忌食生冷油腻食物。哺乳期女性不宜服用，以免导致回乳。

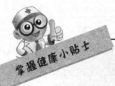掌握健康小贴士

白菜玉米芝麻养胃粥

食材：大白菜30克，玉米糁90克，黑芝麻少许，盐3克，味精少许。

做法：

1. 大白菜洗净、切丝，黑芝麻洗净。

2. 锅置火上，注入清水烧沸后，边搅拌边倒入玉米糁。

3. 再放入大白菜、黑芝麻，用小火煮至粥成，调味即可。

食材的功效：

1. 大白菜：具有通利肠胃、清热解毒、止咳化痰、利尿养胃等功效。

2. 玉米糁：具有开胃益智、增强记忆力、润肠通便，保护神经传导和肠胃，维持骨骼、牙齿的强度和密度等功效。

3. 黑芝麻：具有益肾、养发、润肠、补肝、强身、抗衰老的功效。

4. 白菜玉米芝麻粥：此粥具有补肝益肾、润燥通便、利尿、养胃、抗衰老的功效。

第十三节 经典养生方中的"四大名补"

十全大补汤：最能解疲劳

十全大补汤由人参、白术、茯苓、炙甘草、熟地、白芍、当归、川芎、黄芪、肉桂10味中药组成。十全大补汤用法比较多，可以作为滋补药直接吃，一般药店都有成品出售，名为十全大补膏或者十全大补丸，也可以加肉类食材做成药膳食用。

缓解疲劳：现代社会人们压力大，身体和心理负担都比较重，因此很容易导致气血不足，可以用十全大补汤来舒缓神经、解除疲劳，很多传统茶饮店将它制成一款茶品，更方便人们随时饮用，补充体力。

术后调理：一般手术会导致身体气血受伤，往往术后可能出现气血两虚的情况，有时甚至影响手术伤口的恢复。此时，用十全大补汤的原料加肉食煲汤，每天服用，可以增强体内的气血，使身体恢复加快。

预防癌症：日本研究认为，十全大补汤有抗癌作用，也可以作为放疗、化疗及术后康复的辅助用药。你可以直接从药店买用料更讲究的十全大补膏，每天早晚各服用一茶匙，帮助身体调理气血。

八珍糕：最宜健脾

现在，我们的生活条件好了，但是生活更加不规律，因此脾胃出现的问题更多，调理身体应从脾胃开始。在八珍糕中，山药、莲子肉、薏米、茯苓、白扁豆、芡实都是补脾食物，在补足脾胃之气的过程中，它们可以起到很大的作用。而且，这些食物药性平和，补养非常和缓，很适合消化功能不良及腹泻的人食用。

四季补脾：脾胃是后天之本，脾胃功能强劲，吃下的食物才能更好地被吸收。中医认为，脾胃虚弱的人四季都可以食用八珍糕补脾。

八珍糕原料有人参6克，茯苓、白术、山药、扁豆、芡实、莲子、薏米各100克，粳米面、糯米面各200克，白糖200克，白蜜适量。将各种原料碾碎，和粳米面、糯米面拌在一起，蒸成糕饼，经常食用，可以增强脾胃功能。

乌鸡白凤丸：最补女人身

乌鸡白凤丸是妇科调补名方，目前已有百年历史，它最主要的药物是乌骨鸡。

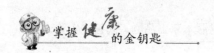

《本草纲目》认为乌骨鸡有滋补身体虚劳羸弱的作用，特别是对女性气虚、血虚、脾虚、肾虚等症尤为有效。现代医学研究也认为，乌鸡含有人体不可缺少的赖氨酸、蛋氨酸和组氨酸，能调节人体免疫功能和抗衰老。

调理月经：月经不调有多种原因，乌鸡白凤丸主要对气血两虚、阴精不足所引起的月经不调效果明显，一般表现为月经量少、颜色淡、质地稀，患者身体瘦弱、乏力气短、头晕、面色发黄或没有光泽。

预防"早更"：中医认为，女性肾气不足时容易导致内分泌功能紊乱，因此滋补肾气可以预防"早更"出现，并改善更年期综合征的症状。

男性也能用：中医的方子讲究对证，没有男女的限制。男性患上气虚或血虚类型疾病时，也可以服用乌鸡白凤丸，例如慢性肝炎、胃下垂、盗汗、前列腺增生、阳痿。

四物汤：最养颜

四物汤是中医养血第一方，包括当归、熟地、川芎、白芍四味药，既能补血养血，又能活血调经。血虚者可用来补血，血瘀者可用来活血。另外，四物汤可以滋润肌肤、防止衰老。

生理期调理：女性可以在生理期结束后喝四物汤，早晚各一次，连续喝一周，有助于补血养血，让身体恢复过来。

改善月经过多：四物汤是养血祖方，并由此衍生出无数的"子方""孙方"，其中较著名的是桃红四物汤，增加桃仁、红花两味，专治血虚血瘀导致的月经过多，还能对付先兆流产、习惯性流产。

补身养颜：你可以将四物汤当作调料，用红枣、枸杞、冰糖掩盖浓重的中药味，再加入鸡肉、排骨等肉食，做成滋补药膳，可以帮助气血通畅，使脸色红润、肌肤光滑，补身又养颜。

掌握健康小贴士

中医讲究辨证施治，因此，使用以上方剂时最好先咨询医师，根据自己的情况使用。

第十四节　延年益寿的药方

中医养生之道讲究精神上要有修养，身体上要阴阳调和，生活上要适应自然规律，饮食上有所节制，锻炼休息应有常规，不过分疲劳。这样，精神和形体就很健旺，就能"尽终其天年，度百岁乃去"（《素问·上古天真论》）。在这一总的指导思想下，为了调和人体的阴阳、气血、寒热、虚实各个方面，使其保持相对平衡与协调，常采用一些药物，以各种补益的方法来防病抗衰老，从而达到古代医学家所说的"阴平阳秘，精神乃治"的养生目的。

药方

中医书籍上记载的补方何止千百则，一般按"四季五补"加以区别应用。所谓"四季五补"；就是春、夏、秋、冬四季有五种补法，即春宜升补，夏宜清补，秋宜平补，冬宜温补，一般宜通补，即通常适用的意思，这个升、清、平、温是指药物的属性和类别。除了四季可以选择不同的祛病延年药物外，处方也有养阴、助阳、益气、补血等不同。下面举几则中医抗衰老的方剂。

首乌延寿丹

清代《世补斋医书》方，以何首乌为主药，配以豨莶草、菟丝子、杜仲、牛膝、女贞子、桑叶、金银花、生地等，以蜜为丸，以治肝肾不足、头晕目花、耳鸣重听、四肢发麻、腰膝无力、夜尿频数、须发早白等。本方经研究，能降低实验动物动脉粥样硬化的血清胆固醇，减轻动脉内膜斑块的形成和脂质沉积，故能起到防病抗衰作用。

大造丸

明代《景岳全书·古方八阵》方，以紫河车为主药，配合龟板、黄柏、杜仲、牛膝、天冬、麦冬、熟地等，能治阴虚血热、耳目失聪、须发早白等。紫河车是大补气血、治疗诸虚百损之品，可用于治疗白细胞减少症、血小板减少症、哮喘、高血压、冠心病及多种妇科疾病。本方名谓"大造"，就是说它能改变人的体质，起到延年益寿的作用。

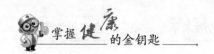

七宝美髯丹

清代《医方集解》引邵应节方，以何首乌为主药，配以茯苓、牛膝、当归、枸杞子、菟丝子、补骨脂，炼蜜为丸。治肝肾阴亏、气血不足而致的须发早白、牙齿动摇、遗精崩带、筋骨无力等，以滋养气血，血足则须发柔美，故有"美髯"之名。

扶桑至宝丹

明代《寿世保元》方，用嫩桑叶、黑芝麻蜜炼成丸，能补肝肾、清头目、润脏腑，治眩晕、久咳、津枯便秘。古人认为"本方能驻容颜、乌须发、祛病延年"，"服至半年以后，精力能生，诸病不作；久服不已，自登上寿。老人服之，步健眼明，又能消痰生津、补髓添精……"

枸杞子酒

明代《证治准绳》方引宋代《太平圣惠方》，以枸杞子肥者，捣破放绢袋置罐中，酒浸，密封勿泄气，三至七日后，每日取饮，勿醉。能治肝虚、迎风流泪、目暗视弱，并可长肌肉、益面色。枸杞子有滋补肝肾、益精明目作用，含有甜菜碱、多种维生素、钙、磷、铁等，并含有多种游离氨基酸，能促进肝细胞新生，可抗动脉硬化、降低胆固醇、降血糖等。长期服用可补虚延年。

单味药

除以上举例的一些古代抗衰老的方子外，古代还提倡食用单味药物以延年益寿。

黄精

即将黄精根茎锉细，先水浸去苦汁，九蒸九晒，每日服食；或将黄精阴干捣末，每日水调服若干。黄精味甘性平，含有黄精多糖及赖氨酸等多种氨基酸，能补脾胃，治肺痨久咳、动脉粥样硬化及老年人糖尿病、虚弱等。

地黄

将地黄根洗净，捣烂，绞汁，煎浓，加白蜜再煎，煎成稠浓为丸，如梧桐子大，每晨温酒吞服30粒。古人认为服食地黄三四个月以后，面色可逐渐红润，久服可身轻体健、须发少白、体重增加。熟地味甘微温，含有地黄素及多种氨基酸，尤以精氨酸含量最高，有强心、止血、利尿、降糖、保肝等作用。长于补血，治头眩、心悸、崩漏等。

掌握健康小贴士

延年益寿何首乌粥

用料：制何首乌50克，大枣4~5枚，粳米100克，适量的冰糖。

制法：先将制何首乌放入砂锅煎取浓汁，然后同淘洗干净的粳米、大枣和冰糖共煮为粥

用法：每天早晚服食，有腹泻习惯的人切忌服用，服食期间不要吃葱、蒜、萝卜、猪肉、羊肉。

功效：益肾抗老，养肝补血。适用于未老先衰，头发早白，气血虚弱者。

第五章　学会茶酒养生法，活到九十不是梦

第一节　滋阴养血茶

何首乌芍茶

【原料】何首乌5克、白芍3克、绿茶3克。

【用法】用前二味药的煎煮液300毫升泡茶饮用。可不用茶。

【功能】益肝肾，养心血。

【用途】肝肾不足，心血亏损，虚烦不眠，心悸不宁，头晕耳鸣；高血压、脑动脉硬化属肝肾阴虚者。

白芍茶

【原料】白芍10克、绿茶3克。

【用法】用300毫升开水冲泡后饮用，冲饮至味淡。

【功能】养血柔肝，缓中止痛，敛阴汗，抗菌。

【用途】胸胁疼痛，阴虚发热，月经不调，泻痢腹痛，崩漏。

五味沙斛茶

【原料】五味子5克、沙参3克、石斛3克、绿茶3克、冰糖10克。

【用法】用300毫升开水冲泡后饮用，冲饮至味淡。

【功能】养胃益津。

【用途】久痢伤津或热病后伤津。

沙麦茶

【原料】沙参5克、麦冬3克、玉竹3克、冬桑叶2克、甘草3克、绿茶3克。

【用法】用前四味药的煎煮液400毫升，泡甘草、绿茶饮用，冲饮至味淡。

【功能】清肺润燥。

【用途】燥伤肺卫阴亏，发热咳嗽，口干渴。

玉竹茶

【原料】玉竹10克、绿茶3克。

【用法】用300毫升开水冲泡后饮用。可加冰糖。

【功能】养阴润燥，除烦止渴。

【用途】热病伤阴，咳嗽烦渴，虚劳发热，消谷易饥，小便频数，咽喉不利。

益胃茶

【原料】玉竹5克、沙参3克、麦冬3克、生地3克、绿茶3克、冰糖10克。

【用法】用300毫升开水冲泡后饮用，冲饮至味淡。

【功能】益胃生津。

【用途】热病发汗后，当复其阴，以滋养耗伤之胃津；咽喉不利。

竹薄茶

【原料】玉竹5克、薄荷3克、菊花3克、绿茶3克。

【用法】用300毫升开水冲泡后饮用。可加冰糖。

【功能】养阴，疏表，明目。

【用途】外感热病后目赤痛、视物昏花。

石斛茶

【原料】石斛5克、绿茶3克。

【用法】用200毫升开水冲泡后饮用。可加冰糖。

【功能】益胃生津，清热养阴。

【用途】热病伤津，口干烦渴，病后虚热。

第二节　温热散寒茶

丁香茶

【原料】丁香2克、花茶3克。

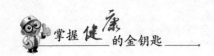
【用法】用150毫升开水泡茶饮用，冲饮至味淡。

【功能】温中，暖肾，降逆，抗菌，驱虫，健胃，止牙痛。

【用途】呕吐，呃逆，心腹冷痛，泻痢，疝气，牙痛。

肉桂良姜茶

【原料】肉桂3克、高良姜2克、当归1克、厚朴2克、人参1克、花茶3克。

【用法】用前几味药的煎煮液350毫升泡茶，冲饮至味淡。

【功能】温中散寒。

【用途】冷气攻心腹痛，多呕，不思饮食。

参桂茶

【原料】人参2克、肉桂4克、黄芪3克、甘草3克、花茶3克。

【用法】用300毫升开水泡饮，冲饮至味淡。

【功能】益气温中。

【用途】气血素亏，复因劳碌伤气，腰膝酸沉，肢软气短。

附子姜甘茶

【原料】制附子1.5克、干姜3克、甘草3克、红茶3克。

【用法】先将附子、干姜、甘草置于250毫升水中，煎煮至水沸后30分钟，再泡茶饮用。冲饮至味淡。

【功能】回阳救逆。

【用途】阳气虚衰，四肢厥冷，畏寒倦卧，神疲欲寐，下利清谷，腹中冷痛，肺心病，肺炎，中毒性休克，脱水所致的虚脱，血压下降。

干姜茶

【原料】干姜10克、红茶3克。

【用法】用干姜的煎煮液250毫升泡茶饮用，冲饮至味淡。

【功能】温中散寒，回阳通脉。

【用途】心腹冷痛，肢冷，吐泻，寒饮咳喘，风湿寒痹，阳虚吐血衄血下血。

干姜红糖茶

【原料】干姜5克、红糖10克、红茶3克。

【用法】用干姜、红糖的煎煮液250毫升泡茶饮用，冲饮至味淡。

【功能】温胃止呕。

【用途】外感风寒或脾胃受寒，恶心呕吐。

茴杏茶

【原料】茴香5克、杏仁3克、葱白3克、花茶3克。

【用法】用茴香、杏仁的煎煮液200毫升，泡葱白、花茶饮用，冲饮至味淡。

【功能】温经散寒。

【用途】小肠（腹）气痛不可忍。

艾胶茶

【原料】艾叶5克、阿胶3克、干姜3克、花茶3克。

【用法】用前三味药的煎煮液300毫升泡茶饮用，冲饮至味淡。

【功能】养血散寒。

【用途】妇女崩中，连日不止。

第三节　祛风湿强筋骨茶

杜仲茶

【原料】杜仲10克、花茶3克。

【用法】用300毫升开水冲泡后饮用，冲饮至味淡。

【功能】补肝肾，强筋骨，安胎，降血压，利尿。

【用途】腰脊酸疼，足膝痿弱，小便余沥，阴下湿痒，胎漏欲堕，高血压，小儿麻痹后遗症。

五加皮茶

【原料】五加皮10克、花茶3克。

【用法】用300毫升开水冲泡后饮用，冲饮至味淡。

【功能】祛风湿，壮筋骨，活血祛瘀，抗炎，镇痛，解热。

【用途】风湿痹痛，筋骨挛急，腰痛，阳痿，水肿，脚气，跌打损伤。

威灵仙茶

【原料】威灵仙5克、花茶3克。

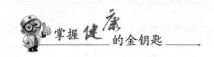
【用法】用200毫升开水冲泡后饮用，冲饮至味淡。

【功能】祛风湿，消痰散积，降血糖。

【用途】痛风顽痹，腰膝冷痛，癥瘕积聚，脚气，关节炎，肝炎，扁桃体炎。

千年健茶

【原料】千年健10克、花茶3克。

【用法】用300毫升开水冲泡后饮用，冲饮至味淡。

【功能】祛风除湿，壮骨止痛，消肿。

【用途】风湿痹痛，肢节酸痛，筋骨痿软，胃痛，痈疽疮肿，中风半身不遂。

鸡血藤茶

【原料】鸡血藤10克、花茶3克。

【用法】用300毫升开水泡饮，冲饮至味淡。

【功能】舒筋，活血，镇静。

【用途】腰膝酸痛，麻木瘫痪，月经不调。

桑寄生茶

【原料】桑寄生10克、花茶3克。

【用法】用300毫升开水冲泡后饮用，冲饮至味淡。

【功能】补肝肾，强筋骨，祛风湿，通经络，活血，安胎，镇静，降血压。

【用途】腰膝酸痛，筋骨瘦弱，风寒湿痹，胎漏，血崩，产后乳汁不下，高血压。

桑寄风茶

【原料】桑寄生5克、防风3克、花茶3克。

【用法】用250毫升开水冲泡后饮用，冲饮至味淡。

【功能】祛风止痛。

【用途】风湿寒阻滞头痛肢疼。

路路通茶

【原料】路路通5克、花茶3克。

【用法】用200毫升开水冲泡后饮用，冲饮至味淡。

【功能】祛风通络，利水除湿。

【用途】肢体痹痛，手足拘挛，胃痛，水肿，痈疽，湿疹疮疡。

第四节　活血祛瘀茶

三七茶

【原料】三七5克、花茶3克。

【用法】用三七的煎煮液250毫升泡茶饮用，冲饮至味淡。

【功能】散瘀止血，消肿定痛。

【用途】跌打损伤，瘀血肿块；吐血、咳血、衄血、便血、崩漏、癥瘕；产后血晕、恶露不下；心纹痛，小肠炎。

芎香茶

【原料】川芎5克、木香2克、桂心2克、当归2克、桃仁2克、花茶5克。

【用法】用前五味药的煎煮液350毫升泡茶饮用，冲饮至味淡。

【功能】温经活血止痛。

【用途】产后心腹痛。

丹参茶

【原料】丹参5克、花茶3克。

【用法】用丹参的煎煮液200毫升泡茶饮用，冲饮至味淡。

【功能】活血祛瘀，安神宁心，排脓止痛，抗菌，降血糖。

【用途】瘀血腹痛，骨节疼痛，癥瘕积聚，月经不调，痛经，心绞痛，恶疮肿毒，迁延性、慢性肝炎，血栓闭塞性脉管炎。

红花甘茶

【原料】红花2克、甘草3克、全瓜蒌3克、花茶3克。

【用法】用250毫升开水冲泡后饮用，冲饮至味淡。

【功能】消痰祛瘀，散结宽胸。

【用途】冠心病，肋间神经痛，非化脓性肋软组织伤，胃痛，慢肝胁痛，带状疱疹后局部神经痛。

桃归茶

【原料】桃仁5克、当归3克、红花3克、牛膝3克、花茶3克。

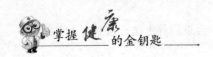

【用法】用前几味药的煎煮液350毫升泡茶饮用，冲饮至味淡。

【功能】活血养血，祛瘀。

【用途】妇女血闭不通，月经不调，经少，有瘀块，手足心烦热，产后恶露不尽。

蒲黄茶

【原料】蒲黄5克、花茶3克。

【用法】用200毫升开水冲泡后饮用，冲饮至味淡。

【功能】凉血止血，活血消瘀，降压，凝血。

【用途】瘀热阻滞的腹痛肿痛，闭经，痛经，疮疡肿毒，吐血，尿血，阴部湿痒。

益母草茶

【原料】益母草10克、花茶3克。

【用法】用300毫升开水冲泡后饮用，冲饮至味淡。

【功能】活血祛瘀，调经消水。

【用途】月经不调，崩中漏下，产后血晕，瘀血腹痛，尿血泻血，疮疡痈肿，急性肾炎。

益母芪茶

【原料】益母草5克、黄芪5克、当归3克、香附3克、花茶5克。

【用法】用前几味药的煎煮液350毫升泡茶饮用，冲饮至味淡。

【功能】益气养血，通经。

【用途】闭经，月经不调。

第五节　益心安神茶

酸枣仁茶

【原料】酸枣仁5克、花茶1克。

【用法】用酸枣仁的煎煮液150毫升，冲泡花茶饮用。也可不用茶，以煎煮液代茶饮。

【功能】宁心安神，养肝，敛汗，镇静，催眠，镇痛，抗惊厥，降温，降压。

【用途】虚烦不眠，惊悸怔忡，烦渴，虚汗。

龙眼姜茶

【原料】龙眼肉5克、生姜3克、红茶3克。

【用法】用龙眼肉、生姜的煎煮液300毫升泡茶饮用。

【功能】益脾温中止泻。

【用途】脾虚泄泻，腹冷痛。

合欢贝茶

【原料】合欢花5克、川贝2克、花茶3克。

【用法】用合欢花、川贝的煎煮液300毫升泡茶饮用，冲饮至味淡。

【功能】开郁化痰安神。

【用途】痰郁生热燥咳，烦乱不宁。

百合固金茶

【原料】百合5克、生地3克、当归2克、川贝1克、桔梗2克、花茶3克。

【用法】用450毫升水煎煮百合、生地、当归、川贝、桔梗至水沸后，冲泡花茶饮用，也可直接冲饮。

【功能】滋阴润肺。

【用途】肺肾阴虚，虚火上炎所致咽喉燥痛、咳嗽气喘、痰中带血、手足烦热。

合欢太子茶

【原料】合欢花5克、太子参28克、花茶3克。

【用法】用250毫升开水冲泡后饮用，冲饮至味淡。

【功能】益气调肝，养心宁神。

【用途】气阴两虚所致眩晕、短气、喘息、心悸、不眠。

夜交藤茶

【原料】夜交藤5克、花茶1克。

【用法】用200毫升开水冲泡后饮用，冲饮至味淡，可不加茶。

【功能】养心安神，祛风通络。

【用途】失眠多梦，劳伤，血虚身痛，痈疽，瘰疬。

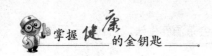

柏子养心茶

【原料】柏子仁5克、枸杞3克、当归28、石菖蒲2克、茯神2克、花茶5克。

【用法】用400毫升水煎煮柏子仁、枸杞、当归、石菖蒲、茯神至水沸后，泡茶饮用，也可不用茶，直接冲饮。

【功能】补肾养阴，宁心安神。

【用途】劳欲过度，心血亏损，精神恍惚，夜难眠多梦，健忘，遗精。

莲子清心茶

【原料】莲子5克、黄芩1克、麦冬2克、地骨皮2克、车前子2克、花茶2克。

【用法】用500毫升水煎煮莲子、黄芩、麦冬、地骨皮、车前子至水沸后，冲泡花茶饮用，也可不用茶。

【功能】清心火，除湿热。

【用途】心火上炎，湿热下注，小便涩赤，淋浊崩带，遗精。

二神茶

【原料】茯神5克、炒神曲2克。

【用法】用200毫升水煎煮沸后代茶饮。

【功能】健脾消食，养心安神。

【用途】心脾两虚，体倦食少，心悸失眠。

第六节　补气壮阳茶

独参茶

【原料】人参10克、花茶3克。

【用法】用300毫升开水泡茶饮用，或用人参的煎煮液泡茶饮用。

【功能】大补元气，固脱生津，安神益智。

【用途】劳损虚脱，大失血大吐泻之后体虚神衰，眩晕头痛，血汗暴脱，妇女崩漏，高血压，冠心病，心肌营养不良，糖尿病，阳痿。

四君子茶

【原料】人参3克、白术3克、茯苓3克、甘草3克、花茶3克。

【用法】用前几味药的煎煮液350毫升泡茶饮用，冲饮至味淡。

【功能】补脾益气。

【用途】脾胃气虚，面色惨白，食少便溏，四肢无力，精神倦怠。

参升茶

【原料】人参3克、升麻3克、黄芪3克、花茶3克。

【用法】用250毫升开水冲泡后饮用，或用上药的煎煮液泡茶饮用。

【功能】补气升阳，托透邪毒。

【用途】白细胞减少，气虚低热所致顽固性口腔溃疡久不愈合，直肠癌，乙状结肠癌，低血压，眩晕，崩漏，尿毒症。

苁蓉杜仲茶

【原料】肉苁蓉5克、杜仲3克、菟丝子3克、五味子3克、续断3克、红茶5克。

【用法】用前几味药的煎煮液400毫升泡茶饮用，冲饮至味淡。

【功能】补肾益精。

【用途】男子五劳七伤，阳痿不起、阴囊痒、小便淋沥、溺时赤时黄。

山药茶

【原料】山药10克、花茶3克。

【用法】用山药的煎煮液250毫升泡茶饮用，冲饮至味淡。

【功能】健脾补肺，固肾益精。

【用途】脾胃虚弱，泄泻、食欲不振、虚劳咳嗽、遗精、带下、尿多、久痢。

仙茅茶

【原料】仙茅5克、红茶3克。

【用法】用200毫升开水冲泡后饮用，冲饮至味淡。

【功能】温肾阳，壮筋骨。

【用途】男子阳痿精冷，小便失禁，心腹冷痛，腰腿寒痹疼痛，女子阴冷，性欲低下。

巴戟牛膝茶

【原料】巴戟5克、牛膝3克、红茶3克。

【用法】用250毫升开水冲泡后饮用，冲饮至味淡。

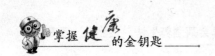

【功能】补肾和血。

【用途】虚羸阳痿。

淫羊藿茶

【原料】淫羊藿5克、红茶3克。

【用法】用200毫升开水冲泡后饮用，冲饮至味淡。

【功能】补肾壮阳，祛风除湿，催淫，镇咳，祛痰，平喘，降压。

【用途】男子阳痿不举，遗精，小便淋沥，筋脉拘挛，半身不遂，腰膝无力，风湿痹痛。

骨萸茶

【原料】骨碎补5克、山茱萸3克、茯苓3克、熟地3克、丹皮3克、花茶5克。

【用法】用前几味药的煎煮液350毫升泡茶饮用，冲饮至味淡。

【功能】补肾益精。

【用途】肾虚耳聋耳鸣，牙齿松动疼痛。

第七节　消食健胃茶

山楂茶

【原料】山楂5克、绿茶3克、冰糖10克。

【用法】用200毫升开水泡饮，冲饮至味淡。

【功能】消食积，散瘀血，驱绦虫，降压，抗菌。

【用途】肉食不化，小儿乳食停滞，痰饮痞满，癥瘕，吞酸，下痢，疝气。

麦芽茶

【原料】麦芽5克、花茶3克。

【用法】用250毫升水煎煮麦芽至水沸后泡茶饮用。

【功能】消食和中，下气。

【用途】食积不消，脘腹胀满，食欲不振，呕吐泄泻，乳胀不消。

保元茶

【原料】焦曲3克、谷芽3克、茯苓3克、山楂3克、花茶3克。

【用法】用300毫升开水冲泡后饮用，冲饮至味淡。

【功能】消食导滞，健脾渗湿。

【用途】病后体弱，食纳欠佳。

谷芽茯泽茶

【原料】谷芽5克、茯苓2克、泽泻2克、建曲2克、山楂2克、花茶3克。

【用法】用上药前五味的煎煮液350毫升，冲泡花茶后饮用，冲饮至味淡。

【功能】健脾胃，化食止泄。

【用途】脾胃虚弱食不化、泄泻。

神曲枳砂茶

【原料】神曲5克、枳实3克、砂仁3克、白术3克、人参2克、花茶3克。

【用法】用350毫升水煎煮神曲、枳实、砂仁、白术、人参至水沸后，泡茶饮用，也可直接冲饮。

【功能】健脾益气，消食和胃。

【用途】脾胃气虚，饮食不化。

和胃调脾茶

【原料】白术3克、茯苓3克、薏苡仁3克、神曲2克、菊花2克、花茶3克。

【用法】用上药前五味的煎煮液400毫升，冲泡花茶饮用，冲饮至味淡。

【功能】除湿导滞，调和脾胃。

【用途】脾胃失调而致胃脘胀满、纳呆食滞。

麦神茶

【原料】麦芽5克、神曲3克、白术3克、陈皮3克、花茶3克。

【用法】用300毫升开水冲泡后饮用，冲饮至味淡。

【功能】消食化积。

【用途】饮食积滞。

楂桃茶

【原料】山楂5克、桃仁3克、花茶3克。

【用法】用山楂、桃仁的煎煮液300毫升泡茶饮用，冲饮至味淡。

【功能】消积化瘀。

【用途】内伤饮食泄泻，食滞胀满。

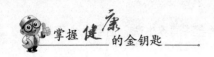

第八节 止咳祛痰利咽茶

款冬花茶

【原料】款冬花5克、花茶3克。

【用法】用200毫升开水冲泡后饮用，冲饮至味淡。

【功能】润肺下气，止咳化痰。

【用途】咳嗽喘息，慢性支气管炎。

陈皮茶

【原料】陈皮10克、花茶3克。

【用法】用250毫升开水冲泡后饮用，冲饮至味淡。

【功能】燥湿化痰，理气调中，抗炎，抗溃疡，利胆。

【用途】水湿停聚胁肋胀满，不思饮食，呕吐秽逆，咳嗽痰多。

橘红茶

【原料】橘红5克、绿茶3克。

【用法】用200毫升开水冲泡后饮用，冲饮至味淡。

【功能】消痰散结，宽中利气。

【用途】风寒痰嗽，恶心，吐清水，胸腹胀闷。

白果夏茶

【原料】白果5克、半夏3克、苏子3克、桑白皮2克、杏仁2克、花茶5克。

【用法】用400毫升水煎煮白果、半夏、苏子、桑白皮、杏仁至水沸后，冲泡花茶饮用。

【功能】宣肺祛痰止咳。

【用途】咳嗽痰多，喘息不止，久喘肺虚。

白果茶

【原料】白果5克、花茶3克。

【用法】用250毫升水煎煮白果至水沸后，冲泡花茶饮用，饮至味淡。

【功能】敛肺气，止咳喘，缩小便，利带浊，抗菌，抗结核。

【用途】哮喘痰嗽，白带，遗精，淋病，遗尿。

旋覆花茶

【原料】旋覆花10克、花茶3克。

【用法】用300毫升开水冲泡后饮用，冲饮至味淡。

【功能】消痰行水，下气软坚。

【用途】痰结胸中，胁下胀满，咳喘，呃逆，噫气不除，水肿，乳汁不通，乳痛，牙痛。

旋杷茶

【原料】旋覆花5克、枇杷叶3克、川芎2克、细辛0.5克、前胡2克、花茶5克。

【用法】用400毫升水煎煮旋覆花、枇杷叶、川芎、细辛、前胡至水沸后，冲泡花茶饮用，也可直接冲饮。

【功能】运脾祛湿，化痰。

【用途】风痰呕逆，饮食不下，头目昏闷。

射干茶

【原料】射干3克、绿茶3克。

【用法】用200毫升开水冲泡后饮用，冲饮至味淡。

【功能】消痰散血，降火解毒，抗菌，消炎。

【用途】喉痹咽痛，咳逆上气，瘰疬结核，痈肿疮毒，妇女经闭。

射山茶

【原料】射干2克、山豆根1克、绿茶3克。

【用法】用200毫升开水冲泡后饮用，冲饮至味淡。

【功能】清热解毒，利咽。

【用途】咽喉肿痛，口舌生疮。

第九节　除湿利水茶

荷叶茶

【原料】荷叶10克、绿茶3克、冰糖12克。

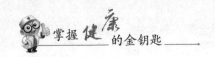

【用法】用300毫升开水冲泡后饮用，冲饮至味淡。

【功能】清暑利湿，升发清阳，止血。

【用途】夏季暑湿泄泻，眩晕，呕恶，头闷痛。

宽中茶

【原料】白术5克、陈皮3克、花茶3克。

【用法】用250毫升开水冲泡后饮用，冲饮至味淡。

【功能】运脾除湿。

【用途】脾虚胀满。

温白茶

【原料】白术5克、半夏3克、生姜3克、丁香1克、花茶3克。

【用法】用300毫升开水冲泡后饮用，冲饮至味淡。

【功能】健脾止泻。

【用途】久泻脾虚不能食，或食而不化。

防己姜茶

【原料】防己5克、生姜3克、绿茶3克。

【用法】用250毫升开水冲泡后饮用，也可用防己、生姜的煎煮液冲泡绿茶饮用。

【功能】行水消胀。

【用途】水饮停聚膨胀。

二防茶

【原料】防己5克、防风3克、冬葵子3克、花茶3克。

【用法】用250毫升开水冲泡后饮用，冲饮至味淡。

【功能】利水消滞。

【用途】小便涩滞不利，浮肿。

木瓜戟茶

【原料】木瓜5克、巴戟1克、牛膝2克、木香2克、桂心2克、花茶5克。

【用法】用木瓜、巴戟、牛膝、木香、桂心的煎煮液350毫升，冲泡花茶饮用，冲饮至味淡。

【功能】祛风湿，壮筋骨。

【用途】腰痛肢胀。

木瓜羌茶

【原料】木瓜5克、羌活3克、大腹皮3克、木香3克、紫苏3克、花茶5克。

【用法】用350毫升水煎煮木瓜、羌活、大腹皮、木香、紫苏至水沸后，冲泡花茶即可，也可直接冲饮。

【功能】祛湿消痞。

【用途】脚气冲心，胸膈痞滞，烦闷。

木瓜桑枝茶

【原料】木瓜5克、桑枝3克、花茶3克。

【用法】用250毫升开水冲泡后饮用，冲饮至味淡。

【功能】化湿通络。

【用途】风湿性关节炎，慢性肾炎伴有四肢风湿痹痛、浮肿、蛋白尿者。

茵陈茶

【原料】茵陈10克、绿茶3克、冰糖10克。

【用法】用300毫升开水冲泡后饮用，冲饮至味淡。

【功能】清热利湿，利胆，解热，抗菌，降压，促肝细胞再生。

【用途】湿热黄疸，小便黄灼不利，痈疮，肝癌。

第十节　抗衰老茶

神仙寿茶

【原料】人参3克、牛膝2克、巴戟2克、杜仲2克、枸杞2克、红茶5克。

【用法】用500毫升水煎煮上药至水沸后10～15分钟，即可冲泡红茶饮用，可加蜂蜜，冲饮至味淡。

【功能】滋补气血，养精益脑。

【用途】中老年体弱者。

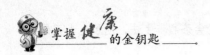

延寿茶

【原料】远志2克、山药2克、巴戟2克、菟丝子2克、五味子2克、红茶10克。

【用法】用500毫升水煎煮上药至水沸后10～15分钟，冲泡红茶饮用，可加蜂蜜，冲饮至味淡。

【功能】延年益寿，益智宁神。

【用途】中老年体虚神衰者。

童春茶

【原料】菟丝子3克、牛膝2克、山药2克、茯苓2克、续断2克、红茶10克。

【用法】用500毫升水煎煮上药至水沸后10～15分钟，冲泡红茶饮用，可加蜂蜜，冲饮至味淡。

【功能】补脾肾，益精神。

【用途】中老年体弱多病者。

茯苓熟地茶

【原料】茯苓2克、熟地2克、菊花2克、人参2克、柏子仁2克、红茶5克。

【用法】用500毫升水煎煮上药至水沸后10～15分钟，冲泡红茶饮用，也可去茶以煎液代茶饮，可加蜂蜜，冲饮至味淡。

【功能】补脏益智，安神。

【用途】中老年体虚者。

人参鹿茸茶

【原料】苍术2克、人参2克、鹿茸0.5克、淫羊藿2克、泽泻2克、红茶5克。

【用法】用500毫升水煎煮上药至水沸后10～15分钟，泡茶饮用，可加蜂蜜，冲饮至味淡。

【功能】补阳祛湿，强身壮体。

【用途】中老年体胖痰湿重房事偏弱者。

延龄茶

【原料】菟丝子2克、肉苁蓉2克、枸杞2克、山茱萸2克、覆盆子2克、红茶10克。

【用法】用上药的煎煮液500毫升泡红茶饮用，可加蜂蜜，冲饮至味淡。

【功能】滋补肝肾，延年增智。

【用途】中老年肝肾不足、房事渐衰者。

龟鹤二仙茶

【原料】鹿角2克、龟板2克、枸杞5克、人参3克、红茶5克。

【用法】用350毫升水煎煮鹿角、龟板、人参至水沸后15～30分钟，冲泡枸杞、红茶饮用，可加蜂蜜，冲饮至味淡。

【功能】滋精补血，益气提神。

【用途】中老年气血虚弱者。

蟠龙茶

【原料】山茱萸2克、当归2克、牛膝2克、菟丝子1克、白鱼膘2克、红茶10克。

【用法】用500毫升水煎煮上药至水沸后10～15分钟，冲泡红茶饮用，可加适量蜂蜜，冲饮至味淡。

【功能】补肝肾，祛风湿。

【用途】中老年体弱多病者。

延年茶

【原料】覆盆子2克、可斛2克、杜仲2克、续断2克、五味子2克、红茶10克。

【用法】用500毫升水煎煮上药至水沸后10～15分钟，泡茶饮用，可加适量蜂蜜，冲饮至味淡。

【功能】养生延年，益智健脑。

【用途】中老年体弱神衰健忘者。

第十一节 疏风解表茶

荆芥茶

【原料】荆芥10克、绿茶3克。

【用法】用250毫升开水冲泡10分钟后饮用，冲饮至味淡。

【功能】疏风解表。

【用途】外感发热，头痛，痈肿，流感。

防风茶

【原料】防风10克、绿茶3克。

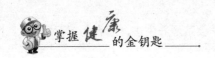

【用法】用250毫升开水冲泡后饮用，冲饮至味淡。

【功能】疏风解表，祛湿止痛，抗菌，解热镇痛。

【用途】外感风寒，头痛项强，破伤风。

风芷茶

【原料】防风5克、白芷3克、绿茶3克。

【用法】用250毫升开水冲泡后饮用，冲饮至味淡。

【功能】疏风止痛。

【用途】偏正头痛、痛不可忍者。

荆风茶

【原料】荆芥5克、防风3克、柴胡3克、薄荷3克、绿茶5克。

【用法】用300毫升开水冲泡10分钟后饮用，冲饮至味淡。

【功能】疏散宣通，和解退热。

【用途】风热咽痛，泌尿系感染。

清空茶

【原料】防风5克、羌活3克、川芎3克、柴胡3克、黄连0.3克、绿茶3克。

【用法】用350毫升水煎煮防风、羌活、川芎、柴胡、黄连至水沸后，冲泡绿茶10分钟后饮用，也可直接冲饮。

【功能】祛风止痛。

【用途】风热湿上扰头目、目赤肿痛。

防风天麻茶

【原料】防风5克、天麻0.5克、蝉壳1克、绿茶3克。

【用法】用水煎煮防风、天麻、蝉壳至水沸后，冲泡绿茶10分钟后饮用，冲饮至味淡。

【功能】祛风，止痒。

【用途】皮肤瘙痒，风疮疥癣。

防羌茶

【原料】防风5克、羌活3克、绿茶3克。

【用法】用200毫升开水泡饮，冲饮至味淡。

【功能】疏风解表祛湿。

【用途】外感风寒湿肢节疼痛。

蔓荆子茶

【原料】蔓荆子5克、绿茶3克。

【用法】用200毫升开水冲泡后饮用，冲饮至味淡。

【功能】疏散风热，清利头目。

【用途】外感风热，头痛头昏，目赤齿痛。

葛升茶

【原料】葛根5克、升麻3克、绿茶3克。

【用法】用250毫升开水冲泡后饮用，冲饮至味淡。

【功能】升散解毒。

【用途】胃中郁热所致牙龈肿痛溃烂、口臭，头痛，三叉神经痛，鼻炎，鼻窦炎，麻疹，肝炎，降低转氨酶。

第十二节　清热泻火茶

金银花茶

【原料】金银花5克、绿茶3克。

【用法】金银花、绿茶置于茶杯中，用150毫升开水冲泡5～10分钟即可饮用，至茶味变淡为止。

【功能】清热，解毒，抗菌。

【用途】外感发热，慢性肠炎，肺炎，扁桃体炎，肾炎，夏季热盛时饮用。

连翘玉茶

【原料】连翘10克、玉竹3克、绿茶5克。

【用法】用200毫升开水冲泡10分钟即可，冲饮至味淡。

【功能】清热解毒，消肿散结，抗菌。

【用途】外感热病，斑疹，疮疡，炎症。

黄芩茶

【原料】黄芩6克、绿茶3克。

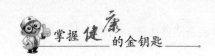

【用法】黄芩用200毫升水煎沸后，冲泡绿茶5～10分钟即可，饮至味淡，也可直接冲泡饮用。

【功能】清热燥湿，解毒，抗炎，抗变态反应，降压，利尿，利胆解痉，镇静。

【用途】热病烦躁，湿热泻痢，黄疸，热淋，目赤肿痛，痈肿疔疮，肺炎，肝炎，肾炎。

黄连茶

【原料】黄连0.5克、绿茶5克、白糖15克。

【用法】用200毫升开水冲泡5～10分钟即可，冲饮至味淡。

【功能】泻火解毒，燥湿，杀虫，抗菌。

【用途】热病心烦，发热，菌痢，咽喉肿痛，目赤，口腔溃烂。

连甘茶

【原料】黄连0.5克、甘草5克、朱砂2克、绿茶3克。

【用法】将黄连、朱砂用250毫升水煎沸后，冲泡甘草和绿茶5～10分钟即可，冲饮至味淡。

【功能】清心除烦。

【用途】心烦、心热，热病呕吐。

黄连知母茶

【原料】黄连0.5克、知母3克、绿茶3克。

【用法】将黄连、知母用200毫升水煎开后，冲泡绿茶即可，可加适量冰糖。

【功能】清热除湿，养阴降火。

【用途】阴虚火旺所致低热、盗汗、咳血、遗精，甲亢，肾炎，糖尿病，尿血等。

黄柏茶

【原料】黄柏0.5克、绿茶3克。

【用法】用200毫升开水冲泡5～10分钟即可，冲饮至味淡。

【功能】清热解毒，燥湿解毒，抗菌，降压。

【用途】热痢，泄泻，黄疸，淋浊，痔疮，便血，赤白带下，口舌生疮，目赤肿痛。

苍柏茶

【原料】苍术3克、黄柏0.5克、绿茶3克。

【用法】将苍术、黄柏用250毫升水煎煮沸后泡茶，也可直接冲泡，冲饮至味淡。

【功能】清热除湿。

【用途】湿热所致关节疼痛，菌痢，肝炎。

芷辛茶

【原料】白芷5克、辛夷3克、防风3克、苍耳子3克、川芎3克、绿茶3克。

【用法】用400毫升水煎煮白芷、辛夷、防风、苍耳子、川芎至水沸后，冲泡绿茶10分钟后饮用，也可直接冲饮。

【功能】疏风通窍。

【用途】鼻渊、鼻窦炎。

羌活石膏茶

【原料】羌活5克、石膏3克、绿茶3克。

【用法】用250毫升开水冲泡后饮用，冲饮至味淡。

【功能】解表清里退热。

【用途】流行性感冒，上呼吸道感染。

八仙茶防治动脉硬化

【原料】细茶500克，净芝麻375克，净花椒75克，净小茴香150克，泡干白姜、炒白盐各30克，粳米、黄粟米、黄豆、赤小豆、绿豆各750克。

【制作】上药研成细末，和合一处，外加麦面、炒黄熟，与前11味等份拌匀，瓷罐收贮，胡桃仁、南枣、松子仁、白砂糖之类，任意加入。

【功效】清热、化瘀、益血脉，可增强血管弹性，降低血中胆固醇含量，防治动脉硬化。

【用法】每服3匙，白开水冲服。

饴糖茶适用于身体虚弱

【配方】红茶1～1.5克，饴糖15～25克。

【用法】将红茶叶用沸水冲泡5分钟后去渣取汁，饴糖用沸水拌匀溶解，倒入茶汁即成。每日1剂，分2～3次服用饮。

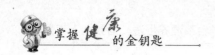

【功效】健胃润肺，滋养强壮，适用于身体虚弱、肺虚干咳、慢性气管炎。

柠檬茶防暑生津、胃止泻

【配方】柠檬1个。将柠檬煮熟去皮，晒干，放入瓷缸中，加适量食盐腌制。

【用法】每次用1个柠檬，加一碗开水冲泡，加盖泡15分钟。代茶饮。

【功效】防暑生津，和胃止泻，治疗食滞呃逆、急性胃肠炎、腹泻呕吐，亦可作为夏季消暑保健饮料。

三仙茶消食健胃

【配方】焦三仙（指焦山楂、焦神曲、焦麦芽）各4.5克，枳壳（炒焦）4.5克，广陈皮3克，酒黄连2.5克，细生地9克，甘菊9克，鲜芦根2克（切碎），竹叶2.5克。

【用法】煎水，代茶饮。

【功效】清胃生津，解胃热烦渴，消食健胃，适用于酒宴之后，过食油腻，胃热食滞等。

枸杞龙井茶补肾填精、健脑益智

【配方】枸杞子15克，山楂10克，龙井茶3克。

【用法】煎水，代茶饮。

【功效】补肾填精，健脑益智，适用于脑力劳动者，记忆力减退，头昏脑胀。

僵蚕止咳茶消炎止咳

【原料】白僵蚕30克、好茶末30克。

【制作】白僵蚕30克为末，放碗内，倾沸水一小盏，盖定，临卧温服。又米白糖500克，猪板油120克，雨前茶60克，水四腕。先将茶煎至二碗半，再将板油去膜切碎，与糖一起加入茶中，熬化备用，每次用白滚汤冲数匙服之。

【功效】消炎止咳，喉痛如锯，不能安卧。

【用法】一日数次。

清气化痰茶治咳嗽痰多

【配方】百药煎30克，细茶30克，荆芥穗15克，海螵蛸3克，蜂蜜适量。

【用法】研细末为丸，每次3克，加蜜沸水泡。

【功效】治咳嗽痰多。

何首乌茶抗衰老、强健身体

【配方】绿茶、何首乌、泽泻、丹参各10克。

【制作】加水共煎，去渣饮用。

【功效】抗衰老，强健身体。

【用法】每日一剂，随意分次饮。

柏子仁茶适用于失眠、多梦

【配方】柏子仁15克。

【用法】以上1味，沸水冲泡。每日1剂，代茶频饮。

【功效】适用于面色少华而心悸、失眠、多梦、健忘，及血亏肠燥大便不畅者。

第十三节　寿酒

益气活血延寿酒

【配方】生地黄、熟地黄、天门冬、麦门冬、当归、川牛膝、杜仲、小茴香、巴戟天、枸杞子、肉苁蓉各60克，补骨脂、砂仁、白术、远志各30克，人参、木香、石菖蒲、柏子仁各15克，川芎、白芍、茯苓各60克，黄柏90克，知母60克，白酒30千克。

【制法】将前24味捣碎，入布袋，置容器中，加入白酒，密封，隔水加热1.5小时，取出容器，埋入土中3日以去火毒，静置待用。

【功用】滋阴助阳、益气活血、清虚热、安神志。

【主治】气血虚弱、阴阳两亏、夹有虚热而出现的腰酸腿软、乏力、气短、头眩目暗、食少削瘦、心悸失眠等症。

【用法】口服。每次服10～15毫升，日服1～2次。

养阴生津春寿酒

【配方】天门冬、麦门冬、熟地黄、生地黄、怀山药、莲子肉、红枣各等份。每210克药材用黄酒2500毫升。

【制法】将前7味捣碎，混匀，置容器中，加入黄酒，密封，隔水加热后，静置数日，即可饮用。

【功用】养阴生津，补肾健脾。

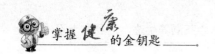

【主治】阴虚津亏并兼有脾弱所致的腰酸、须发早白、神志不宁、食少等症。有利于延缓因阴虚津少所致的早衰，即所谓的"未老先衰"现象。

【用法】口服。不拘时，适量服用。药渣可制成丸剂服用，每丸重6克，每次2丸，日服2次。

补精填髓延寿酒

【配方】黄精、天门冬各30克，松叶15克，枸杞子20克，苍术12克，白酒1000毫升。

【制法】将黄精、天门冬、苍术切成约0.8cm的小块，松节切成半节，同枸杞子一起置容器中，加入白酒，摇匀，密封，浸泡15天后，即可取用。

【功用】滋养肺肾，补精填髓，强身益寿。

【主治】体虚食少、乏力、脚软、眩晕、视物昏花、须发早白、风湿痹证、四肢麻木等症。无病少量服用，有强身益寿之功。

【用法】口服。每次服10～20毫升，日服2～3次。

周公百岁酒

【功效】补气和血，益精补髓。用于气血虚弱，腰膝酸软，神疲乏力，怔忡健忘，自汗盗汗，畏寒易感等。

【服法】每日2～3次，每次20～30毫升，空腹温服。

【说明】周公百岁酒是中医传统补酒，受到历代医家的推崇，它用多种中药补脾肺之气，益肝肾之阴，和血脉，填精髓，使精血旺盛，气血充沛，运化调和，神清心宁，故可活百岁矣。此方阴阳兼顾，配伍全面，对体弱久病或中老年身体衰者，常服可令阴阳气血两和，百病可祛。

滋精养血延寿酒

【药物组成】黄精、苍术各100克，天门冬74克，松针150克，枸杞子150克。

【功能主治】滋精养血，益气生津。凡中老年精气亏虚，未老先衰，须发早白者均宜饮服。

【用法用量】每次服20毫升，每日2次。

【制备方法】用50%白酒2500毫升浸泡上药，半月后饮服。

延年益寿药酒

【药物组成】东北人参、干地黄、甘枸杞各15克，淫羊藿、沙苑子、母丁香各

9克，沉香、远志肉各3克，荔枝核7枚，高粱白酒1升（60度）。

【功能主治】用于延年益寿。

【用法用量】每次饮10毫升，每日1次。饮用时应徐徐呷服。

【制备方法】将上药先除去杂质灰尘，浸于酒中，45日后即可饮用。

西洋药酒（脾胃虚寒）

【药物组成】红豆蔻（去壳），煨肉豆蔻（面裹煨，用粗纸包压去油），白豆蔻（去壳），高良姜（切片，焙），甜肉桂（去粗皮），公丁香（各研净细末，戥准五分）。

【功能主治】脾胃虚寒，气滞脘满，进食不化，呕吐恶心，腹泻作痛等。

【用法用量】饮服随量。

【制备方法】先用上白糖霜120克，水一碗，入铜锅内煎化，再入鸡子清二个，煎十余沸，加入0.5升干烧酒，离火置稳便处。将药末入锅内打匀，以火点着烧酒片刻，即盖锅，火灭。用纱罗滤去渣，入瓷瓶内，用冷水冰去火气。

温肾益肝酒

【组成】牛膝40克、何首乌30克、枸杞子20克、麦冬10克、生地黄10克、天冬10克、熟地黄10克、当归10克、人参10克、肉桂5克、黄酒1000毫升。

【制作】将以上药剂捣碎后，装入纱布袋中，封好口，放入盛有黄酒的坛中浸泡，约一周后即可开封，取出药袋，过滤药渣，直至酒液澄清后即可饮用。

【功效】补肾益肝、润燥通便、滋阴壮阳。

【适用范围】适宜肝皆阴亏、须发早白、小便不畅等症。

【服法】每日2次，每次15毫升。

【注意事项】肺热、感冒者禁服。

回春养元酒

【组成】人参25克、蒸枝肉800克、黄酒1000毫升。

【制作】蒸枝去皮和核备用，人参洗净后切成薄片，将荔枝和人参片放入纱布袋中，封好口，放进酒坛中，加入黄酒密封浸泡，约三日后即可启封饮用。

【功效】生津止渴、护肤养颜、安神补脑。

【适用范围】适宜失眠多梦、皮肤干湿、体质虚弱等症。

【服法】每日2次，每次15毫升。

【注意事项】肺热咳嗽、感冒发热等症不宜服用。

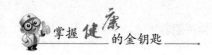

扶正固本酒

【组成】人参8克、山药8克、枸杞子8克、五味子5克、麦冬5克、生地黄8克、熟地黄8克、天冬8克、黄酒1000毫升。

【制作】将以上药剂捣碎后，放入纱布袋中封好口，将药袋置于装有黄酒的酒坛中，密封浸泡，约两周后开封取出药袋，将药渣过滤澄清酒液即可饮用。

【功效】滋阴益气、补益肾脾、润肠通便。

【适用范围】适宜肾脾亏虚、阳痿滑精、须发早白、便秘等症。

【服法】每日2次，早晚饭前各1次，每次10毫升。

【注意事项】感冒、内火旺盛者禁服。

参芪补气酒

【组成】黄芪30克、人参30克、白芍30克、炙甘草30克、当归30克、桂枝60克、低度白酒2000毫升

【制作】将以上药剂研磨成末状，放入纱布袋中，封好袋口，放入装有白酒的坛中，密封浸泡，一个月后即可开封，取出药袋，滤清杂质后便可饮用。

【功效】强身健体、大补元气、健胃消食。

【适用范围】适宜身体虚弱、气血不足、消化不良等症。

【服法】每日2次，每次15毫升。

【注意事项】感冒者及孕妇禁服。

参归益寿酒

【组成】当归10克、白芍6克、熟地黄12克、川芎4克、人参3克、白术9克、茯苓5克、炙甘草5克、五加皮25克、红枣12克、核桃肉12克、糯米酒1000毫升。

【制作】将以上药剂研磨成末，装入纱布袋中封口，将药袋放入酒坛内，加入糯米酒，然后将酒坛隔水加热一小时，冷却后密封坛口，三周后启封取出药袋，过滤药渣，酒液澄清后即可饮用。

【功效】促进食欲、固肾安神、滋阴补血。

【适用范围】适宜食欲不振、阳痿不育、气血亏虚等症。

【服法】每日2次，每次15毫升。

【注意事项】孕妇、阴虚火旺者禁服。

益气养血酒

【组成】黄芪15克、茯苓15克、当归8克、生地黄8克、熟地黄8克、党参6克、

白术6克、麦冬5克、陈皮5克、山茱萸6克、枸杞子6克、川芎6克、防风6克、龙眼肉4克、五味子5克、龟板胶6克、黄酒1000毫升、冰糖200克。

【制作】将以上药剂研磨成粉末状放入纱布袋中封好口，将药袋放入黄酒中，加入冰糖，然后隔水加热一小时，待药剂冷却后密封好，七天后取出药袋，过滤药渣即可饮用。

【功效】健脾益胃、润燥通便、静心安神。

【适用范围】适宜脾胃虚弱、气血亏虚、须发早白、便秘等症。

【服法】每日1～2次，每次15毫升。

【注意事项】阴虚火旺者及孕妇禁止服用。

益气复元酒

【组成】党参15克、茯苓15克、熟地15克、白术10克、白芍10克、当归10克、川芎5克、龙眼肉50克、桂花60克、冰糖200克、黄酒1000毫升。

【制作】先将以上原料研磨成粉末，然后装入纱布袋中封口包好，放入黄酒中密封浸泡10日左右，开封后，取出药袋，将酒中的药渣滤清。再放入冰糖，一周后即可饮用。

【功效】安神催眠、健胃消食、乌发养颜。

【适用范围】适宜脾胃虚弱、四肢乏力、须发早白等症。

【服法】每日1次，每次15毫升，睡前温服。

【注意事项】脑溢血后遗症者禁止服用。

鹿茸山药酒

【组成】鹿茸片20克、山药60克、低度白酒1000毫升。

【制作】将山药洗净后去皮切成片状，与鹿茸片一同放入装有白酒的酒坛中，密封坛口，浸泡一周后开封即可饮用。

【功效】健脾益气、滋阴壮阳、强身健体。

【适用范围】适宜阳痿不举、四肢乏力、不孕不育等症。

【服法】每日2次，每次10毫升。

【注意事项】内火旺盛者及孕妇禁食。

鹿茸虫草酒

【组成】鹿茸20克、冬虫夏草10克、天冬6克、低度白酒1000毫升。

【制作】将以上原料研磨成末状，放入白酒瓶中，盖上瓶盖密封浸泡。约15日

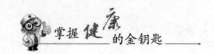

后启封，将药渣过滤后，即可饮用。

【功效】固肾壮阳、滋阴润肺、安神催眠。

【适用范围】适宜肾虚、不孕不育、失眠多梦、神经衰弱等症。

【服法】每日2次，每次10毫升，早晚饭后温服。

【注意事项】内火湿热者及孕妇禁服。

助阳暖肾酒

【组成】熟地黄15克、党参15克、枸杞子15克、沙苑蒺藜10克、淫羊藿10克、丁香10克、沉香5克、远志5克、荔枝肉10克、低度白酒1000毫升。

【制作】将以上药剂捣碎后，放入纱布袋中封好口，将药袋放入装有白酒的瓶中浸泡，密封浸泡一个月后，启封取出药袋，过滤药渣直至酒液清澈后即可饮用。

【功效】固肾壮阳、安神催眠、润肤养颜。

【适用范围】适宜中老年肾虚、须发早白、健忘失眠等症。

【服法】每日2次，每次10毫升。

【注意事项】内热、感冒及孕妇禁服。

六味地黄酒

【组成】山药150克、熟地黄100克、山萸100克、茯苓50克、泽泻40克、丹皮25克、低度白酒1000毫升。

【制作】山药洗净后去皮切成片状，将以上原料研磨成粗末，放入纱布袋中，封好口，将药袋浸泡在装有白酒的酒瓶中，密封浸泡一个月后启封，取出药袋，将药渣过滤直至酒液澄清即可饮用。

【功效】安神催眠、滋阴补虚、补肝益肾。

【适用范围】适宜肝肾阴虚、失眠多梦、食欲不振等症。

【服法】每日1次，每次15毫升，睡前温服。

【注意事项】外感发热、湿热多疲及孕妇禁服。

益肾乌发酒

【组成】何首乌80克、茯苓20克、牛膝10克、当归10克、枸杞子10克、菟丝子15克、补骨脂50克、低度白酒1000毫升。

【制作】将以上药剂研磨成粗末，然后放入纱布袋中裹好封口，放入装有白酒的瓶中密封浸泡一个月后，启封取出药袋，过滤药渣直至酒液清澈即可饮用。

【功效】养肝益肾、乌发养颜、强身健体。

【**适用范围**】适宜肝肾亏虚、乌发早白、失眠健忘等症。

【**服法**】每日2次，每次15毫升，早晚空腹服用。

【**注意事项**】感冒、咳嗽及孕妇禁服。

首乌牛膝酒

【**组成**】何首乌50克、牛膝50克、熟地黄50克、赤芍30克、低度白酒1000毫升。

【**制作**】将以上原料研磨成粉状，装入细纱布袋中封好口，置于装有白酒的瓶中密封浸泡，一个月左右即可开封，除去药袋过滤药渣即可饮用。

【**功效**】补益肝肾、养血补血、乌须黑发。

【**适用范围**】适宜身体虚弱、皮肤萎黄、便秘、须发早白等症。

【**服法**】每日2次，每次10毫升。

【**注意事项**】感冒发热、孕妇、脾胃虚弱、腹泻者禁服。

五子补肾酒

【**组成**】菟丝子50克、枸杞子100克、五味子50克、覆盆子100克、车前子100克、低度白酒1000毫升。

【**制作**】将以上药剂研磨成粗末，装入细纱布袋中，封口包裹好，放置于装有白酒的瓶中密封浸泡，一个月后启封取出药包，过滤药渣直至酒液清澈即可饮用。

【**功效**】补益肝肾、安神静心、乌发润发。

【**适用范围**】适宜肝肾阴虚、心烦失眠、毛发枯黄等症。

【**服法**】每日2次，每次10毫升，早晚饭后温服。

【**注意事项**】孕妇禁服。

四味滋阴酒

【**组成**】知母40克、黄柏40克、熟地黄45克、龟板40克、黄酒1000毫升。

【**制作**】将以上药剂捣碎后，装入纱布袋中，封好口，放置于装有黄酒的酒坛中密闭浸泡，约两周即可开封。取出药袋，过滤药渣，直至酒液清透即可饮用。

【**功效**】滋阴补虚、生津止渴、安神静心。

【**适用范围**】适宜心情烦躁、口苦咽燥、失眠多梦等症。

【**服法**】每日1次，每次10毫升，每日睡前温服。

【**注意事项**】胃溃疡、腹泻、孕妇禁服。

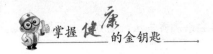

养胃健脾酒

【组成】丁香15克、檀香15克、木香20克、砂仁20克、蜂蜜50毫升、低度白酒1000毫升。

【制作】将以上药剂捣碎成末，放入纱布袋中封口，置于装有白酒的瓶中密封浸泡，两周左右启封。取出药袋，将酒液中的药渣过滤，直至酒液清澈后，加入蜂蜜搅拌均匀即可饮用。

【功效】健脾开胃、理气止血、增进食欲。

【适用范围】适宜脾胃不适、食欲不振、脘腹胀痛等症。

【服法】每日2次，每次10毫升。

【注意事项】内火旺盛、阴虚肺热及孕妇禁服。

养血益气酒

【组成】当归18克、白术18克、白芍15克、川芎12克、生地黄12克、人参10克、茯苓15克、炙甘草10克、五加皮10克、大枣15克、胡桃肉25克、低度白酒1000毫升。

【制作】大枣洗净后去核，将以上药剂全部研磨成末状，放入纱布袋中，封好袋口，置于白酒中密封浸泡，两周左右即可开封。取出药包，将药渣滤净，直至酒液澄清即可服用。

【功效】开胃健脾、补气养血、滋阴养颜。

【适用范围】适宜气血虚弱、面黄肌瘦、食欲不振等症。

【服法】每日2次，每次15毫升，早晚空腹温服。

【注意事项】外感、内火旺盛者禁服。

参苓白术酒

【组成】茯苓30克、白术30克、党参45克、炙甘草25克、山药40克、砂仁20克、薏苡仁15克、黄酒1500毫升。

【制作】将以上原料研磨成粉末，装入纱布袋中裹好封口，放置于装有黄酒的酒坛中，密封浸泡三周左右，启封取出药袋，过滤药渣直至酒液澄清即可饮用。

【功效】驱寒温中、健脾养胃、益气消食。

【适用范围】适宜脾胃虚弱、面色萎黄、消化不良、食欲不振等症。

【服法】每日2次，每次15毫升，早晚空腹温服。

【注意事项】感冒者禁服。服用此药酒时不要食用辛辣食物。

沙参麦冬酒

【组成】北沙参100克、麦冬100克、生地黄80克、枸杞子50克、当归25克、川棣子20克、黄酒1000毫升。

【制作】将以上原料研磨成粉末，装入纱布袋中裹好封口，放置于装有黄酒的酒坛中，密封浸泡一个月左右，启封取出药袋，过滤药渣直至酒液澄清即可饮用。

【功效】滋阴养胃、平肝明目、润燥通便。

【适用范围】适宜肠胃阴虚、气血亏虚、两胁胀痛等症。

【服法】每日2次，每次15毫升。

【注意事项】脾胃虚汗及孕妇禁服。

酸枣知母酒

【组成】酸枣仁50克、知母25克、甘草25克、茯苓40克、川芎20克、低度白酒1000毫升。

【制作】将以上原料研磨成粉末状，装入纱布袋中裹好封口，置于装有白酒的酒瓶中，密封浸泡一周左右，启封取出药袋，过滤药渣直至酒液澄清即可饮用。

【功效】安神催眠、滋阴补血。

【适用范围】适宜内火旺盛、神经衰弱、失眠多梦、潮热盗汗等症。

【服法】每日2次，每次20毫升。

【注意事项】服用此方时禁止食用辛辣油腻的食物。

双桂安神酒

【组成】桂圆肉300克、桂花80克、白糖80克、低度白酒1000毫升。

【制作】桂圆去皮后与桂花一起放入纱布袋中，封好袋口，放入白酒坛中加入白糖密闭浸泡，两周后开封，取出药袋即可饮用。

【功效】安神宁心、健脾养心、滋阴润燥。

【适用范围】适宜心神不宁、口干心悸、失眠多梦等症。

【服法】每日1次，每次15毫升，每日睡前温服。

【注意事项】服用此药酒时，不要食用辛辣和不易消化的食物。

养心安神酒

【组成】黄芪40克、茯神40克、白术30克、酸枣仁30克、人参20克、当归20克、木香15克、甘草20克、远志30克、龙眼肉40克、熟地黄30克、低度白酒1000毫升。

【制作】将以上原料捣碎成粉末状，装入纱布袋中裹好封口，放置于装有白酒的酒瓶中，密封浸泡两周左右，启封取出药袋，过滤药渣直至酒液澄清即可饮用。

【功效】温中补血、安神养颜、生津止渴。

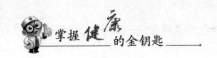

【适用范围】适宜面色晦暗、夜不能寐、皮肤干燥、便秘等症。

【服法】每日2次，每次10毫升，早晚空腹温服。

【注意事项】外感发热、湿热多痰及孕妇禁服。

丹参通络酒

【组成】丹参30克、杜仲30克、川芎15克、低度白酒1000毫升。

【制作】将以上原料研磨成粉末，装入纱布袋中裹好封口，放置于装有白酒的酒坛中，密封浸泡两周左右，启封取出药袋，过滤药渣直至酒液澄清即可饮用。

【功效】活血化瘀、疏通筋络、安神宁心。

【适用范围】适宜脑血栓、冠心病、心情焦躁等症。

【服法】每日2次，每次10毫升，早晚空腹温服。

【注意事项】服用本药酒时，不宜食用辛辣及不易消化的食物。

桑葚祛风酒

【组成】鲜桑枝100克、鲜桑葚50克、红糖50克、低度白酒1000毫升。

【制作】将新鲜的桑葚和桑枝洗净后，切成碎末，置于装有白酒的酒坛中，然后加入红糖，放置于干燥阴凉处密闭浸泡，约一个月以后启封，去除药渣，直至酒液清透，即可饮用。

【功效】疏通筋络、强身健体、除湿祛风。

【适用范围】适宜关节炎、肌肉劳损、头晕目眩等症。

【服法】每日2次，每次10毫升，早晚饭后温服，两个月为一疗程。

【注意事项】服用本药酒时，忌食辛辣油腻的食物。

枸杞养颜酒

【组成】枸杞子200克，白烧酒500毫升。

【制作】将枸杞子淘洗干净，剪碎，放入瓶中，再加入白烧酒，加盖密封，置阴凉干燥处，每日摇动1次，1周后即可饮用，边饮边添加白酒。可根据自己的酒量，每晚餐前或临睡前饮用，通常每次服10～20毫升，不得过量。

【功效】益精气，抗早衰。适用于肝肾亏损和早衰。

【适用范围】适宜早衰。

【服法】每日2次，每次10毫升，早晚饭后温服，两个月为一疗程。

【注意事项】服用本药酒时，忌食辛辣油腻的食物。

第六章 依体论质，精准养生

第一节 阴虚体质的中药调理法

心阴虚

【症状表现】失眠，多梦，心悸，健忘，虚烦，盗汗，手足心热，口干咽燥，舌尖红，少苔，脉细数等。或有两颊发红、心烦怔忡、头晕目眩等虚火上炎之证。

【病因】劳神过度，久病伤心，热病耗伤等。

【调理方剂】天王补心丹加减等。

天王补心丹

【来源】《摄生秘剖》。

【组成】生地30克，五味子20克，天冬、麦冬各12克，玄参、黄精、女贞子各15克，生黄芪25克，太子参15克，炒枣、柏仁各30克，赤芍12克，生、煅牡蛎各30克（先煎），猫爪草30克，陈皮6克，炒谷、麦芽各15克。

【用法】水煎服，每日1剂，分2次服。

【加减】心悸多汗，加浮小麦30克（先煎）；失眠不寐，加远志10克，茯神15克，夜交藤30克；低热，加青蒿、银柴胡各9克，炎鳖甲12克（先煎）；形寒肢冷，加菟丝子、仙灵脾各15克。

【功效】

有补肾养心、扶正抗瘤之功效。主治甲状腺癌中晚期正气虚衰、心肾亏损、邪毒内蕴，症见心悸头晕、失眠、耳鸣、乏力肢软等。

肾阴虚

【症状表现】头晕耳鸣、腰膝酸痛、失眠多梦、潮热盗汗、五心烦热、咽干颧红、舌红少津、脉细数，男子兼见遗精，女子经少或经闭等。

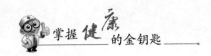

【病因】精神压力过大。

【调理方剂】知柏地黄丸等。

知柏地黄丸

【来源】张景岳《景岳全书》。

【组成】知母、黄柏各40克，熟地黄160克，山茱萸（制）80克，牡丹皮60克，山药80克，茯苓、泽泻各60克。

【用法】以上8味，粉碎成细粉，过筛，混匀。每100克粉末用炼蜜35～50克，加适量的水泛丸，干燥，制成水蜜丸；或加炼蜜80～110克制成小蜜丸或大蜜丸，即得。

【功效】肝肾阴虚，虚火上炎证。适用于头目昏眩、耳鸣耳聋、虚火牙病、五心烦热、腰膝酸痛、血淋尿痛、遗精梦泄、骨蒸潮热、盗汗颧红、咽干口燥、舌质红、脉细数。

肺阴虚

【症状表现】咳嗽无痰或痰少而黏，口咽干燥，形体消瘦，午后潮热，五心烦热，盗汗，颧红，甚则痰中带血，声音嘶哑，舌红少津，脉细数。

【病因】久咳伤阴。

【调理方剂】养阴清肺汤、清燥救肺汤加减等。

养阴清肺汤

【来源】《重楼玉钥》。

【组成】大生地6克，麦冬、生甘草、玄参各5克，贝母、丹皮、薄荷、炒白芍各3克。

【加减】质虚，加大熟地，或生熟地并用；热甚，加连翘，去白芍；燥甚，加天冬、茯苓。

【用法】水煎服。

【功效】有养阴清肺、解毒之功效。主治白喉，症见喉部起白斑点如腐，不易抹去，咽喉肿痛发热，鼻干唇燥，或咳或不咳，呼吸有声，似喘非喘。

清燥救肺汤

【来源】《医门法律》。

【组成】霜桑叶9克，石膏12克，人参2克，甘草3克，胡麻仁（炒研）、真阿胶各9克，麦门冬（去心）10克，杏仁（去皮尖炒）、枇杷叶（刷去毛，涂蜜炙黄）各9克。

【用法】水1碗，煎六分（水的3/5），频频滚热服，痰多加贝母、瓜蒌，血枯加生地黄，热加犀角、羚羊或牛黄。

【功效】轻宣达表，清肺润燥。适用于温燥伤肺、头痛身热、干咳无痰、气喘胸胀（或痛）、心烦口渴、舌苔薄白少津、尖边俱红者，及肺痿、咳吐涎沫、喘逆上气、咽喉干燥、口渴、舌光红、苔干薄、脉虚而数者。

胃阴虚

【症状表现】胃脘隐痛，饥不欲食，口燥咽干，大便干结，或脘痞不舒，或干呕见逆，舌红少津，脉细数。

【病因】吐泻太过，伤津耗液，过食辛辣等。

【调理方剂】参苓白术散、平胃散加减等。

参苓白术散

【来源】《太平惠民和剂局方》。

【组成】莲子肉、薏苡仁、砂仁、桔梗各500克，白扁豆750克，白茯苓、人参、炙甘草、白术、山药各1000克。

【用法】上为细末。每服6克，枣汤调下。

【功效】益气健脾，渗湿止泻。适用于脾虚湿盛证，症见饮食不化、胸脘痞闷、肠鸣泄泻、四肢乏力、形体消瘦、面色萎黄、舌淡苔白腻、脉虚缓。

肝阴虚

【症状表现】头晕眼花，两目干涩，视力减退，或胁肋隐隐灼痛，面部烘热或两颊潮红，或手足蠕动，口咽干燥，五心烦热，潮热盗汗，舌红少苔乏津，脉弦细数。

【病因】情志不畅等。

【调理方剂】天麻钩藤饮等。

天麻钩藤饮

【来源】《中医内科杂病证治新义》。

【组成】天麻、栀子、黄芩、杜仲、益母草、桑寄生、夜交藤、朱茯神各9克，川牛膝、钩藤（后下）各12克，石决明（先煎）18克。

【用法】水煎服。

【功效】平肝熄风，清热活血，补益肝肾。适用于肝经有热、肝阳偏亢、头痛头胀、耳鸣目眩、少寐多梦；或半身不遂、口眼歪斜、舌红、脉弦数。

脾阴虚

【症状表现】纳少，口淡乏味，食后作胀，消瘦倦乏，涎少唇干，五心烦热，

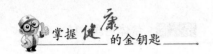

大便干结，尿短赤，舌红苔少或光剥，脉细数或细涩。

【病因】劳倦过度，营养不足等。

【调理方剂】四君子汤加减等。

四君子汤

【来源】《太平惠民和剂局方》。

【组成】人参、白术、茯苓各9克，炙甘草6克。

【用法】水煎服。

【加减】若呕吐者，加半夏以降逆止呕；胸膈痞满者，加枳壳、陈皮以行气宽胸；心悸失眠者，加酸枣仁以宁心安神；兼畏寒肢冷、脘腹疼痛者，加干姜、附子以温中祛寒。

【功效】益气健脾。适用于脾胃气虚证，症见面色萎白、语声低微、气短乏力、食少便溏、舌淡苔白、脉虚弱。

掌握健康小贴士

阴虚体质以养阴润燥的药物调理为佳。可以补阴的中药有：海参、百合、麦冬、天冬、石斛、玉竹、黄精、明党参、枸杞子、墨旱莲、女贞子、五味子、龟板、鳖甲、燕窝、鸡子黄等。日常生活中可以运用这些中药，制成药茶或药饮来改善阳盛阴虚的症状。

补阴的成方最有名的要数六味地黄丸，它是由山萸肉、熟地黄、山药、丹皮、泽泻、茯苓6味药组成，一起调补肝滋阴降火，适用于阴虚火旺的体质。根据不同症状，在六味地黄丸的基础上变生出多种中药成方，如治疗肺阴不足症可用麦味地黄丸，治疗肝阴不足、两目干涩可用杞菊地黄丸，治疗五心烦热、虚火上炎、颧红盗汗可用知柏地黄丸等。年老体弱真阴不足，可用左归丸；治疗阴虚火旺者，可用大补阴丸等。补阴类的中药多滋腻，如果服药过程中有食少便溏的症状，应遵医嘱服用。

第二节 阳虚体质的中药调理法

心阳虚

【症状表现】表现为心悸、气短（活动时加剧）、自汗、胸闷不舒或痛；面色苍白、体倦乏力、四肢厥冷、大汗出、心悸加重甚至昏迷不醒；舌质淡、舌体胖嫩、苔白、脉虚欲绝等。

【病因】指由发汗、泻下太过，或劳心过度、心气耗损或年老脏气日衰、病后体虚所致心气虚，进一步发展为心阳虚。

【调理方剂】桂枝加附子汤。

桂枝加附子汤

【来源】《伤寒论》。

【组成】桂枝9克（去皮），芍药9克，甘草9克，生姜9克（切），大枣3枚（擘），附子6克（炮）。

【用法】上6味，以水700毫升，煮取300毫升，去滓，每次100毫升，温服。

【功效】适用于发汗大过，遂致汗出不止，恶风，小便难，四肢拘急，难以屈伸者。

脾阳虚

【症状表现】脘腹疼痛、喜温喜按、畏寒肢冷、喜热饮、大便清稀、倦怠神疲、纳食减少；或泛吐清涎，或水肿，或妇女白带量多而清稀；舌淡胖或有牙痕、苔白滑、脉沉弱。

【病因】本证多因脾气虚衰进一步发展而来，也可因饮食失调、过食生冷，或因寒凉药物太过，损伤脾阳，命门火衰，火不生土而致。

【调理方剂】理中汤。

理中汤

【来源】《伤寒论》。

【组成】人参6克（现用党参），干姜9克，炙甘草6克，白术12克。

【用法】上药切碎。用水1.6升，煮取600毫升，去滓，每次温服200毫升，每日3剂。服汤后，如食顷，饮热粥200毫升左右，微自温，勿揭衣被。

【加减】如泄泻较频，方中白术改用土炒，以增加涩肠止泻的作用。如虚寒较

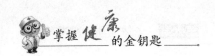

甚，而见面色苍白，手足不温，或昏睡露睛，可加熟附子，以加强温阳祛寒之力，名附子理中丸，或再加肉桂，名附桂理中丸，其补阳祛寒之力更大。

【功效】脾胃虚寒证，自利不渴，呕吐腹痛，腹满不食及中寒霍乱，阳虚失血，如吐血、便血或崩漏，胸痹虚证，胸痛彻背，倦怠少气，四肢不温。现用于急慢性胃炎、胃窦炎、溃疡病、胃下垂、慢性肝炎等属脾胃虚寒者。

掌握健康小贴士

肾阳虚几个典型表现：畏寒怕冷、神疲乏力、精神萎靡、头晕目眩、腰膝酸软、小便清长、夜尿增多、排尿无力、尿后余沥不尽、腹胀腹泻、五更泻、性欲减退，男子阳痿早泄、遗精滑精，女子宫寒不孕、带下清稀量多。如果看舌头，还会发现舌苔胖、苔白。治疗肾阳虚宜以温补肾阳为重点，同时根据不同的兼证而采用补脾阳、温补心阳等方法。肾阳虚的治疗，可以选用肉桂、鹿茸、淫羊藿、仙茅、巴戟天、杜仲、续断、肉苁蓉、锁阳、补骨脂、核桃仁、益智仁、菟丝子、蛇床子、紫石英、五加皮等中草药，也可选用金匮肾气丸、济生肾丸、右归丸、青蛾丸等中成药治疗。

第三节　气郁体质的中药调理法

1. 肝气郁结，应疏肝、理气、解郁，宜用柴胡疏肝饮

柴胡疏肝饮

【来源】《景岳全书》。

【组成】柴胡、枳壳、赤芍各15克，甘草5克，香附25克，川芎7.5克，砂仁5克，干晒参15克，白术10克，茯苓、陈皮各25克，半夏7.5克，知母10克，猪苓、泽泻、厚朴、黄芩、黄连各15克，干姜5克，姜黄7.5克。

【用法】水煎，每日1剂。早晚食后服。

【功效】疏肝、行气、利水。适用于肝郁气滞，失其疏利三焦之职，发为腹腔积液。

2. 气滞痰郁，应化痰、理气、解郁，宜用半夏厚朴汤

半夏厚朴汤

【来源】《金匮要略》。

【组成】半夏12克，厚朴9克，茯苓12克，生姜15克，苏叶6克。

【用法】水煎服。厚朴和苏叶煎煮时，先以清水浸泡半小时，而后煎15分钟即可，不宜过长。

【功效】行气散结，降逆化痰。适用于妇人咽中如有炙脔；喜、怒、悲、思、忧、恐、惊之气结成痰涎，状如破絮，或如梅核，在咽喉之间，咯不出，咽不下，此七气所为也；或中脘痞满，气不舒快，或痰涎壅盛，上气喘急，或因痰饮中结，呕逆恶心，舌苔白润或白腻，脉弦缓或弦滑。

3. 心神失养，应养心安神，宜用甘麦大枣汤

甘麦大枣汤

【来源】《金匮要略》。

【组成】炙甘草10克，小麦30克，大枣5枚。

【用法】上3味加水适量，小火煎煮，取煎液2次，混匀。

【功效】养心安神，补脾和脏躁，多见于更年期综合征。其他精神失常类疾病，凡属脏阴不足、虚热燥扰者均可参考使用。

掌握健康小贴士

气郁体质的人在饮食上可以吃一些理气的食物水果，如柠檬水、橙子、陈皮、柑橘类水果。生活起居方面可以多交开朗的朋友，人开朗了，气机就舒展了。也可以多去旅游，亲近大自然，气机自然就舒展了。多听一些欢快振奋的音乐，如圆舞曲。补肝血的药物：何首乌、白芍、阿胶、当归、葡萄干等。疏理肝气的药物：香附、佛手、香橼、柴胡等。中成药：逍遥丸、柴胡疏肝散、越鞠丸等。这些都可用来调理体质。常用来理气的穴位：中脘、气海、内关、膻中。可以在每晚睡觉前或春天来的时候，把两手搓得很热，擦胁肋部，左胁是肝脏功能行使的通道。

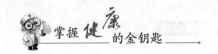

第四节　痰湿体质的中药调理法

1. 脾不健运，湿聚成痰者，方用六君子汤

六君子汤

【来源】《世医得效方》卷五。

【组成】人参、白术、茯苓各9克，炙甘草6克，陈皮3克，半夏5克。

【用法】上为细末，作1服，加大枣2枚，生姜3片，新汲水煎服。

【功效】益气健脾，燥湿化痰。适用于脾胃气虚兼痰湿证、食少便溏、胸脘痞闷、呕逆等。

2. 肺失宣降、津失输布、液聚生痰者，方选二陈汤

二陈汤

【来源】《万病回春》卷三。

【组成】除皮、半夏（姜汁炒）、茯苓（去皮）、白术（去芦）、苍术（米泔制）、砂仁、山药（炒）、车前、木通、厚朴（姜汁炒）、甘草各等份。

【用法】上药作为1剂。用生姜3片，乌梅1个，灯草1团，水煎，温服。

【功效】痰湿中阻，泄泻或多或少，脉象沉滑者。

【加减】泄泻不止，加肉豆蔻、诃子，去厚朴。

掌握健康小贴士

痰湿体质的经络调养以健脾益气、利湿化痰为基础。可以健脾益气的穴位有脾俞、足三里、气海，可以利湿化痰的穴位有中脘、足三里、丰隆，这些穴位都可以按摩、针刺或者艾灸。痰湿体质者也可以用手掌摩腹，每日睡前用手掌在脐下丹田，伴随均匀有深度的呼吸频率，反复按摩，直到小腹微热为佳。另外，还可用艾条灸或隔姜灸足三里、气海，也可达到健脾益气的功效，每次15分钟，隔日一次为佳。痰湿体质的人若小便混浊、精神倦怠、少气懒言，可用人参3克、萆薢6克、甘草3克，每日沸水泡服代茶饮用，可分清化浊、益气提神。若患"三高"可每日以桑叶、菊花各3克，苦菜花、黄芪各6克，每日沸水浸泡，频频服用，长期饮用有助于消脂降压。

第五节　气虚体质的中药调理法

脾气虚

【症状表现】纳少，脘腹胀满，食后尤甚，大便溏薄，神倦乏力，少气懒言，面色白或萎黄，见水肿或消瘦，舌淡苔白，脉缓弱。

【成因】多因饮食不节，劳累过度，久病耗伤脾气所致。

【调理方剂】四君子汤、补中益气汤。

补中益气汤

【来源】金代名医李东垣《脾胃论》卷中。

【组成】黄芪1.5克，人参、白术各0.9克，炙甘草1.5克，当归0.6克，陈皮、升麻、柴胡各0.6~0.9克。

【用法】上药混合，用水300毫升，煎至150毫升，去渣，空腹时稍热服。

【加减】病甚劳疫、热甚者，黄芪加至3克；咳嗽者，去人参；腹中痛者，加白芍药、炙甘草各1.5克；若恶热喜寒而腹痛者，再加黄芩0.6~0.9克；恶寒冷痛，加桂心0.3~0.9克；头痛，加蔓荆子0.6~0.9克；痛甚者，加川芎0.6克；顶痛、脑痛，加藁本0.9~1.5克。

【功效】补中益气，升阳举陷。

四君子汤

【来源】《太平惠民和剂局方》。

【组成】人参、白术、茯苓各9克，炙甘草6克。

【用法】将上药切碎，研为细末，水煎服。

【加减】若呕吐者，加半夏以降逆止呕；胸膈痞满者，加枳壳、陈皮以行气宽胸；心悸失眠者，加酸枣仁以宁心安神；兼畏寒肢冷、脘腹疼痛者，加干姜、附子以温中祛寒。

【功效】益气健脾，适用于脾胃气虚证，症见面色萎白、语声低微、气短乏力、食少便溏、舌淡苔白、脉虚弱等。

肾气虚

【症状表现】耳鸣、腰酸、性欲衰减、头晕健忘、脉弱、夜尿增多、小便不

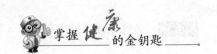

畅、倦怠乏力、双腿发沉等。骨质疏松、发育迟缓、小儿智力不足、月经量偏少、经期不规则、排卵期基础体温上升不多、更年期障碍、不孕、习惯性流产、记忆力减退、腰膝酸软、多尿频尿、盗汗、头晕目眩、耳鸣、四肢冰冷等，也都属中医所说的"肾气虚损"范畴。

【成因】肾气虚指肾脏功能减弱，是比较常见的疾病，该病的引发原因有很多，大家应引起高度的注意。

【调理方剂】固阴煎。

固阴煎

【来源】《景岳全书》卷五十一。

【组成】人参适量，生地、熟地各12克，山药、当归各9克，白芍6克，黄精12克，麦冬、甘枸杞子、丹参、沙苑子各9克。

【用法】水煎服。

【加减】如虚滑遗甚者，加金樱子肉10～15克，或醋炒文蛤10克，或乌梅肉2个；阴虚，而当归经血不固者，加川续断10克；下焦阳气不足，而兼腹痛溏泄者，加补骨脂、吴茱萸适量；肝肾血虚，小腹疼痛而血不归经者，加当归10～15克；脾虚多湿，或兼呕恶者，加白术5～10克；气陷不固者，加炒升麻5克；兼心虚不眠，或多汗者，加枣仁10克（炒用）。

【功效】肝肾两亏，遗精滑泄，带下崩漏，胎动不安，产后恶露不止，妇人阴挺。带浊淋遗，及经水因虚不固，肝肾血虚，胎动不安；产后冲任损伤，恶露不止。阴虚滑脱，以致下坠者。

心气虚

【症状表现】心悸、气短（活动时加剧）、自汗、胸闷不舒或痛、面色苍白、体倦乏力、舌质淡、舌体胖嫩、苔白、脉虚等。

【成因】发汗、泻下太过，或劳心过度、心气耗损，或年老脏气日衰、病后体虚所致。

【调理方剂】养心汤加减。

养心汤加减

【来源】《仁斋直指》卷十一。

【组成】黄芪（炙）、白茯苓、茯神、半夏曲、当归、川芎各15克，远志（取肉，姜汁淹，焙）、辣桂、柏子仁、酸枣仁（浸、去皮，隔纸炒香）、北五味子、人参各7.5克，炙甘草12克。

【用法】上为粗末。每服9克，加生姜5片，大枣2枚，水煎，空腹时服。

【加减】怔忡心悸者，加槟榔、赤茯苓。

【功效】心虚血少，惊惕不宁。

肺气虚

【症状表现】自汗畏风、神疲少气，咳喘无力、动则气短、气怯声低，易遇风受寒而作恶寒发热、头痛鼻塞，或作咳嗽，或作喘作哮，反复发作，且咳痰稀薄，或呼吸短促难续，或喉中常有轻度哮鸣音。面色㿠白，舌胖质淡，苔白，脉虚弱。

【成因】本证多由禀赋不足或年高体弱，或积劳内伤，或久咳久喘耗伤肺气所致。因肺气虚使卫外不固，治节无权，开合失司，宣降失职而出咳嗽、感冒、哮证、肺胀、自汗、虚劳等疾病。

【调理方剂】补肺汤。

补肺汤

【来源】《备急千金要方》卷十三。

【组成】黄芪30克，甘草、钟乳、人参各12克，桂心、干地黄、茯苓、白石英、厚朴、桑白皮、干姜、紫菀、橘皮、当归、五味子、远志、麦门冬各15克，大枣20枚。

【用法】上18味研末，用水1500毫升，煮至500毫升，分4次服，日3夜1服。

【功效】脾气不足，逆满上气，咽中闷塞，短气，寒从背起，口中如含霜雪，言语失声，甚则吐也者。

掌握健康小贴士

气虚体质之人培补元气宜食可以补气的中药，如人参、西洋参、党参、太子参、黄芪、白术、山药、白扁豆、甘草、红枣、刺五加、绞股蓝、红景天、茯苓、薏米、饴糖、蜂蜜等。以上药物均可作为佐料制成药膳，或搭配起来代茶饮用。

1. 神倦乏力可用西洋参或人参3克，沸水冲泡当茶饮。

2. 反复感冒、抵抗力弱者可用黄芪9克、防风6克、甘草3克，沸水冲泡代茶饮用。

3. 经常心悸、心慌、善惊易恐者可用太子参、枣仁各6克，甘草3克，用沸水冲服，代茶饮用。

4. 经常气短心慌、出汗劳累后加重者可用人参、五味子各3克，麦冬6克，每日沸水冲服，代茶饮用。

5. 喘促日久，动则喘甚，呼多吸少，气不得续者，可用蛤蚧粉和人参粉各3克，每日冲服，早、晚各1次。

第六节　血瘀体质的中药调理法

血瘀体质的药物调养当以行气活血、化瘀散结的中药为主，常见的有丹参、红花、桃仁、益母草、鸡血藤、月季花、血竭、儿茶、刘寄奴、水蛭、虻虫、乳香、没药、鸡内金、三七、茜草、蒲黄、姜黄、延胡索、川芎等。这些药物有些有毒不宜久服，有些是孕妇禁服，应遵医嘱使用。

血瘀体质见面色灰暗、皮肤色素沉着有暗斑、肌肤不润者，可用三七粉3克、人参粉3克、白芷粉3克，每日分两次沸水冲服。

若女子行经腹痛、刺痛有定处者，可用益母草6克、延胡索6克、桃仁6克沸水冲泡，经前一周代茶饮用。

血瘀体质妇女产后调养可用艾叶30克，煎水500毫升，冲服阿胶粉6克，每日分两次服，可祛寒、化瘀、养血。若因外伤瘀青、肢体刺痛，可用红花30克，白酒1000毫升，浸泡一周，每日酌饮。

可以活血化瘀、改善血瘀体质的中药成方有大黄䗪虫丸。此药去瘀生新，可治疗形体羸瘦、少腹挛急、腹痛拒按、肌肤甲错、目眶黑暗、舌有瘀斑等病症。

若体内刺痛有定处、急躁易怒、失眠多梦、舌有瘀点者可用血府逐瘀汤。妇女冲任虚寒、瘀血阻滞、月经漏下不止、血色暗而有块、淋沥不畅、月经不调，或宫冷久不受孕，可用温经汤温经散寒，养血祛瘀；若妇人产后血瘀、恶露不行、小腹冷痛，可用生化汤；若有跌打损伤，筋断骨折瘀血，或无名肿毒，可用七厘散。以上方药孕妇禁服，需在医生指导下慎服。